すんなり治れば
エンドも楽しい！

ハマる前に知っておくべき
"歯内療法の落とし穴 12"

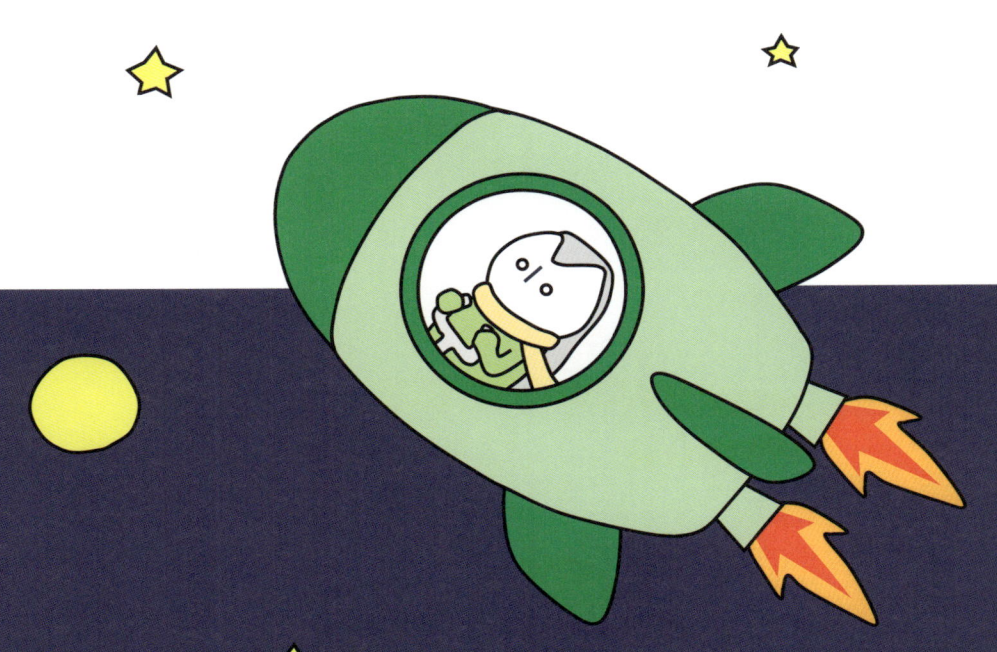

著・作画：和達礼子

クインテッセンス出版株式会社　2025

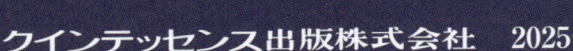

QUINTESSENCE PUBLISHING

Berlin | Chicago | Tokyo
Barcelona | London | Milan | Paris | Prague | Seoul | Warsaw
Beijing | Istanbul | Sao Paulo | Sydney | Zagreb

まえがき

　（この「まえがき」を始めに読まれる方がどれほどいるのだろうといつも思うのですが）まずは、こんな珍妙な本をお手に取って下さり、心より感謝申し上げます。

「人は教えられたことしか教えられない。」
　これは、とある漫画の主人公のセリフです。私も同感です。
　本書にあれこれと偉そうに書きましたが、その内容は学生時代から今までにお会いした先達、同僚、後輩から教えていただいたこと、知識や経験のおすそ分けの羅列に過ぎません。
　食物は口に入れただけでは栄養になりません。咀嚼、溶解、分解されてから吸収され、さらに体内で形を変えられ血となり肉となります。知識も同様です。私は10を聞いて10を理解することができません。耳や目から入っても、そのままでは脳に吸収されず記憶に残らない体質です。そのため、吸収しやすいよう自分なりに分解し、形を変換して脳内に収納しています。
　本書のイラストやたとえ話は、新たに創作したわけではなく、以前から脳内にあったものを引っ張り出してきたものです。本書が先生方のお口に……頭に合えばうれしいです。

　ところで、本書のイラストの一部は、サン＝テグジュペリの『星の王子さま』をモチーフにしています。エンドがなぜ星の王子さま？　と思われた方も多いのではないでしょうか。
　本書で取り上げたかかりつけの先生から紹介された症例は、大きく分けて2種類あります。1つは、まだ手をつけていない歯。もう1つは、既に着手されている歯です。前者は、誰が見てもわかりやすいあからさまな難症例。後者は、一見しただけでは難しいようには思えない"隠れ難症例"のことが多いです。難症例と気付かずいつもどおりに始めてしまい、治療を繰り返しても改善が見られず、先生のストレスの種になりがちです。
　そのような症例に遭遇するたびに、星の王子さまが砂漠で出会ったキツネに言われた言葉、「本当に大切なものは、目に見えづらいんだよ」を思い出します。そこで本書は、かかりつけの先生に"目立たない難症例に気付いていただく"ことをテーマとして、星の王子さまをモチーフにすることにしました。
　また近年、歯内療法学は格段に進歩しました。しかし、歯内療法家が最新の技術を喧伝したところで、わが国では保険診療の制約もあり、すべての歯科医師が同様のことを実施できる環境にあるわけではありません。そこで、本書は顕微鏡がなくても、歯科用CTがなくても、特殊な器具がなくても、一般診療をされているかかりつけの先生方の役に立つものを目指しました。

　本書により、目立たない難症例に気付くことで歯内療法がすんなり進み、先生方のストレスの軽減につながれば幸いです。

2024年11月吉日

和達礼子

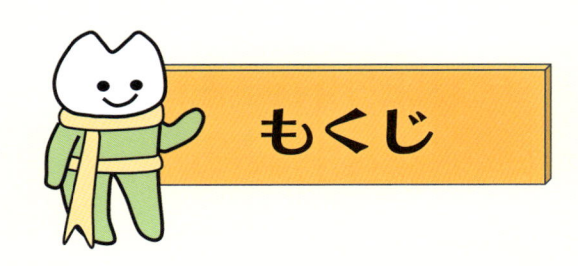

もくじ

はじめに

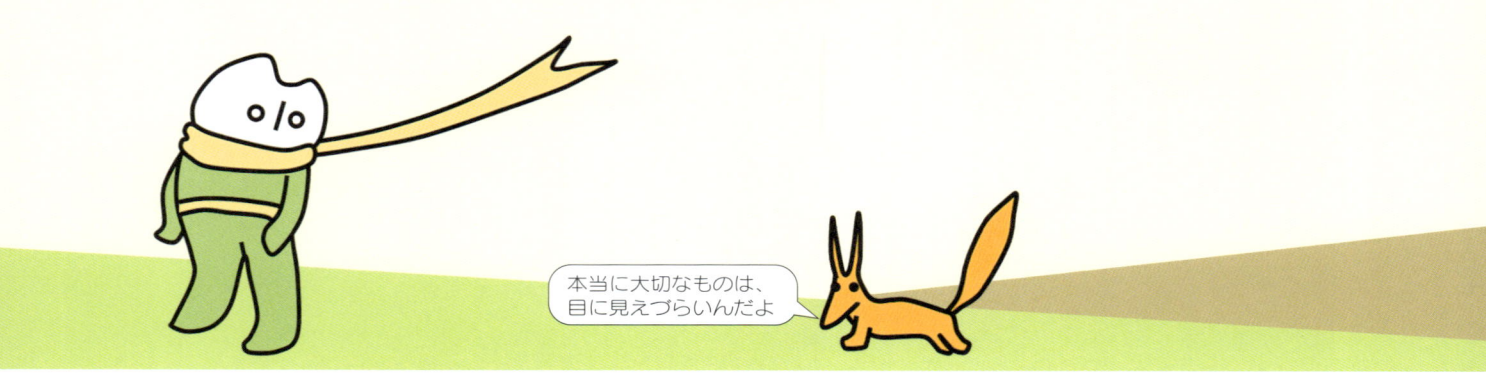

本当に大切なものは、目に見えづらいんだよ

大学を卒業後、
20年以上
エンドの講座に在籍し、

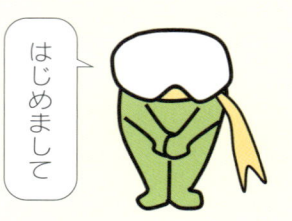

はじめまして

今は歯内療法専門で開院している者です。

エンドを専攻したのは、
エンドが得意だったからではありません。
よくわからなかったので、入局しました。

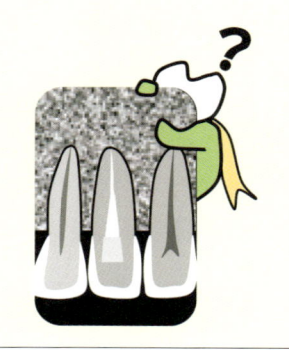

ちゃんとやったはずなのに、どうしてイマイチなの？

同じようにやったのに、なぜ今回はうまくいったの？

なんだかロシアンルーレットみたい……

"エンド界"に身を置くようになり、
おかげさまで今では
エンドにストレスを感じなくなりました。

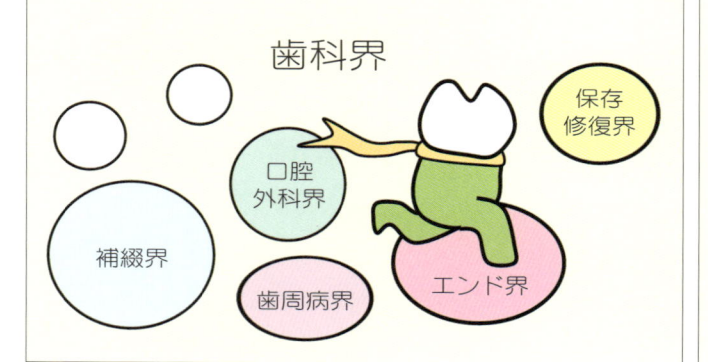

歯科界

保存修復界

口腔外科界

補綴界

歯周病界

エンド界

これからは、
先生方のエンドのストレスを
軽くするお手伝いができたらな、
と思っております。

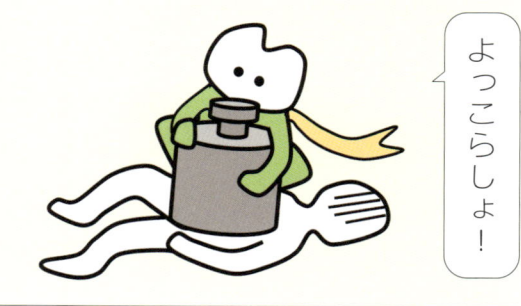

よっこらしょ！

エンドのストレスといえば、
やはり保険点数の低さでしょうか。

"自費エンド"
のようにやるには
お金がない！

大学の実習
のようにやるには
時間がない！

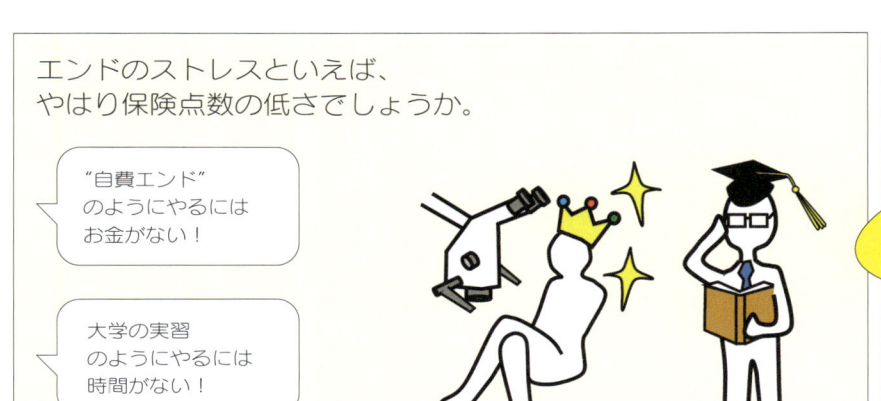

でも、
私は思うのです。

難症例のストレスって、
結構大きくないですか？

ないですかー

ないですかー

ないですかーっ……

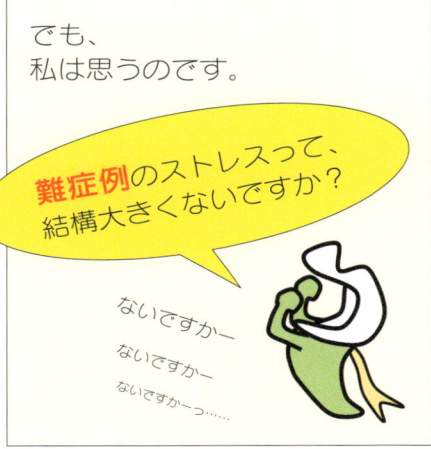

難症例を1つ抱えていると、
時間も心も消耗します。

数は少なくても……

| 症例数 | 易 易 易 易 易 易 易 | 難 |

| 費用
時間
精神的
負担 | | 難 |

この1本が
ズッシリ重い！

「明日あの患者が来る……」と思うと、
ブルーになりませんか？

布団の中で考えこんでしまい、
眠れなくなりませんか？

では、エンドの"難症例"とは、
どのようなものでしょうか？

大きな
根尖透過像

歯根嚢胞

器具破折

湾曲

狭窄

穿孔

確かにこれらは"難症例"ですが、
ストレスはさほどではありません。

誰が見ても、
すぐに"難症例"と気付くからです。

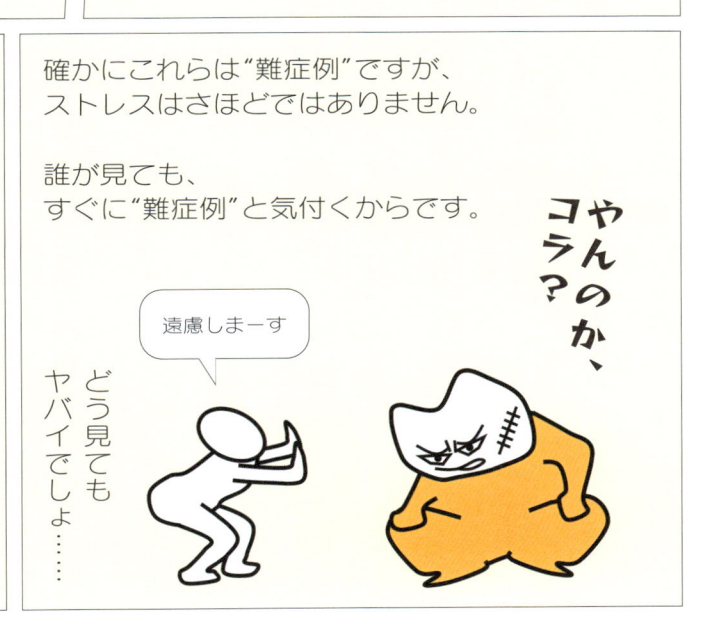

遠慮しまーす

どう見ても
ヤバイでしょ……

やんのか、コラ？

うっかり手を付けてハマる前に、アウトソーシングすることができます。

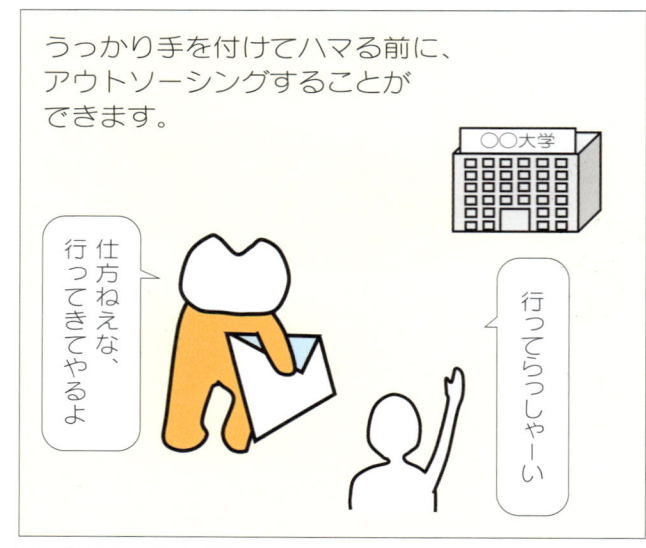

自分で処置する場合も、気持ちがラクです。

患者さんも、難症例であることをわかってくれているからです。

何回かかっても、結果が悪くても、インシデントが起きても、互いに"想定内"のことです。

むしろ謝られることも…

本当の"難症例"は目立ちません。全然難しそうには見えません。

だから、手をつけてハマってビックリするのです。

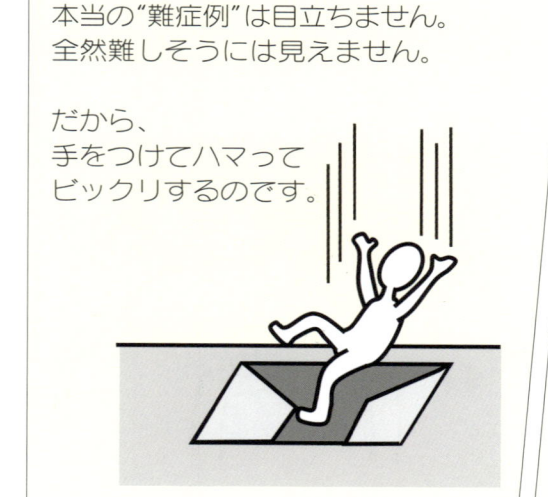

"想定内"には準備できますが、"想定外"への対処は困難です。

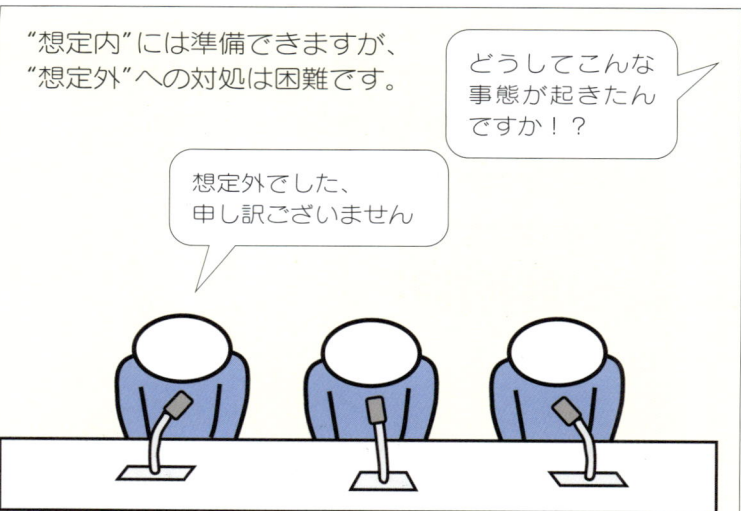

さらに、こうした症例の厄介な点は、

"難症例"であることが、患者さんにはもっとわかりにくい

ということです。だから、「先生が下手だから」「先生がミスしたから」と思われがちです。

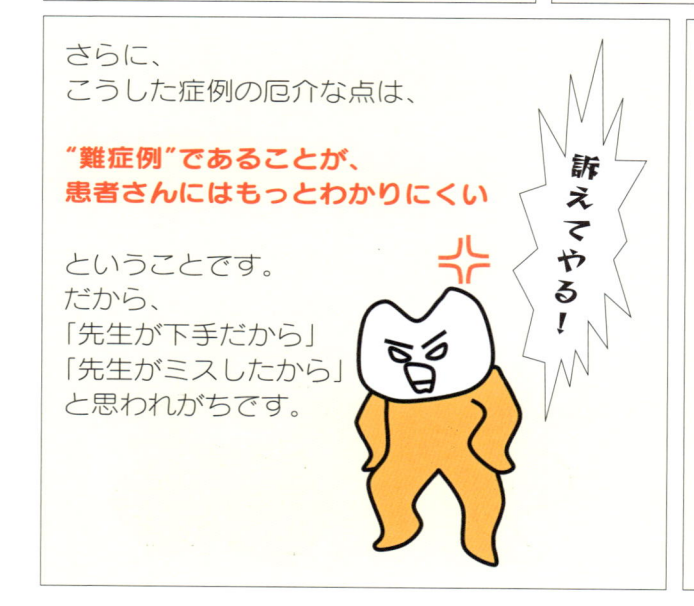

後から「難症例だった」と説明しても、言い訳としか思われません。

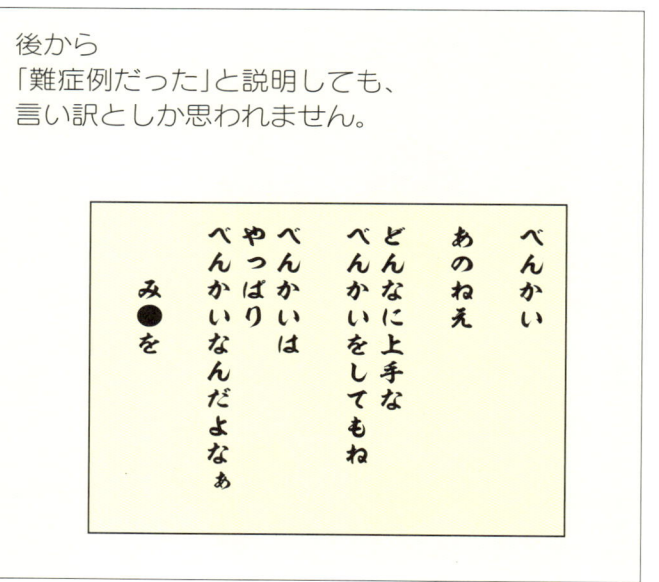

この連載では、

"難しそうには見えないけれど、本当は難しい"

"気付かずにうっかり手をつけてハマってしまう"

そんな難症例を、
12話にわたり、1つずつお伝えしていきます。

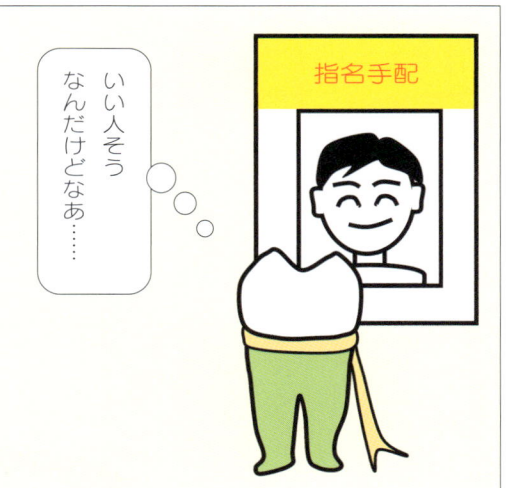

どれもベテランの先生方には
百も承知の話だとは
思いますが、

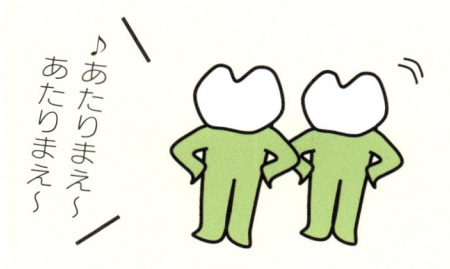

あたりまえ過ぎると、
誰も話題にしないものです。

この本の目的は、
先生方がこの本を読まれることで、
以下の2点を心にとめられるように
なることです。

> ①治療の着手前に難しさに気付き
> "想定外"を"想定内"にして
> 適切な対応をする。
>
> ②難しさを患者さんと共有し、
> たとえうまくいかなくても
> 非難されないようにする。

善意で根管治療を始められた先生が、
患者さんから"加害者"と呼ばれるのは
悲しいことです。

本書が、
治療がすんなり進み
先生方のエンドのストレスを
少しでも減らす助けになれば
うれしいです。

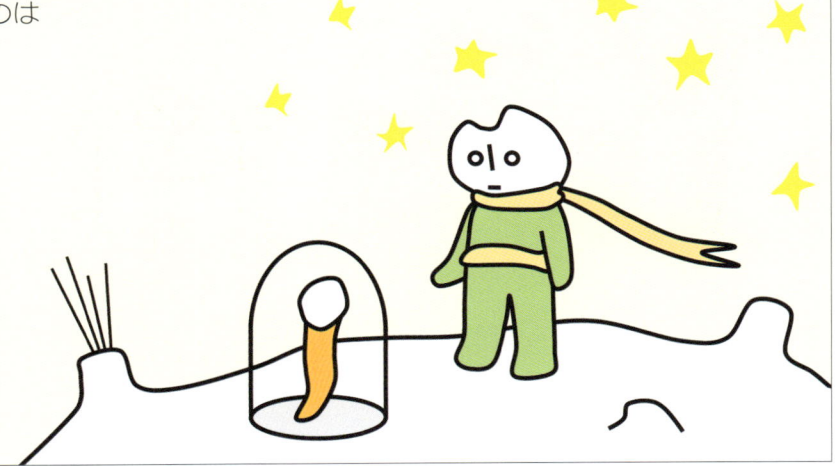

第1話
硬い歯

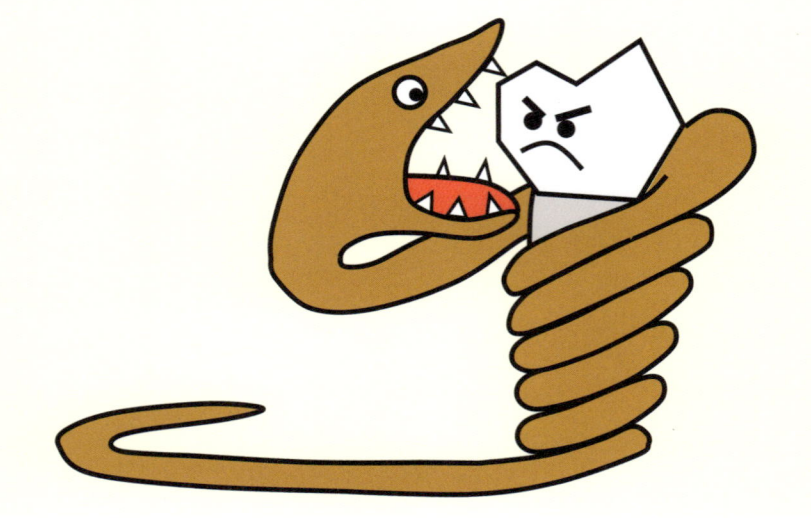

最初は"硬い歯"です。

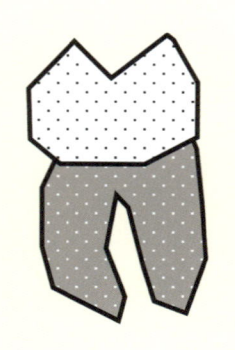

歯が硬いのは、良いことです。
なにより、う蝕になりにくいですから。

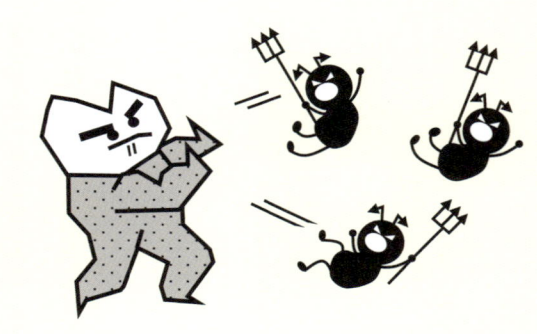

そんな良い歯の患者さんも、
やがて根管治療を受けざるをえない時がきます。

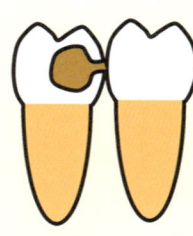
隣接面う蝕

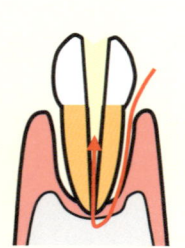
上行性歯髄炎

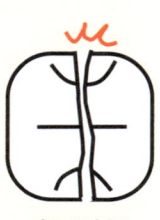
歯冠破折

どれも、
**う窩がないか、目立たない。
強い痛みが急に生じる。**

患者さんは、
突然の根管治療デビュー
になります。

歯科医師も、急患対応を求められて、おおいに焦ります。

根管治療になると、
"硬い歯"は
一転して厄介な症例になります。

その理由は、

器具破折！

ちーん

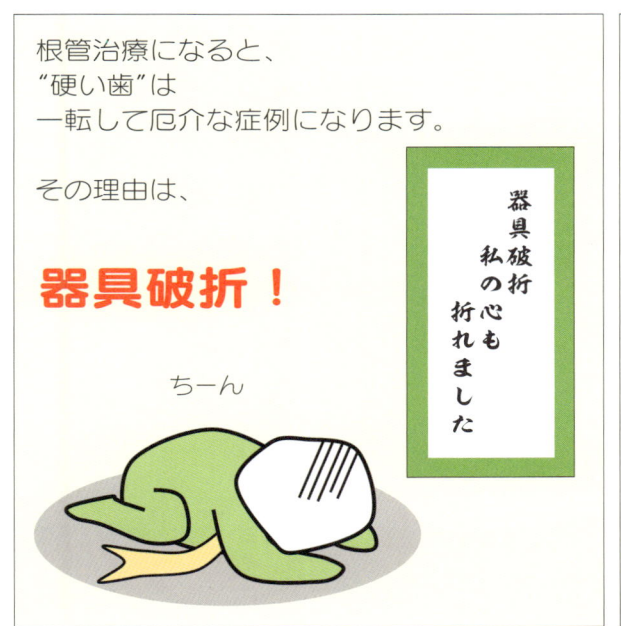

器具破折
私の心も
折れました

器具破折は
デンタルエックス線写真に映るので、
他のインシデントよりも
患者さんは非常に気にされます。

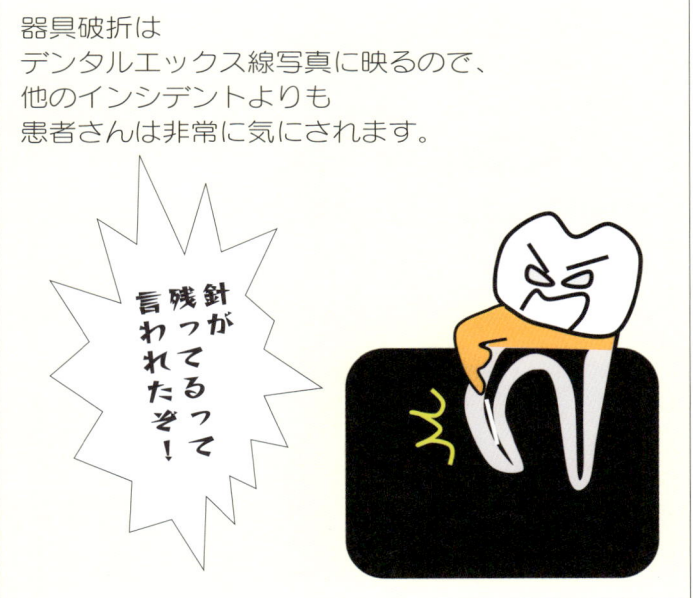

針が
残ってるって
言われたぞ！

器具破折は、
どんなに気をつけていても、
起きるときは起きるものです。

【器具破折の症例】
66歳、男性の上顎右側第一大臼歯

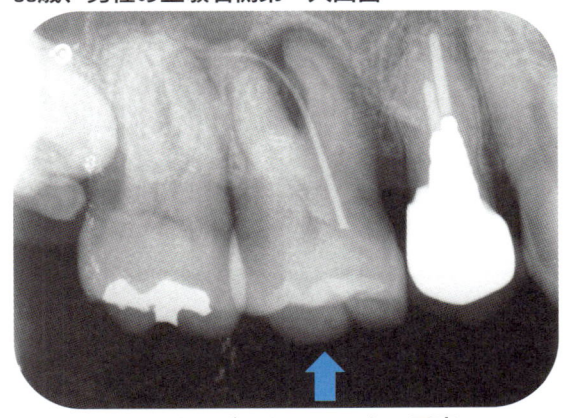

処置前のデンタルエックス写真

器具破折が起きないように
まず根管上部を広げようと思ったら、
そのための器具が折れ込んだ！

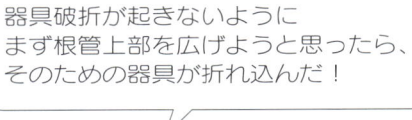

除去した破折器具

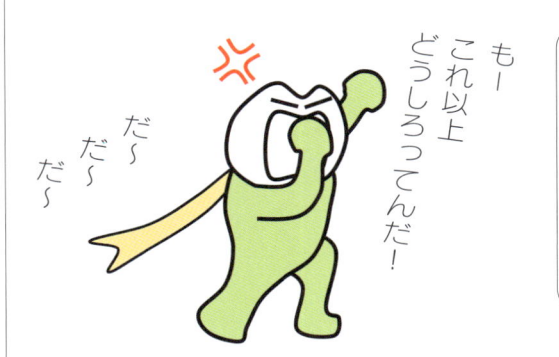

だ～
だ～
だ～

もー
これ以上
どうしろってんだ！

太くて短くて
滅多に折れない器具
なんですが……

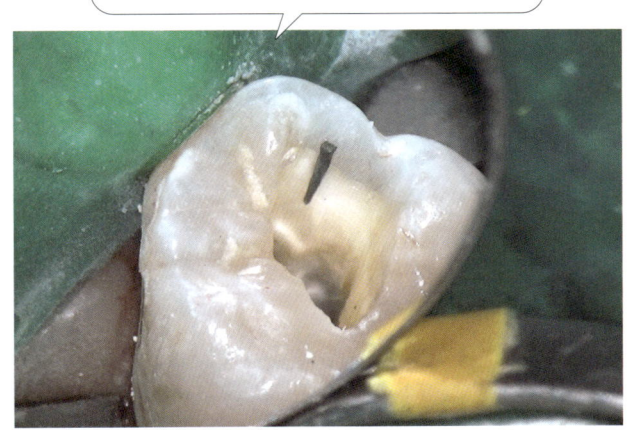

上：破折した器具
下：未使用の器具

私は顕微鏡などの機材があるので、
自力で破折片を取れることが多いのですが、
普通は"詰んで"しまうでしょう。

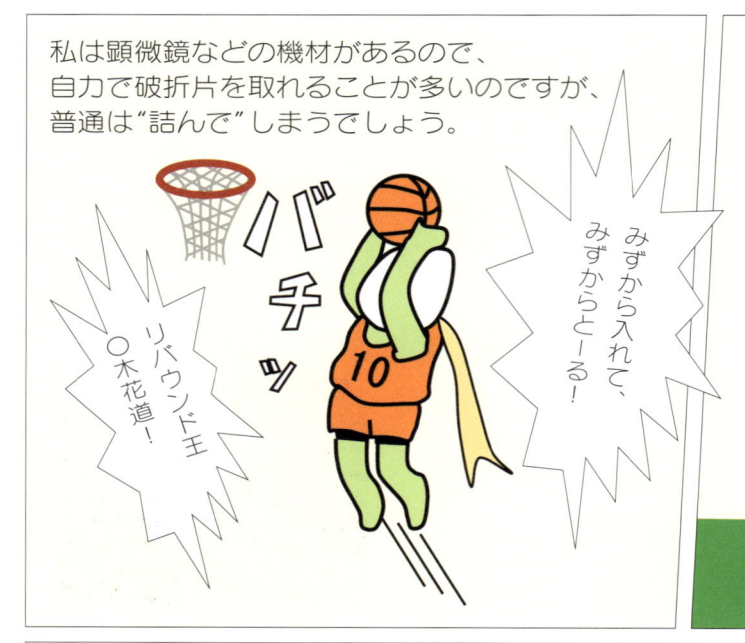

裁判などでは、
「器具破折を予見していたか」
「対策を立てていたか」
も問われます。

"硬い歯"だと思ったら、
器具破折は"起こるもの"として対応する
ことが身を守ります。

マメに器具をチェックし、
刃がヨレていたら
迷わず廃棄する

最初から
ラバーダムをする

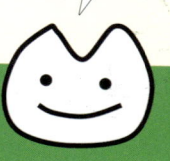

処置前に起こりうるリスクについて説明し、
同意書にサインをもらうというスタイルは、
患者に「リスクを予見している」ことを伝えるには有効な方法でしょう。
しかし、限られた時間のなかでは、なかなかできることではありません。

始める前に
二重丸までして
強調していた
自分に感謝！

それでも、
目の前の症例が"硬い歯"だと気付いたら、
「器具破折が起こりうる」ことだけでも強調して
患者さんに話をしておきましょう。
話をしたことをカルテに記載しておけば、
後できっと先生を守ることになるでしょう。

前述の症例では、
器具破折の事実を伝えた時、
患者さんは
「そう言ってましたよね」
とおっしゃってくれました

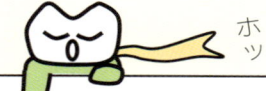
ホッ

＜処置に伴うリスク＞
☑ かぶせ物や土台を除去する際に、歯に穴があいたり（穿孔）、破折したりすることがあります。
☑ 根管治療用器具が根管内で折れて残存することがあります。
☑ 根管治療用器具により、歯に穴があく（穿孔）ことがあります。
☑ 根管治療用薬剤により、衣服にシミや脱色が生じることがあります。
☑ 根管治療用薬剤が歯根の先から漏れて、歯肉、顎骨、顎骨内の神経・血管、上顎洞等の歯の周囲の組織に炎症を引き起こすことがあります。
☑ 根管治療用薬剤が、口の中の粘膜や皮膚に付着し炎症を引き起こすことがあります。
☑ 根管充填が不足、過剰、空隙が出来ることがあります。その程度や症状に応じて必要な処置を行いますが、そのままにすることもあります。
☑ 根管治療期間中に歯が破折することがあります。状況によっては抜歯になることがあります。

前述の症例で用いた同意書の抜粋

普通は、インシデントを起こしたとしても、
つねにクレームや裁判になるわけではありません。
しかし"硬い歯"では、
根管治療を始める前に、すでに"怒り"を抱えていることがあります。

● 隣接面う蝕の場合
　エナメル質がしっかり残っており、
　う蝕のない人という先入観もあり、
　"硬い歯"では気付きにくい。
● 歯冠破折の場合
　う窩がないので、
　知覚過敏と間違われやすい

● 予約外の急患
　投薬のほうが効果
　的なこともあり

● 急性症状があると麻酔が効きにくい
● 上行性歯髄炎は歯肉から麻酔の液が
　漏れる

「定期的に検診に通っているのに、
いきなり神経を取るなんて。
見落とされてたんだわ！」

「こんなに痛いのに、
何もしてくれない
なんて！」

「痛い！全然麻酔が効いてない。
注射、下手過ぎ！」

ここに器具破折が追加されると、
容易に沸点に達してしまうのです

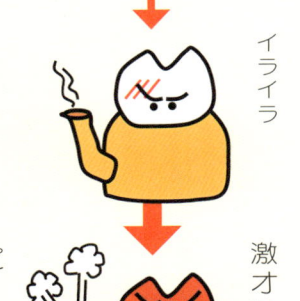

ピーッ！

イライラ

激オコ！

患者さんが"怒り"を抱えて
いないか目を配り、
適切な言葉をかけ、
（言葉かけはゼロ円！）
適切な処置を施し、
"怒り"を鎮めておくことが、
後で役に立ちます。

【歯冠破折の症例】
55歳、女性（歯科医師）の
下顎右側第二大臼歯

しばらく前から痛みがあったけれど、
てっきり知覚過敏だと思っていて、
そのうち歯肉が腫れ、ポケットが深くなり、
歯周病だと思っていました

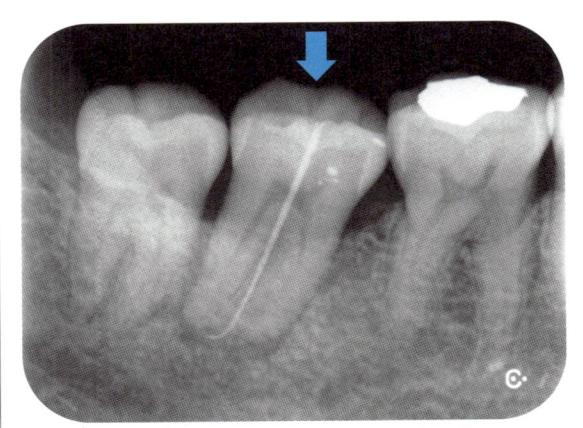

処置前のデンタルエックス線写真

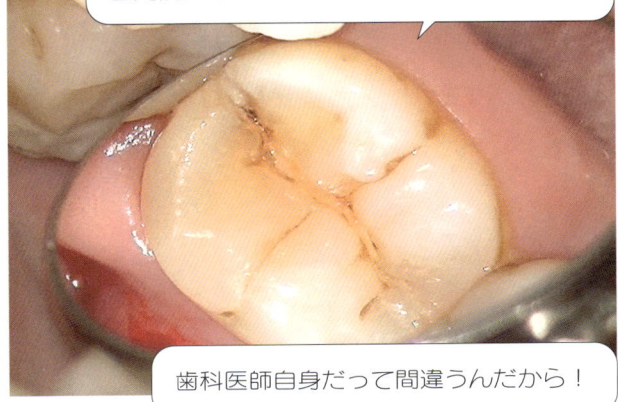

歯科医師自身だって間違うんだから！

"硬い歯"には、もう1つ問題点があります。
それは、硬い歯の患者さんは、

根管治療の経験が乏しい！

ということです。

子どもの頃からあたりまえのように
根管治療を受けていたら、
疑問も恐怖もありません。
でも、
大人になってからのデビューは、
ハードルが高い！

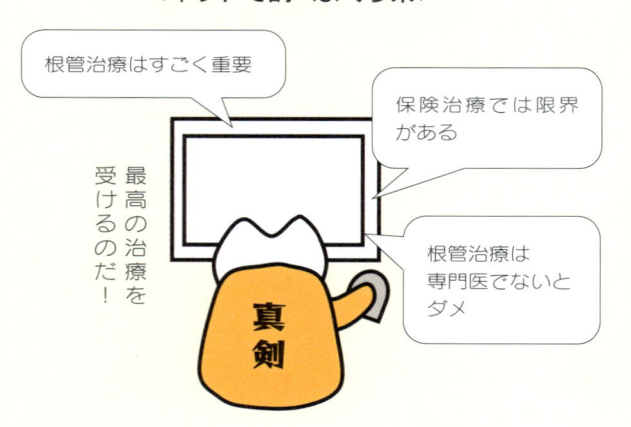

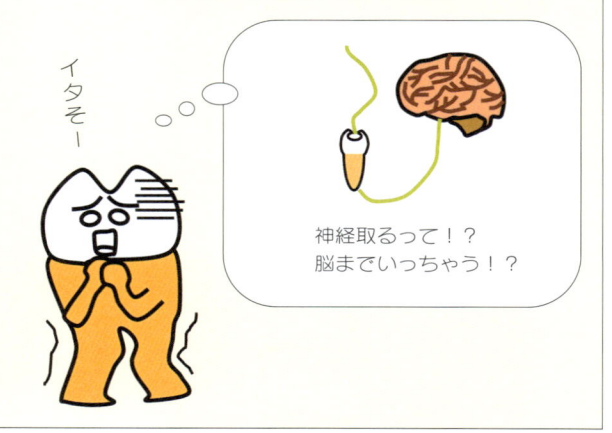

症例自体は単純なんです。
初めての根管治療で不安なのだろうと配慮し、
時間をかけて説明してるんです。

なのに、
「なかなか治療が始められない！」

こんな時、
患者さんは
初めての根管治療への不安だけではなく、

若さを失うことへの恐れ
死に近づいた感覚

を抱かれていることがあります。

シワ、白髪、薄毛
などと違って、
いきなりガンとくると、
老いを突きつけられた気がする
ものです。

患者さんを安心させるつもりの言葉が、
「軽く扱われた」と感じさせることも

たくさん歯が残ってるんだから、
これくらいいいじゃない？

もう何度も説明したでしょう？

さっさと根治させて！

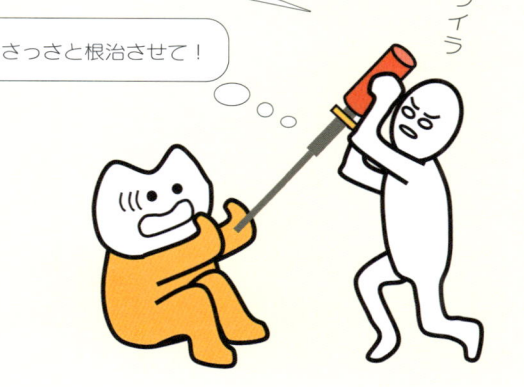

誰にでも不幸なことは起こります。
そのとき人は、プラマイゼロになるように、
少しでも良い面を考えて納得しようとします。

あ～
定期忘れた！

歩くの？

ま、
ダイエットってことで

診療をしていて、
技術的にではなく気質的に
やりにくいと感じる患者さん
のなかには、
そういう考え方、
すなわち
"落としどころ"
と呼ばれるものを、
自分で作れない人
がいるように感じます。

過去にとらわれる

ミスを許さない

心配性

"硬い歯"の人は"もってる"人です。
根管治療をしなくてはならないのは残念なことですが、
十分、プラス要素をもっている人です。

しかし、
本人は案外気付いていません。
家族も全員そうなので、
特別なことだとは思っていないからです。

みんな
カッチカチやで～

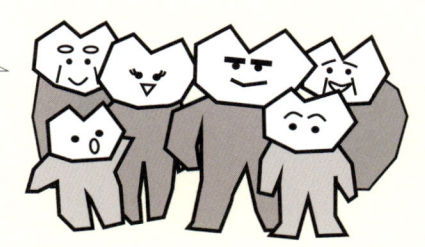

私は根管治療歯が多いので、
心から言います。

今のご年齢で、
これだけ生きている
歯が残っているのは
珍しいですね

生きている歯は
長持ちします

歯が硬いんですね

うらやましい～

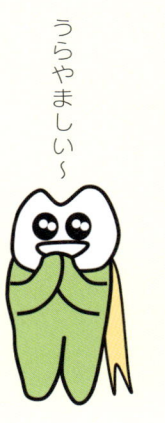

しかし、
"もってる"人にはマイナス面があることも伝えます。

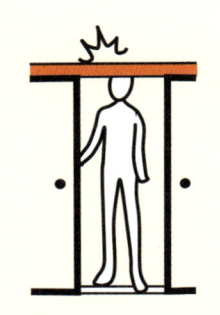

背が高い人は、
鴨居に頭をぶつける

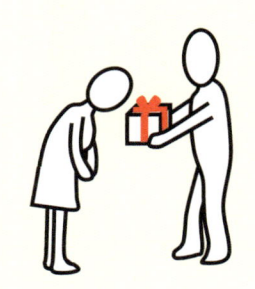

モテる人は、
お断りすると逆恨みされることも

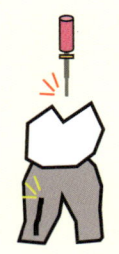

歯が硬くて
たくさんあるんだから、
1本くらい
いいじゃないですか

"硬い歯"は、器具破折が
起きることも

**この場合の注意点は、
"落としどころ"を押しつけない
ことです。一方的な発言は反発
を招くだけだからです。**

**う蝕罹患率は年々減少しており、
"硬い歯"はさらに増えるでしょう。**

自分は"もってる"人であると喜び、
たとえインシデントが起きても、
過剰に反応せず受けとめる。
そういう方を増やすのも、
エンドのストレスを減らします。

第2話
長い歯

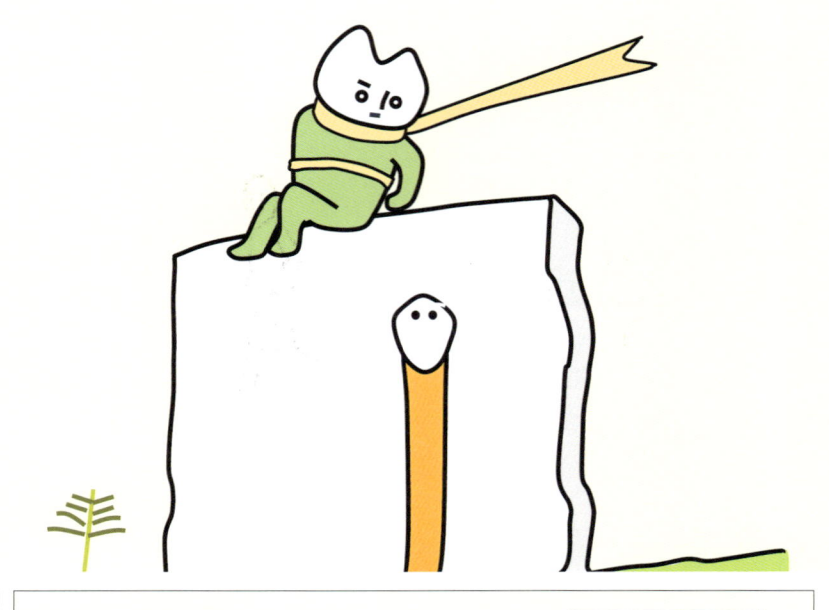

今回は"長い歯"です。

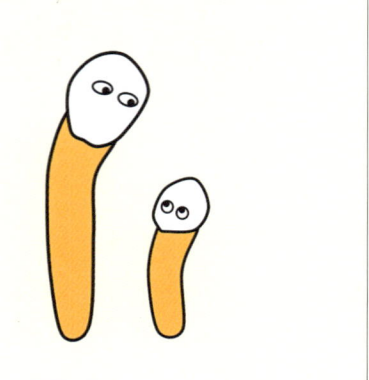

"長い歯"は、良い歯です。

う蝕や破折で歯質が失われても、
歯冠歯根比があまり悪化しません。

歯周病で歯槽骨が失われても、
なかなか動揺しません。

しかし、
これもまた、
根管治療では厄介な歯になります。

> まだまだ余裕！

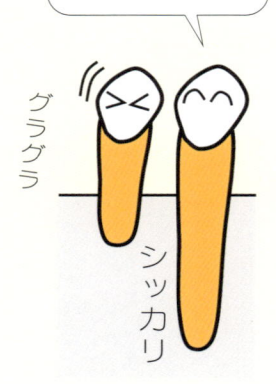

グラグラ

シッカリ

"長い歯"は、
デンタルエックス線写真を見れば
一目瞭然。

前回の"硬い歯"よりも、
気付きやすそうに思えます。

確かに、
こんな30mm超えの大物なら、
誰でもすぐに気付きます。

問題は、
そこまでではないけれど、
でも普通よりも長い歯。

> 誰が見てもすぐわかる、
> "長い歯"！

> 作業長32mm！

> ていうか、
> よくデンタルエックス線写真が
> 撮れたわ〜

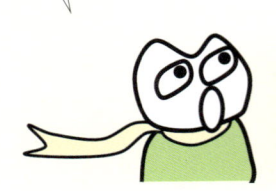

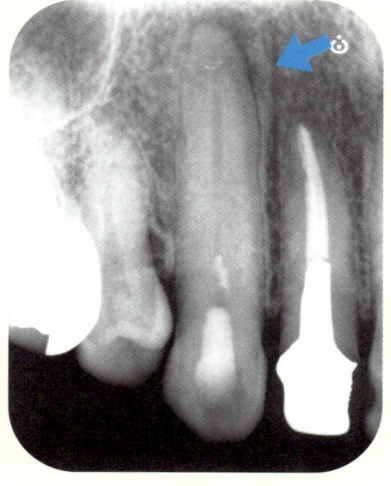

これが、
意外と気付きにくい。

それは、
画像に映る他の歯も
長いからです。

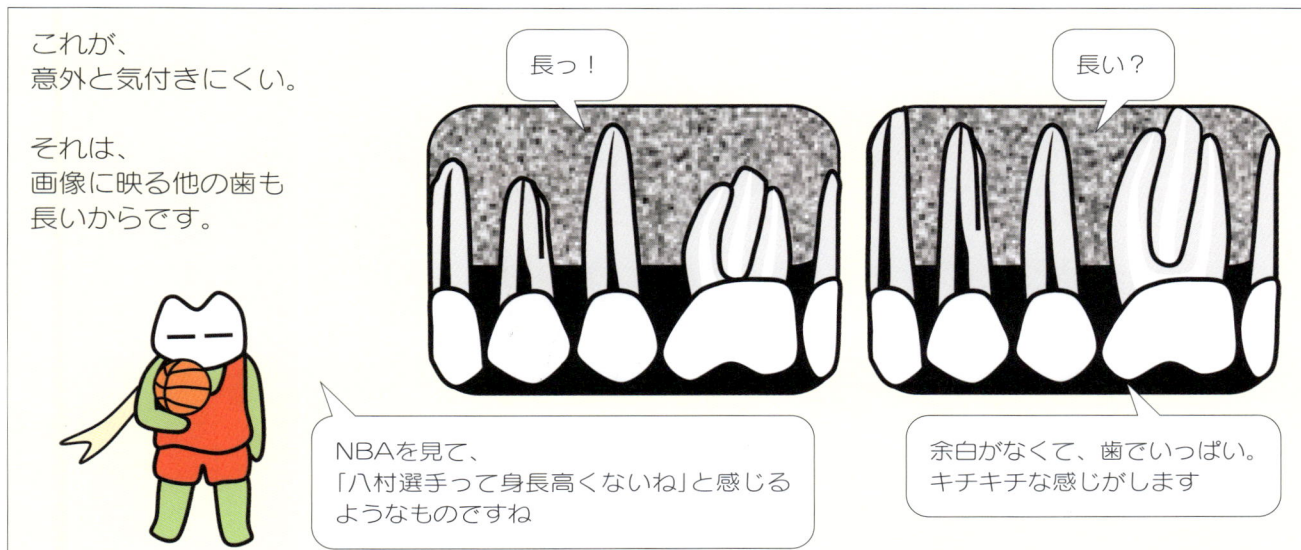

長っ！

長い？

NBAを見て、
「八村選手って身長高くないね」と感じる
ようなものですね

余白がなくて、歯でいっぱい。
キチキチな感じがします

では、
"長い歯"で困ることとは
何でしょうか？

真っ先に思いつくのは、
器具を入れにくい
ということです。

長い器具は、
対合歯に当たって、
根管内に入れられない！

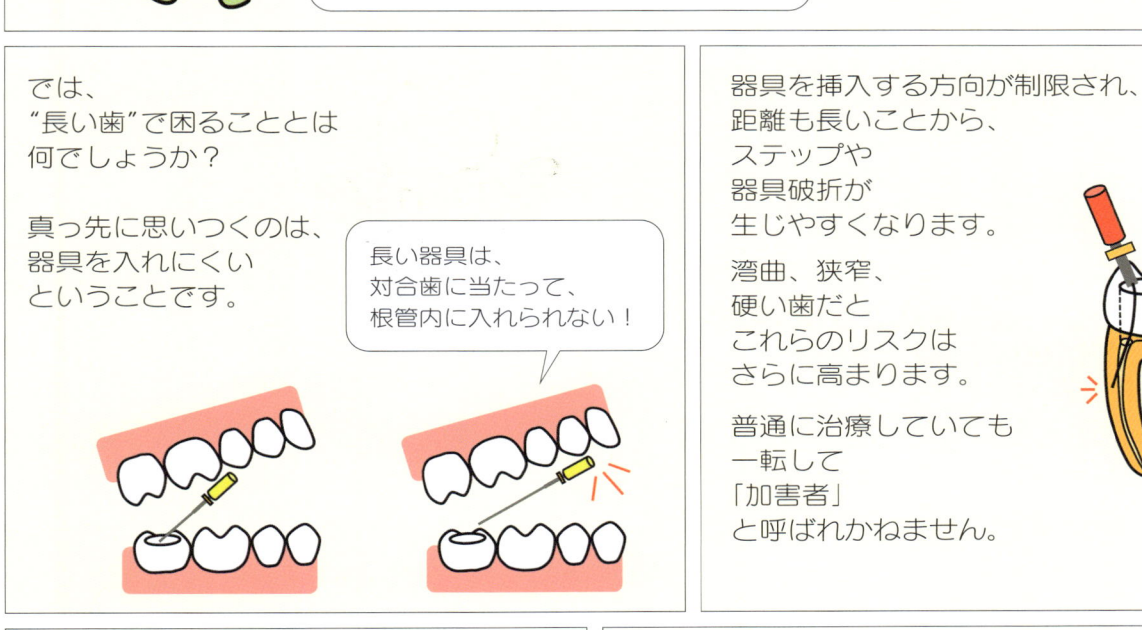

器具を挿入する方向が制限され、
距離も長いことから、
ステップや
器具破折が
生じやすくなります。

湾曲、狭窄、
硬い歯だと
これらのリスクは
さらに高まります。

普通に治療していても
一転して
「加害者」
と呼ばれかねません。

しかし、
それ以上に
"長い歯"で頻発する問題は、

術後疼痛が出やすい

ことです。

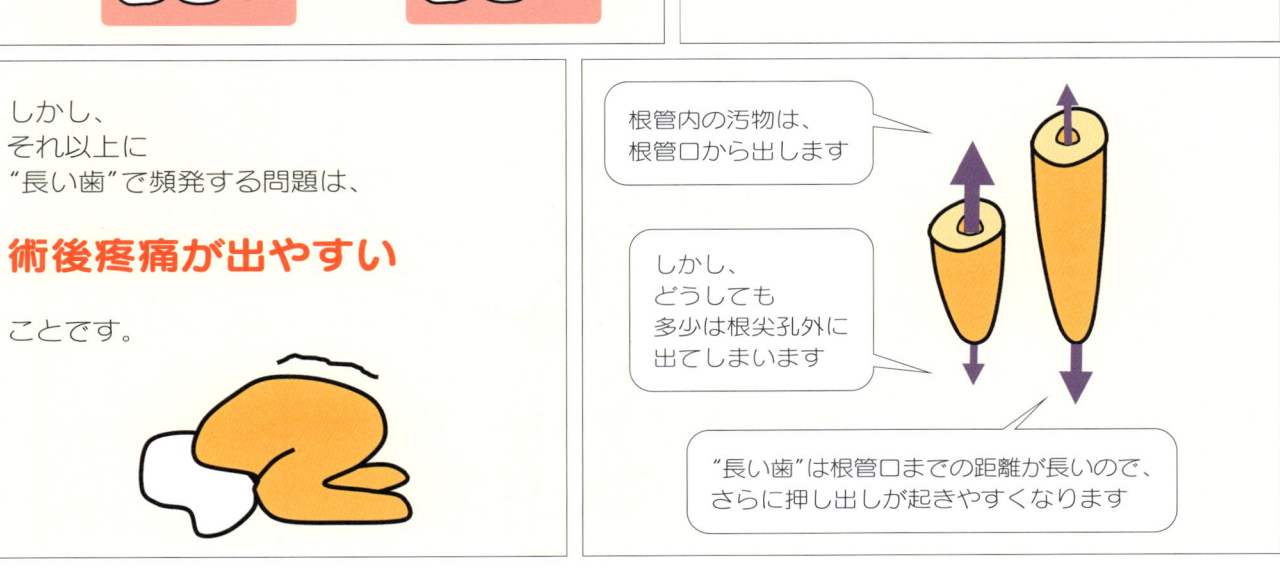

根管内の汚物は、
根管口から出します

しかし、
どうしても
多少は根尖孔外に
出てしまいます

"長い歯"は根管口までの距離が長いので、
さらに押し出しが起きやすくなります

根管治療後の痛みは、
患者さんの不信感を招きます。

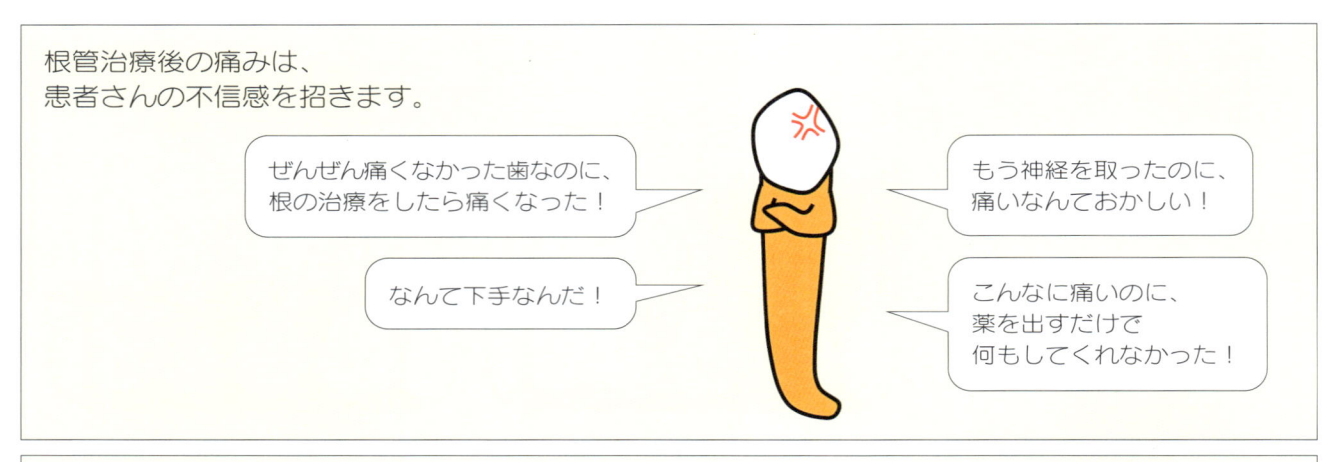

> ぜんぜん痛くなかった歯なのに、根の治療をしたら痛くなった！

> もう神経を取ったのに、痛いなんておかしい！

> なんて下手なんだ！

> こんなに痛いのに、薬を出すだけで何もしてくれなかった！

痛い思いをされた患者さんには申し訳ありませんが、
ほとんどの術後疼痛は
不可逆性のインシデントではなく、
数日でおさまります。

「穿孔や器具破折に比べればたいしたことじゃない」
「多少痛みがあっても
清掃できて治ればいいじゃない？」
というのが、歯科医師の正直な気持ちです。

しかし、
**術後疼痛はクレームや転院につながりやすく、
歯科医師も痛い思いを味わうので
注意が必要です。**

> 痛いのはあたりまえ

> 待てば治まる

> 薬を飲むしかないですね

> エビデンス的に正しい対応

そのとおりなのですが、
言い方に気をつけないと
大炎上！

そのため、
"長い歯"だと気付いたら、
いつもよりも入念に説明するようにしています。

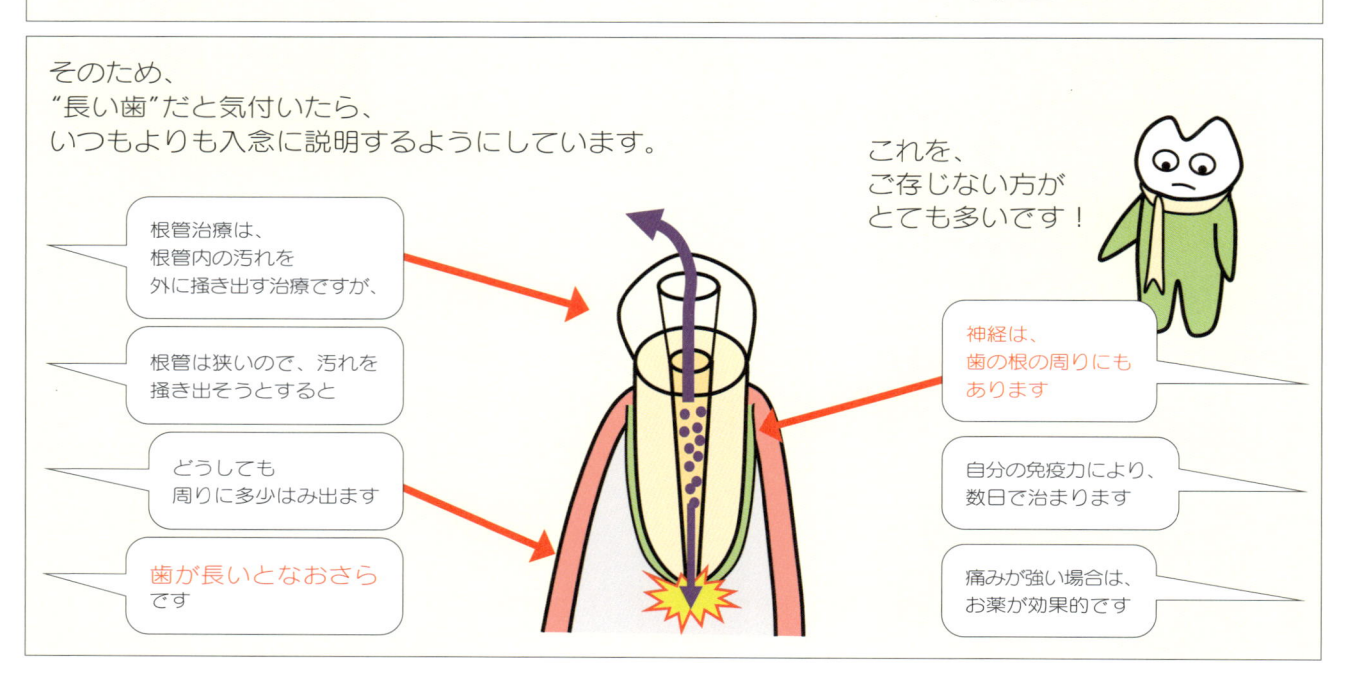

これを、
ご存じない方が
とても多いです！

> 根管治療は、
> 根管内の汚れを
> 外に掻き出す治療ですが、

> 根管は狭いので、汚れを
> 掻き出そうとすると

> どうしても
> 周りに多少はみ出ます

> 歯が長いとなおさら
> です

> 神経は、
> 歯の根の周りにも
> あります

> 自分の免疫力により、
> 数日で治まります

> 痛みが強い場合は、
> お薬が効果的です

ところで、
"長い歯"といえば、犬歯です。

犬歯は歯根が長めとはいえ、
前歯、単根、1根管で、
むしろやさしいイメージではないでしょうか？

単根で1根管というシンプルな犬歯は、
根管の断面が円のイメージがありますが、
実際はそうではありません。

> 断面形態が三角だったり

> 頬舌側にフィンが広がっていたり

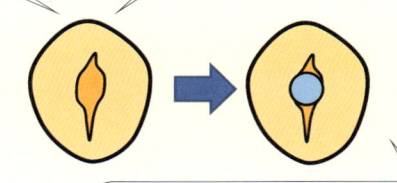

> 断面が円でない根管に
> 器具を挿入してグルグル回せば、
> 清掃されない部分が生じます

ところで、
テーパーの定義、ご存じですか？

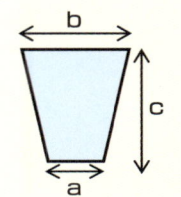

$$テーパー = \frac{b-a}{c}$$

a：根尖孔の直径
b：根管口の直径
c：根管の長さ

たとえば、
根尖孔を#40、0.06テーパーで形成すると

> 直径1mm
> ゲーツグリッデン
> ドリルだと
> #3と#4の間

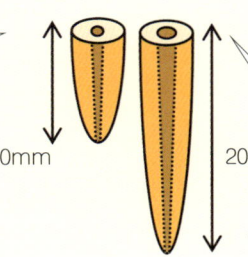

10mm　　20mm

> 直径1.6mm
> #6越え！

> 実際は、
> ここまで大きくは削れないので、
> どうしても根尖孔から溢出します

【術後疼痛を生じた症例】
40歳、女性
3| の抜髄後に上顎右側前歯部に強い自発痛が生じた。
かかりつけ医では、2| の急性根尖性歯周炎が原因と判断。
大きな根尖透過像と根尖の屈曲のため、難症例と考えて、
当院に紹介され、来院。
しかし、痛みの原因は 3| の抜髄後のフレアアップであった。

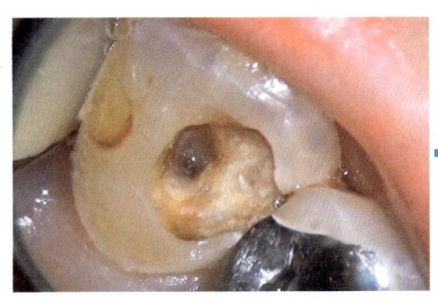

かかりつけ医での髄腔開拡

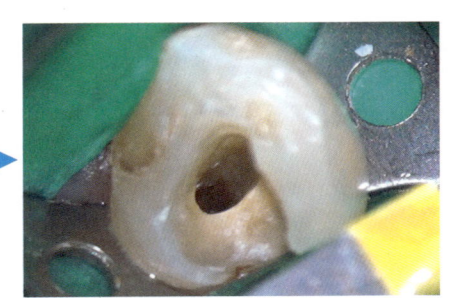

当院での髄腔開拡後

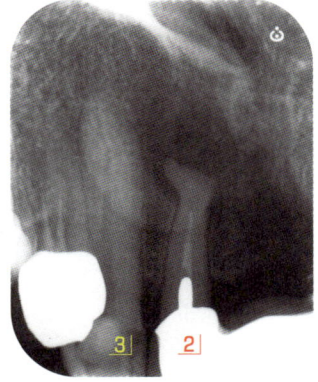

当院初診時の
デンタルエックス線写真

「極力歯を削らないように治療をしてあげたい」などの、歯科医師
の気持ちが入り過ぎていると、根管口が狭くなりがちです。

> お身内の治療の時によく見かけます

"長い歯"なせいで、
診断を誤ることもあります。
デンタルエックス線写真から根尖透過像が
はみ出してしまうからです。

5|の歯根は長過ぎて、
根尖が写真からはみ出しています

デンタルエックス線写真だと、
|4に根尖透過像があるように
見えます

【患歯を誤った症例】
41歳、男性
かかりつけ医で、
上顎右側第一小臼歯の根管治療をするも、
瘻孔が消失せず当院を紹介された。

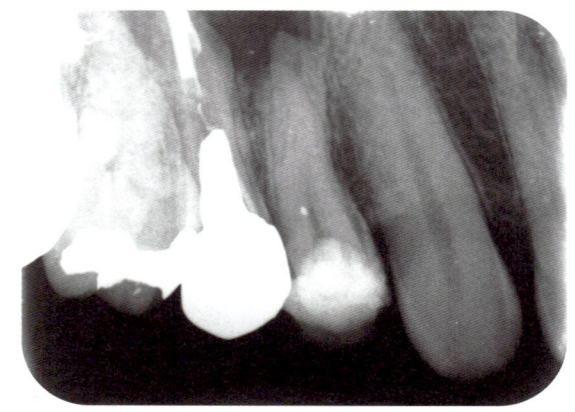

初診時のデンタルエックス写真

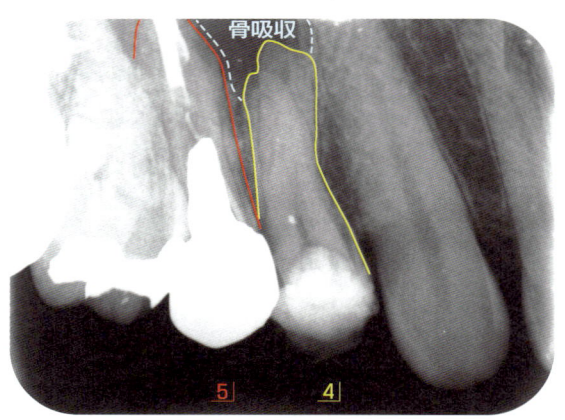

読影のイメージ

実際の骨吸収は、
5|の根尖を中心とした、
非常に大きなものでした

5|遠心の骨吸収は、
|6の歯根に隠されてしまい、
デンタルエックス線写真では
目立たなくなります

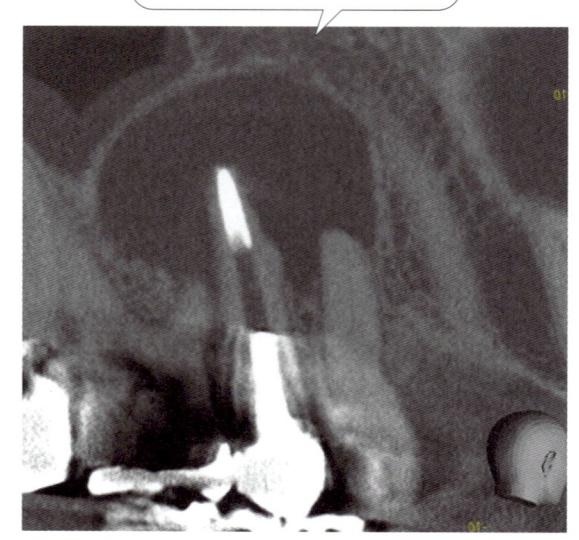

歯科用CT画像

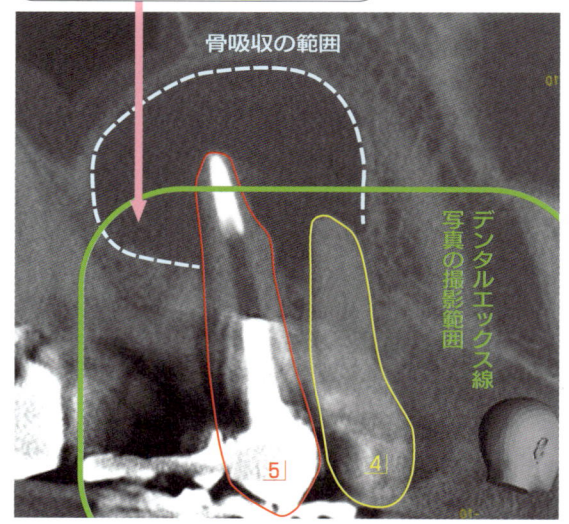

デンタルエックス線写真の撮影範囲との比較

"長い歯"も、
"硬い歯"と同じように、
"もってる"人なのですが、
自覚がないことが多いようです。

背の順のように、
並んで比べたりしませんからね

自分ってどのくらい？

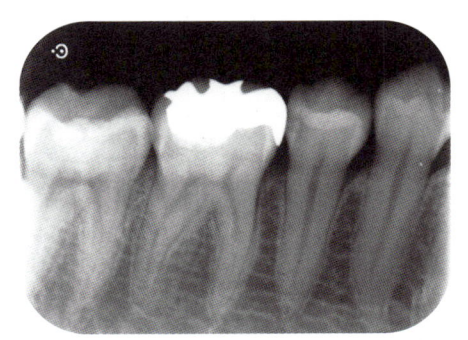

ワタシのより短い！

短めさんのデンタルエックス線写真

これには、
"普通さん"や"短めさん"の
画像を用意しておいて、
患者さんにご覧いただくのが
効果的です。

自分は"もってる"人だと知るのは、
患者さんとしてはうれしいことです。
なので、
"もってる"が故の難しさは、
許してくれることが多いものです。

背の順で言えば、クラスで
後ろから3番目くらいかな

"長い歯"のデンタルエックス線写真

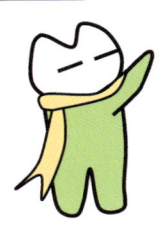

身長なら阿部寛レベル

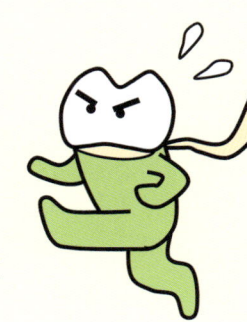

欧米かっ！

「作業長が25mmです」よりも、
患者さんがイメージしやすい
表現でお伝えします

こうして説明を尽くしたのちに患者さんの理解と共感が得られた時、
根管治療はある種の試合に、
歯科医師は難敵に挑む選手に、
患者さんはそれを応援するサポーターに、
似てくるように感じます。

サポーターが勝利を欲する以上に、
選手は、難敵に勝ちたい、数多のなかから自分を選んでくれたサポーターに
喜んでもらいたい、と願っています。
しかし、
全力で挑んでも、敗れることもあります。

敵のレベルが高く、厳しい戦いになるであろうこと、
それでも、自分はベストを尽くすことを、
試合開始前にサポーターに伝えることができれば、
たとえ敗れてもサポーターは健闘を称えてくれる。つまり、先生方の
エンドのストレスも限りなくゼロに近づく、と私は思っています。

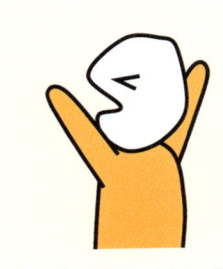

第3話
歯冠がない歯

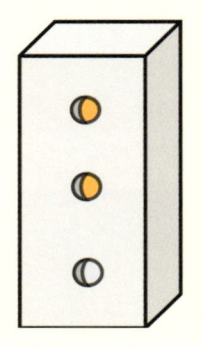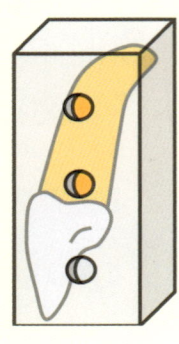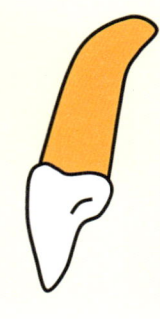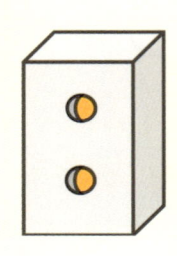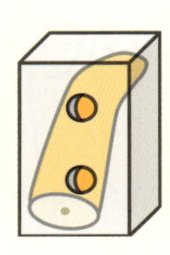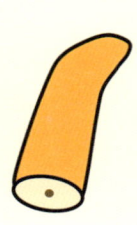

今回は、
"歯冠がない歯"です。

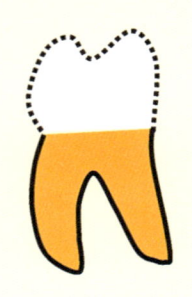

いわゆる"残根"や
歯冠が少ない歯のお話です。

前回までの
"硬い歯"、"長い歯"は、
根管治療は難しいけれど
いい歯でした。
一方、
"歯冠がない歯"は、
歯質が乏しいのですから、
ダメな歯です。
歯肉縁下、骨縁下、
4壁ない、
フェルールがない、
補綴的には悪いことばかりです。

喫茶店をやるなら店の名前は
フェルールって決めてます

響きがキレイ

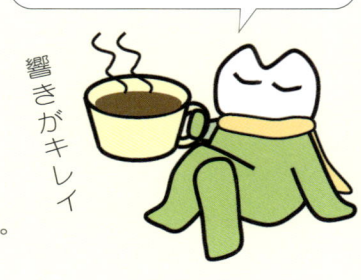

でも、
根管治療はやさしくなります。
歯冠というじゃまな壁がないので、
根管口が見つけやすく、
器具を入れやすくなるからです。

歯冠の壁がなければ、
器具を入れやすくなります

歯冠の壁があるので、
器具を立てないと入りません。
しかし、
実際は対合歯に当たるので、
こんなに器具を立てて
入れることはできず、苦労します

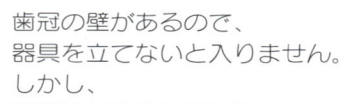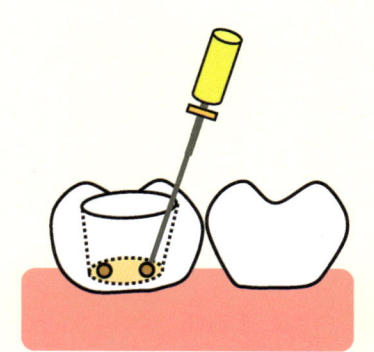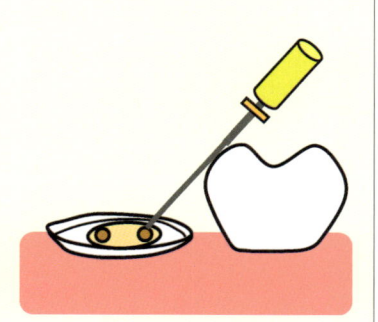

それでは、
"歯冠がない歯"は何が難しいのでしょうか？

まず、
歯冠がないため、
歯軸がわからず穿孔する恐れがあります。

歯冠がなく、
歯軸がわからず髄腔開拡の方向を誤り、
かつ根管が石灰化していると
誤りに気付かず穿孔します

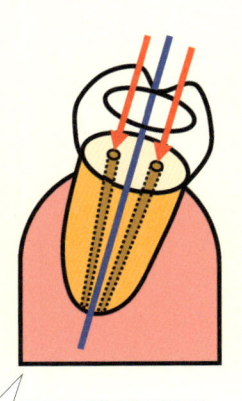

| 歯軸
↓ 髄腔開拡、
器具挿入
の方向

穿孔

歯冠があれば
歯軸を推測しやすく、
髄腔開拡の方向を誤らない

歯冠がなく、
歯軸がわからなくても、
狭窄していなければ根管はすぐ見つかります

そして、
もっともよく起こる問題は
"漏洩"
です。

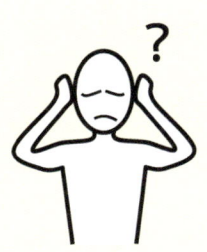

根管治療を
繰り返しているけれど、
痛みが消えない

何回やっても
瘻孔が消えない

いつもどおりに
やっているのに……

このような理由で他院から紹介された症例を拝見すると、
残存歯質が少なく、
以下の理由で治療期間中の漏洩が疑われることが非常に多いのです。
次ページからそれぞれの具体例をご紹介します。

1. う蝕、充填物からの漏洩
2. 仮封材からの漏洩
3. 隔壁からの漏洩と隠れた根管
4. ポスト型の仮封冠からの漏洩

先生方も、
いつものように治療しているのに
うまくいかない場合は、
これら4つを疑ってみてください。

治療した直後はいいけれど
しばらくすると
また痛みが出てくる

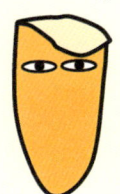

こう言われるのも
漏洩を疑います

漏洩があると、
次回来院時までに
根管内が再汚染するからです

1．う蝕、充填物からの漏洩

歯冠が乏しいと、
心優しい先生には
"善意の邪念"がとり憑きます。

> 治療期間中、
> 見た目が悪くならないように
> しておいてあげたい

> 少しでも歯を残してあげたい

> クランプがかかるようにしておきたい

> 歯肉縁下、骨縁下にならないようにしてあげたい

これでは、
軟化象牙質や充填物の除去が
おろそかになりがちです。

充填物や軟化象牙質を
残したままにすると、
しっかり仮封をしても
細菌が根管内に侵入します。

軟化象牙質　　仮封材　　充填物
漏洩

基本、
これらは根管治療に先立ち、
しっかりと除去します。

【う蝕、充填物からの漏洩症例】
39歳、女性の上顎左側第一大臼歯
診断：根尖性歯周炎、瘻孔あり

> 遠心のレジン充填を取ってしまうと
> 根管洗浄剤が漏れるな〜
> という邪念が……

> 未処置の感染根管治療なので、
> 簡単に治る症例だと思っていました

油断しました……

なんとも
お恥ずかしい

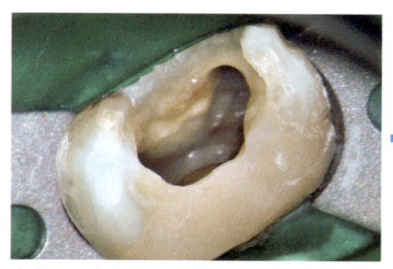

当初、遠心のレジン充填は残して髄腔開拡をした。しかし、予想に反して、根管の清掃を完了しても瘻孔は消失しなかった。

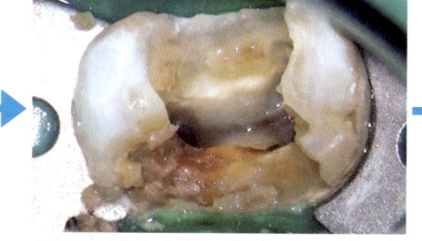

仮封を除去中に、遠心のレジン充填が脱落してきたところ。レジン充填の下は、軟化象牙質だらけであった。

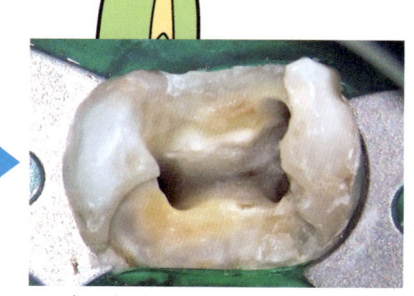

レジン充填と軟化象牙質をすべて除去したところ。次回来院時には、瘻孔が消失していた。

２．仮封材からの漏洩

歯冠がないと**仮封材の厚みが薄くなり、**漏洩が生じやすくなります。

対策としては、できるだけ小さくした綿球を根管内に挿入し、仮封材の厚みをかせぎます。

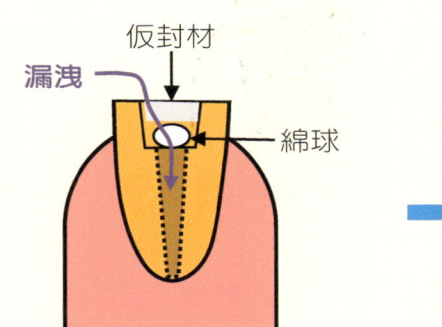

仮封材
漏洩
綿球

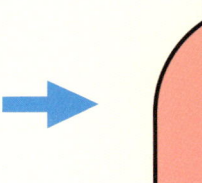

やり過ぎると次回取りにくくなるので、注意してください。取りにくい時は、マイクロエキスカが便利です。

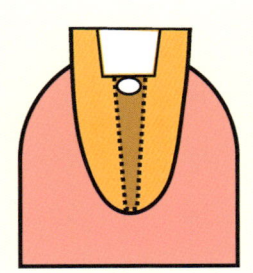

遠心の歯質が少ないため、仮封材の厚みがとれず、治療期間中に漏洩が生じます。また、義歯の鉤歯であるため、治療期間中も義歯を使い続けられるようにとの善意から、軟化象牙質の除去や髄腔開拡にも問題があります

【仮封材からの漏洩症例】
65歳、女性の上顎左側第一大臼歯「根管治療を繰り返すも、違和感と瘻孔が消失しない」との理由で、当院を紹介される。

善意の邪念が〜

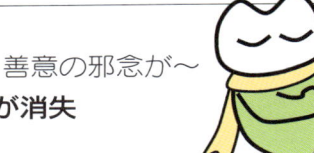

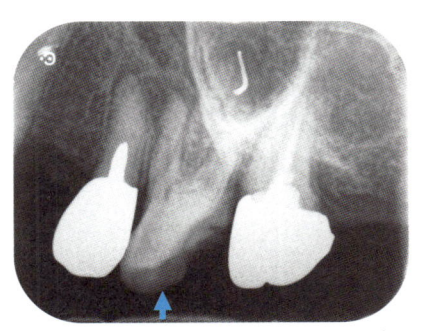

処置前のデンタルエックス線写真

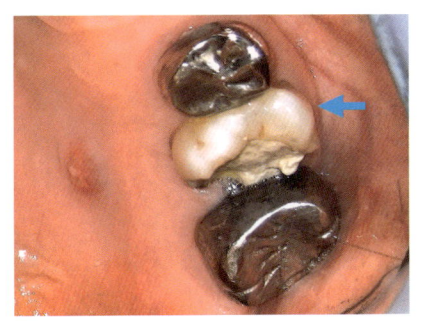

処置前の口腔内写真

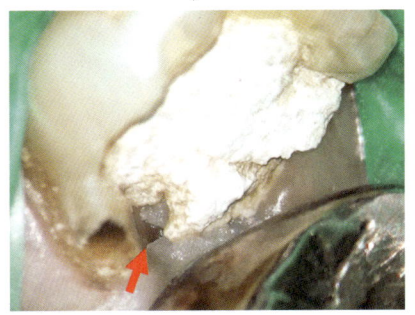

仮封材に隙間が認められた。

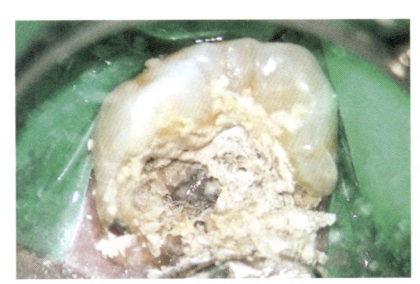

仮封材と綿球に汚れが見られた。

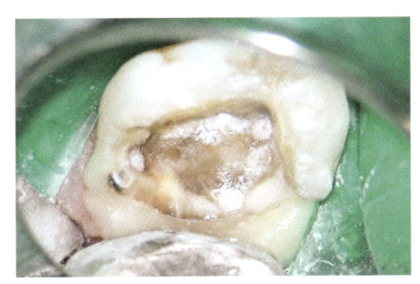

根管貼薬剤を根管内に貼付し、小さな綿球を根管口部に挿入した。

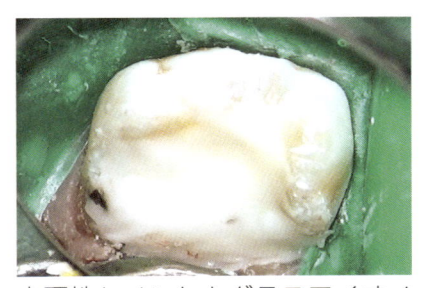

水硬性セメントとグラスアイオノマーセメントで二重仮封したところ、次回来院時には、瘻孔は消失。再汚染する前に、速やかに根管充填した。

３．隔壁からの漏洩と隠れた根管

「隔壁まで作り
ラバーダムをしてやっているのに、
瘻孔が消えない、
痛みが消えない……」

そんな時は、
・ **隔壁に漏洩はないか？**
・その下に **根管が隠れていないか？**
チェックしてみてください。

歯質が少ないと、
ラバーダムのクランプが
かかりづらくなります。
それでも、
心優しく真面目な先生は
レジン隔壁をして保存に努められます。

しかし、
そのような歯はマージンが歯肉縁下で、
隔壁の接着は不確実になりがちです。
ちゃんとついているように見えても、
接着不良部分から漏洩していることがあります。
根管が下敷きになり、見落とされることもあります。

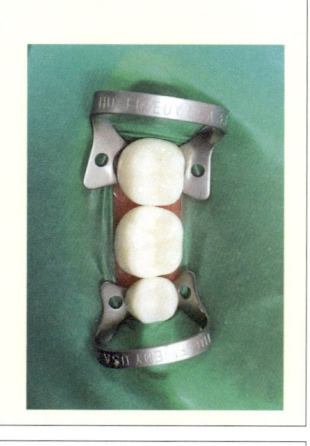

仮封材
接着不良な
隔壁
隔壁
漏洩
隔壁の
下敷きに
なった根管

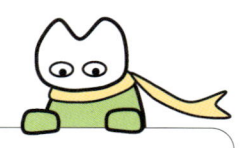

無理に隔壁をつけずとも、
隣在歯にクランプをかけて
ラバーダムを装着する手も
あります

【根管が隔壁の下敷きになっていた症例】
40歳、女性の下顎右側第二大臼歯
感染根管治療を依頼された症例

ご依頼元の先生が気を使われて
隔壁まで製作してくださっていたのですが、
根管口が埋もれてしまっていました

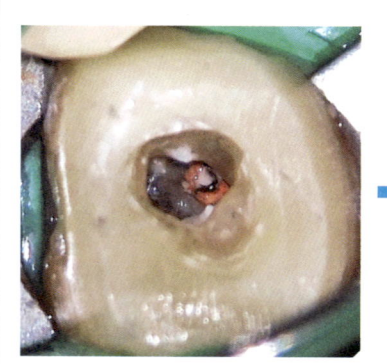

仮封除去後

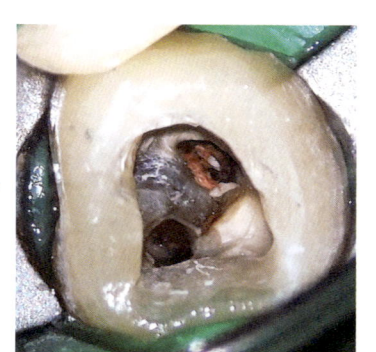

髄腔開拡、根管形成後

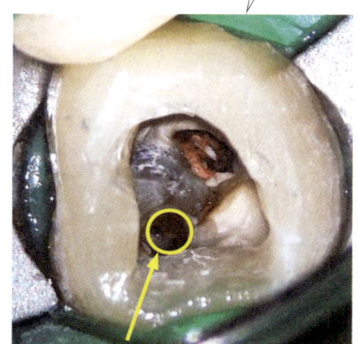

隔壁の下敷きになっていた根管

下敷きになると
探しにくくなります

4．ポスト型の仮封冠からの漏洩

前歯の残根の根管治療は、
よく見えるし器具のアクセスも良いので、
簡単な症例といえます。

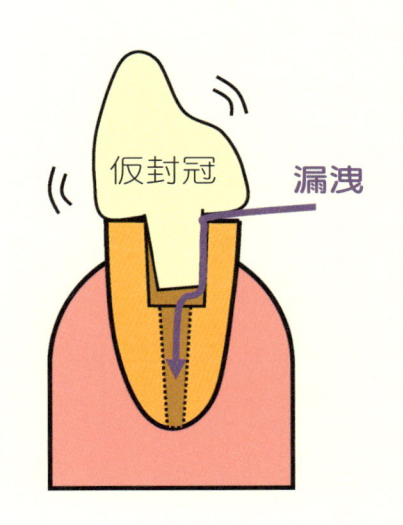

仮封冠　漏洩

しかし、
ポスト型の仮封冠を装着している症例で、
「根管治療を繰り返しても瘻孔や痛みが消えない」
といったことがあれば、
仮封冠からの漏洩を疑ってみてください。

仮封冠が脱離してこなくても、
緩んでいて治療期間中に漏洩が生じ、
根管内が汚染していることがあります。

【ポスト型仮封冠からの漏洩の対策】

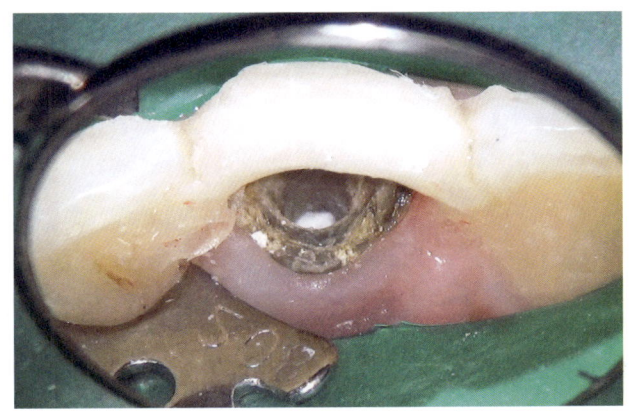

ポンティック型にして隣在歯と接着する

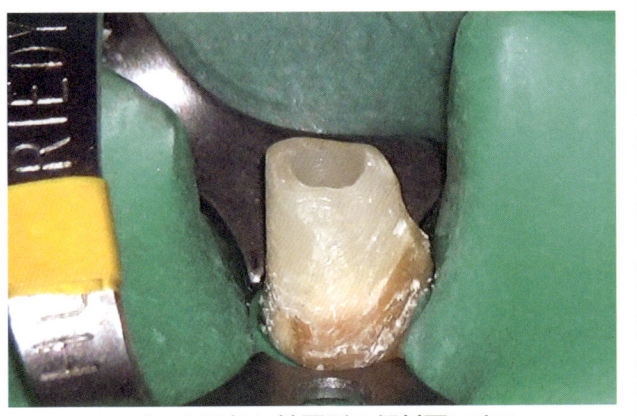

レジンを添加し被覆型の仮封冠にする

この他、
・可能であれば即日根管充填
・根管治療と築造の予約を短期間に
　集中して、進めていく
といったことが効果的です。

ただし、
一気に治療を進めると、
術後疼痛が生じることがあるので、
患者さんには事前に説明し
必要に応じ鎮痛薬や抗菌薬を処方します。

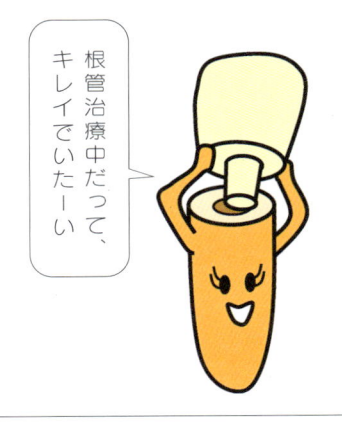

根管治療中だって、
キレイでいたーい

根管治療中の仮封冠は、
保険診療では"サービス"
になります
適正な価格で製作できたら、
漏洩は減少するのでは？
と思ってしまいます

今回の話は、

残根は抜くべき！

ポスト型の仮封冠はダメだ！

隔壁はするな！

即日の根管充填がマスト！

と言いたいのではありません。

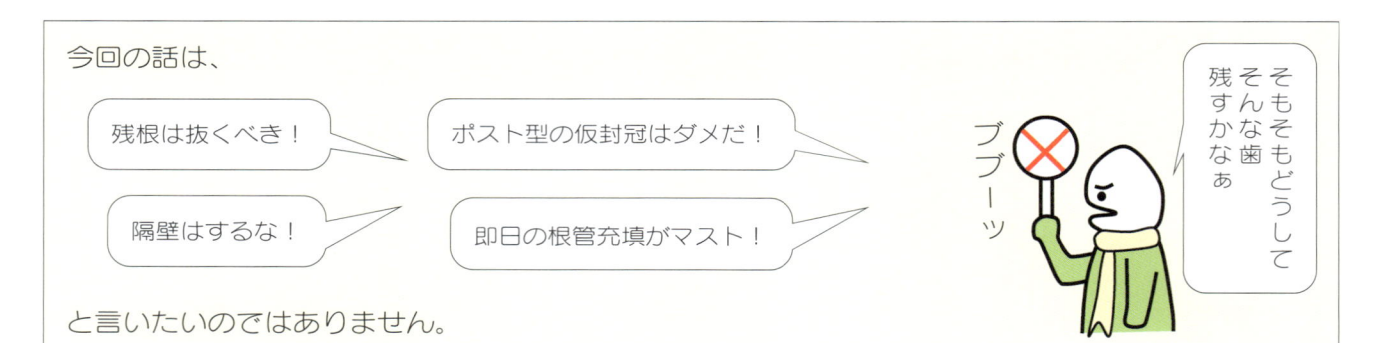

そもそもどうして
そんな歯
残すかなぁ

ブブーッ

ただ、

歯質が少なくなれば、
"いつもどおり"
が通用しないこともある

"いつもどおり"やっていても
治りが悪い時は、
同じことを繰り返さずに、
治療期間中の漏洩を疑ってみて

優しさだけではダメ

あらかじめ、患者さんに
保存が厳しい歯であることを
伝えておきましょう

と言いたいのです。

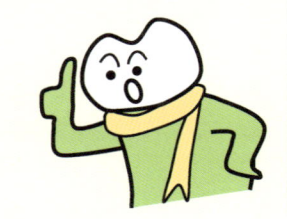

誰でも1度くらい
インシデントや患者さんとのトラブルを
経験したことがあると思います。
その時のことを思い出してみてください。

あんなに若いのに、抜髄じゃ
かわいそうと思い歯髄保存したら、
術後疼痛で親からクレームがきた

次の患者さんを**待たせていたので
焦っていたら**、顔に器具を落とし
てしまった

急患で時間がなかったので
抜髄は次回にしたかったが、
痛いので今やってほしいと言われ
急いで抜髄したら、
器具破折を起こしてしまった

どれも患者さんに"忖度"していませんでしたか？
"歯冠がない歯"を残すのも同じです。

多くの患者さんに慕われる優しい先生は、
"忖度"の道を選びがちです。
私もそんな先生を尊敬し、応援しています。
だからこそ先生がクレームにあわないように
この話を書きました。

優しさ上等！
でも、
やるからには覚悟をもって臨んでくださいね！

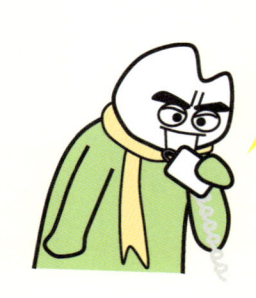

トラブルは
"下手だから起きる"んじゃない
"忖度"するから起きるんだ！

注『踊る大捜査線』風

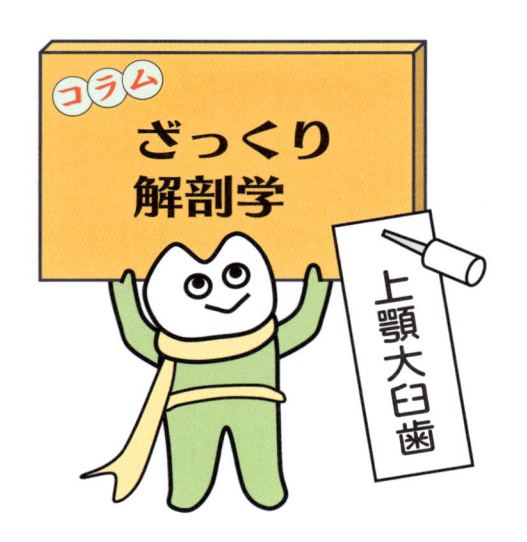

コラム

ざっくり解剖学

上顎大臼歯

歯の解剖学、とくに根管形態の知識は、
エンドではとても大切です。

わかってはいるんだけど
すぐ忘れちゃう……
地味でつまらない……
全部覚えるなんて無理……

そんなアナタ、
ざっくり、なんとなく頭に入れておきませんか?

このコラムでは、
知っていればエンドがすんなり進む、
目立たずハマりやすい解剖学のポイントを
まとめてみました。

上顎大臼歯

- 上顎6番の60%にMBⅡあり
- 上顎7番はバリエーションあり

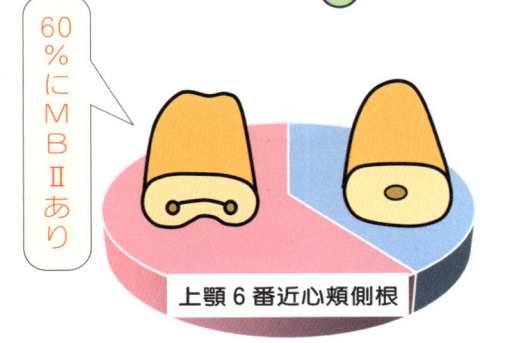

60%にMBⅡあり

上顎6番近心頬側根

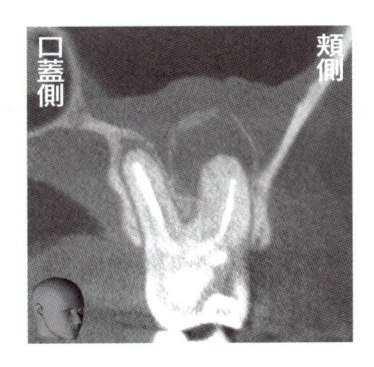

口蓋側 / 頬側

上顎6番の近心頬側根は、
再根管治療よりも
歯根端切除術のほうが
安全なこともあります。
しかし、
上顎洞の位置によっては
歯根端切除術ができないので
注意が必要です。

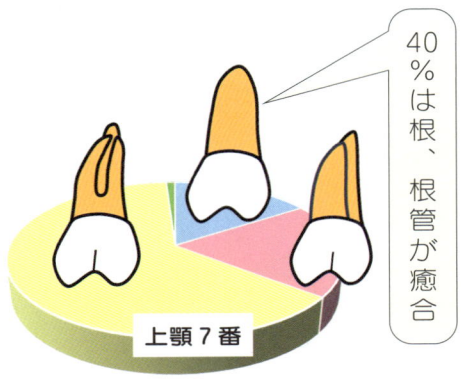

40%は根、根管が癒合

上顎7番

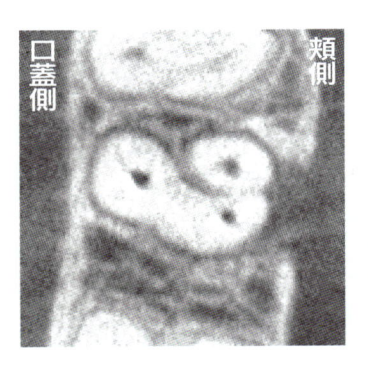

口蓋側 / 頬側

上顎7番は、
根や根管の癒合により、
樋状根のような
イスムスやグルーブといった
清掃しづらい場所が生じます。

第4話

支台歯形成されている歯

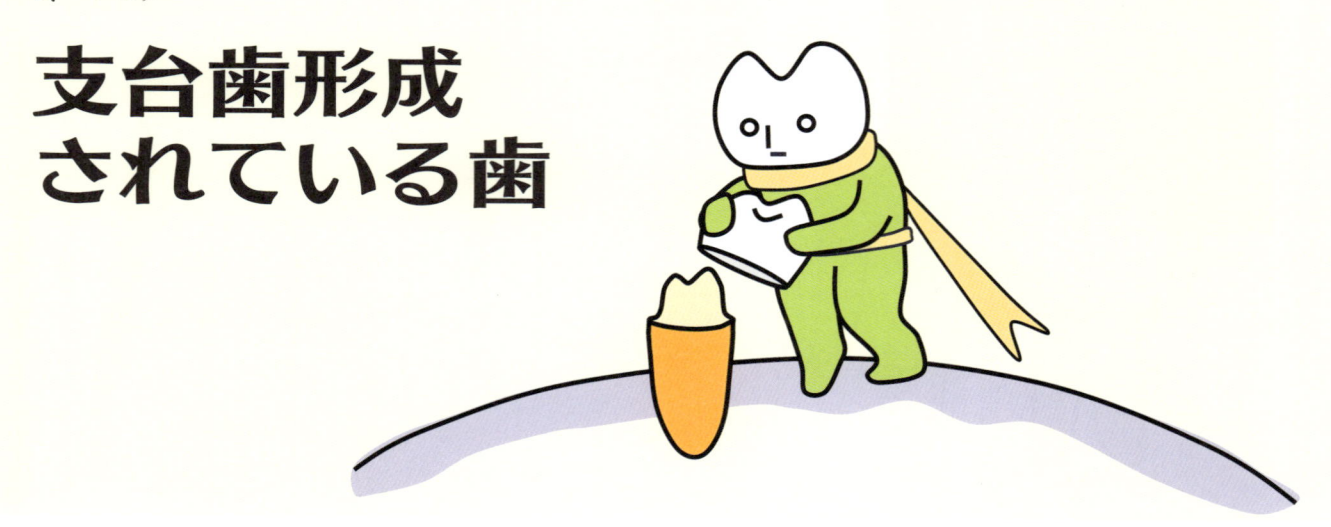

今回は、
"支台歯形成されている歯"です。

"支台歯形成されている歯"には、
生活歯も根管治療された歯もあります。

生活歯　　　根管治療された歯

支台築造してクラウンを装着されている歯の、
再根管治療の難しさといえば、
築造体を除去する際のリスクでしょう。

築造体が取れない
過根切削
歯根破折
穿孔

再根管治療より
歯根端切除術にしとく？

俺はどっちでもいいけどよ

しかし、
今回は築造体の除去の話ではありません。
支台築造された歯の
見えづらい難しさとは、

根管口を見落としがち！

ってこと！

根管治療には、症例によりさまざまな難しい点がありますが、
根管口が見つかり、器具の挿入ができれば、
たとえ穿通しなくても何かしらの改善が期待できます。
なぜなら、多少なりとも以前よりは根管内の起炎物質が減少するからです。

逆にいえば、

根管口が見つからなければ何も改善されません！

というわけで、
根管口の発見は非常に重要なポイントです。

根管口の位置や数は
歯種によりだいたい決まっていますが、
バリエーションがあるのでやっかいです。

そんな根管口を発見する方法として有効なのが、
"左右対称ルール"です。

真ん中に 1 つ根管が見つかったら
1 根管性

片側に 1 つ根管が見つかったら
左右対称のところに
2 根管目がある

すごく近くに
2 根管あるときが、
左右対称ルールでは
見落としやすい

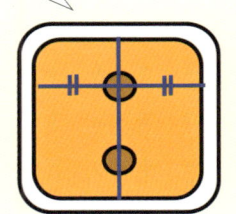
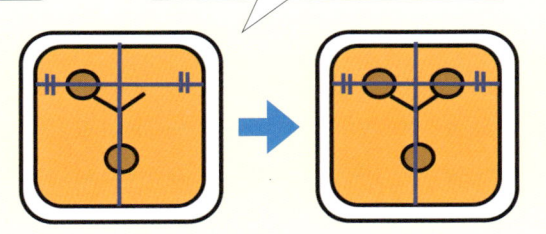
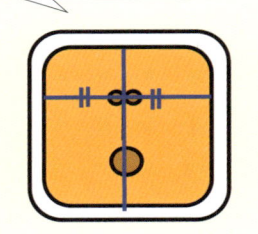

この"左右対称ルール"で
基準になるのが
髄腔開拡の横幅です。

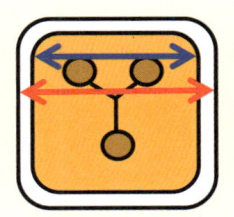

髄腔開拡の横幅

歯冠の横幅

そして、
髄腔開拡を行うときに
基準にすることが多いのは
歯冠の横幅です。

髄腔開拡の際には、
まず歯冠の真ん中を狙って切削し、
徐々に外側に広げていくことが
多いと思います。

本当は、歯根の幅の中央を狙うべきなんですけどね

最初にバーで狙うところ

歯冠の横幅

完成した髄腔開拡

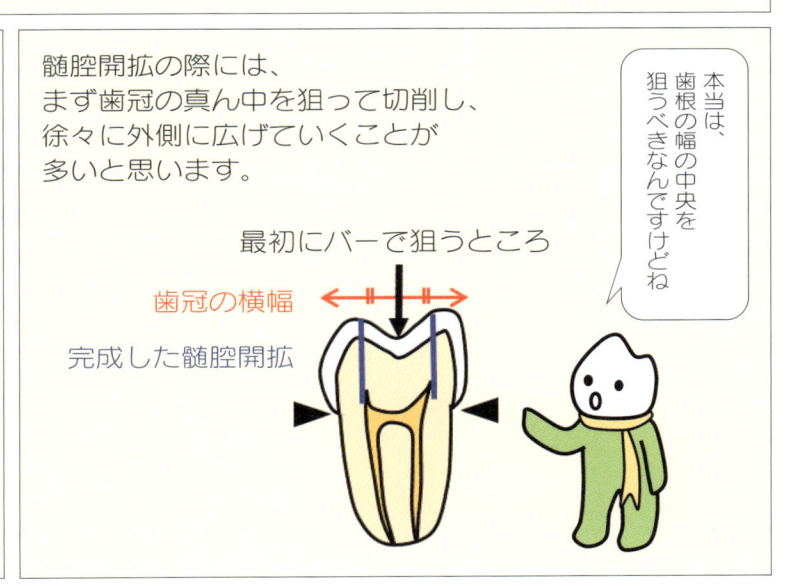

だから、
歯冠の形態が変わってしまっている
"支台歯形成されている歯"では、
髄腔開拡の位置を誤り
根管口を見落としやすくなります。

**髄腔開拡を誤って
根管口を見落とす！**

ここ、大事ですよ！

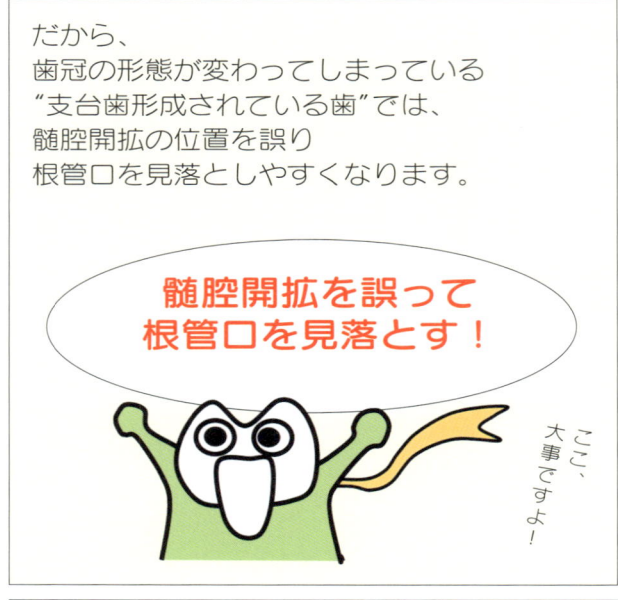

支台歯形成されていなくても
天然で歯冠と歯根の軸や形が異なり
騙される歯がありますよね。

歯冠の舌側傾斜

近心の張り出し

下顎第一小臼歯　　　　上顎第一大臼歯

"支台歯形成されている歯"の髄腔開拡、根管口の探索では、
次のようなインシデントが起こりえます。

最初にバーで狙うところ

誤って
認識された
歯冠の横幅

誤った
髄腔開拡
の外形線

根管口を
見落とす

テーパーが強い支台歯の場合

根管口を
見落とす

**幅の広いショルダー（シャンファー）
の支台歯の場合**

根管口を
見落とす

過剰切削
穿孔

**本来の歯冠形態とは異なる
クラウンや仮封冠の場合**

過剰切削

過剰切削
穿孔

**本来の歯軸とは異なる
クラウンや仮封冠の場合**

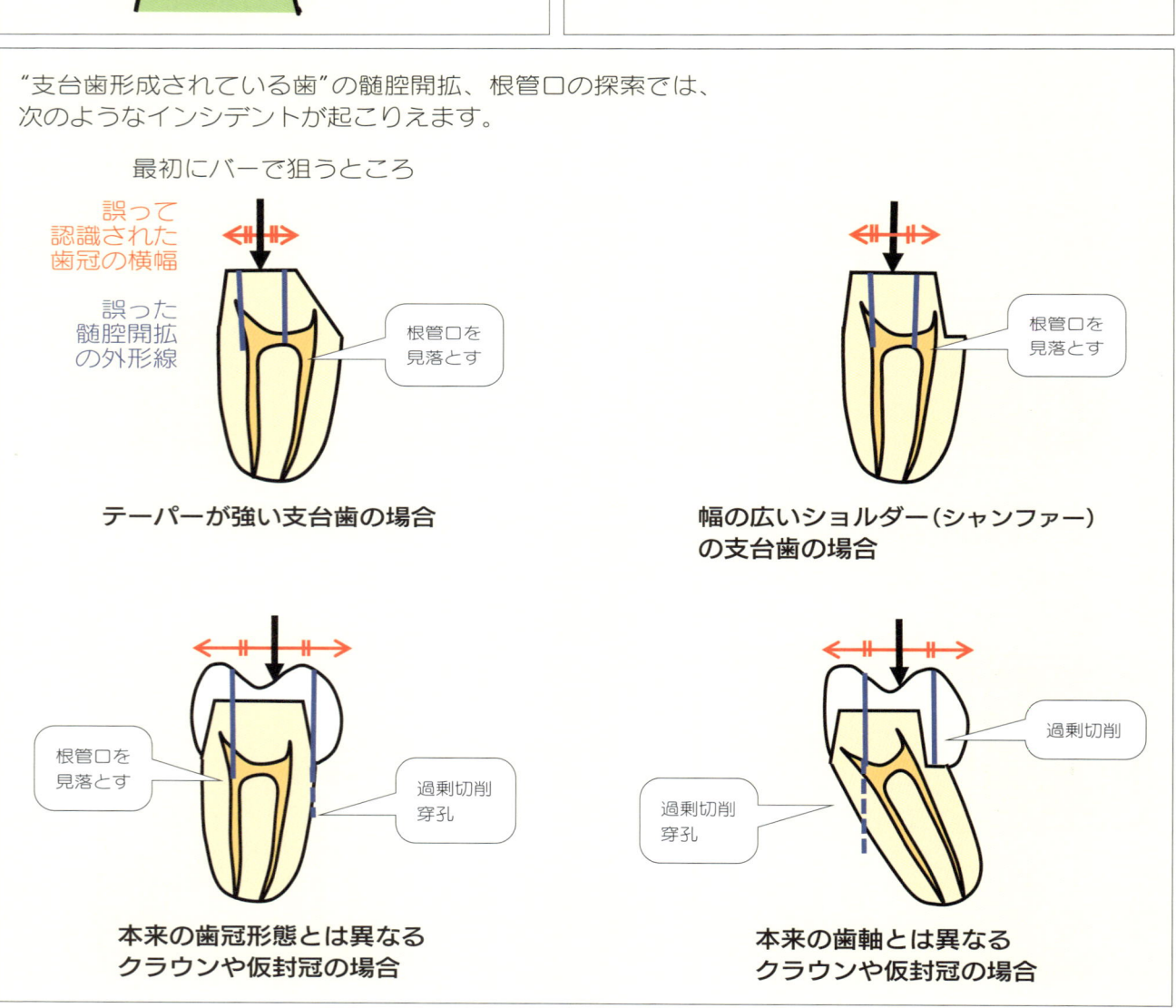

【穿通しない症例】
40歳、男性の上顎右側第一大臼歯
診断：根尖性歯周炎
「築造体を除去したうえで、
コンポジットレジンで隔壁を形成し、
仮封冠を装着して感染根管治療を開始したが、
頬側根管が穿通しない」
とのことで紹介される。

最終補綴かと思うくらいに
キレイな仮封冠

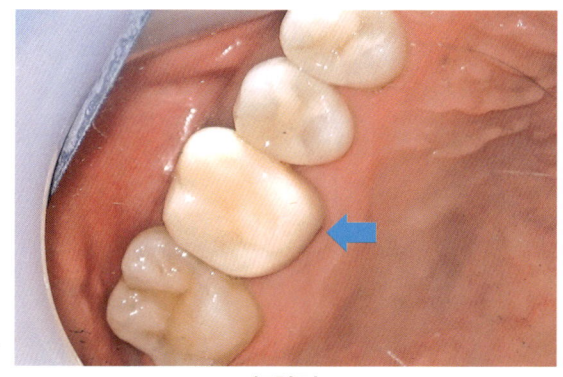

初診時

まずはラバーダムを装着。
一見すると髄腔開拡に
問題はないように見えますが……

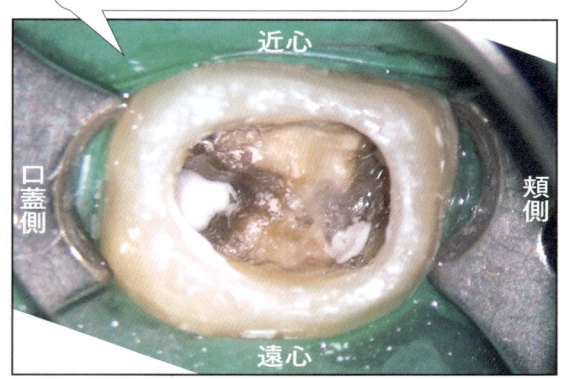

初診時、仮封除去後

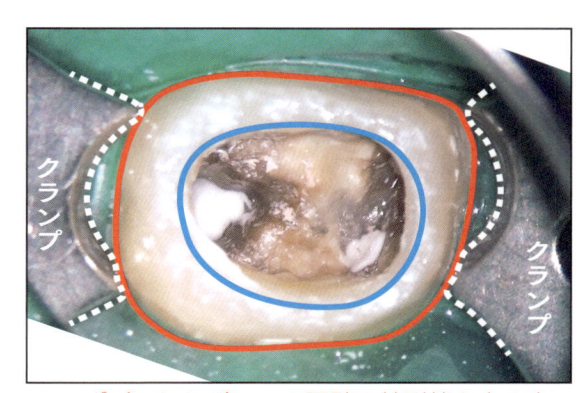

コンポジットレジンでの隔壁の外形線を赤の実
線で示しており、クランプは赤の実線にかかっ
ている。青の実線はかかりつけ医での髄腔開拡
の外形線。コンポジットレジンの隔壁を歯の外
形と見誤り、頬側の切削量が不足している。

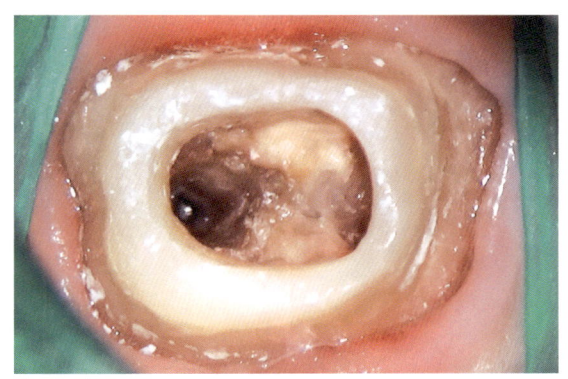

クランプを隣在歯にかけてラバーダムを装着

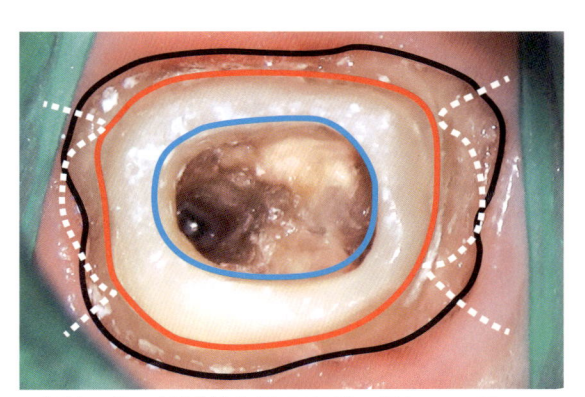

本当の歯の外形線を黒の実線で示している。
ショルダー形成とコンポジットレジンの隔壁に
騙されるが、実際は頬側に幅広い。

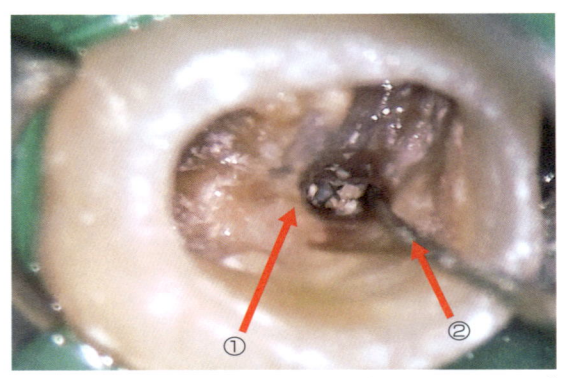

①遠心頬側根管と思われ過剰形成されたステップ
②遠心頬側根管に挿入したファイル

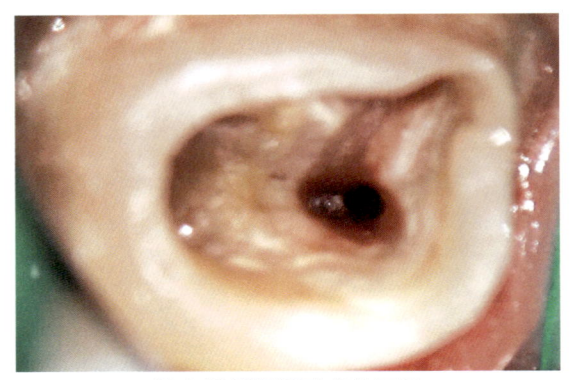

遠心頬側根管形成終了時

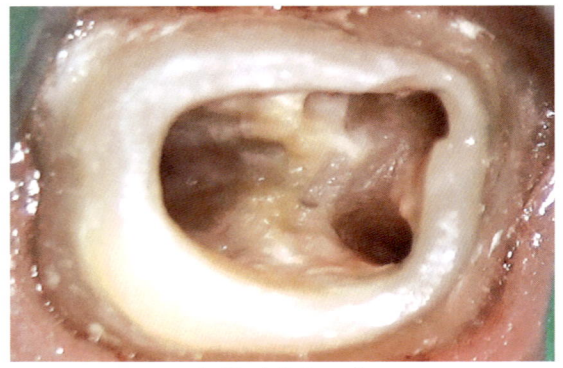

根管形成終了時

前回の"歯冠がない歯"に書いたように、
仮封冠がないほうが
根管治療はラクなんです

保険診療だと、
臼歯はブリッジの支台でもない限り、
根管治療中の仮封冠は算定できませんし

おそらく本症例は、
自費のクラウンが
入る予定なのでしょう

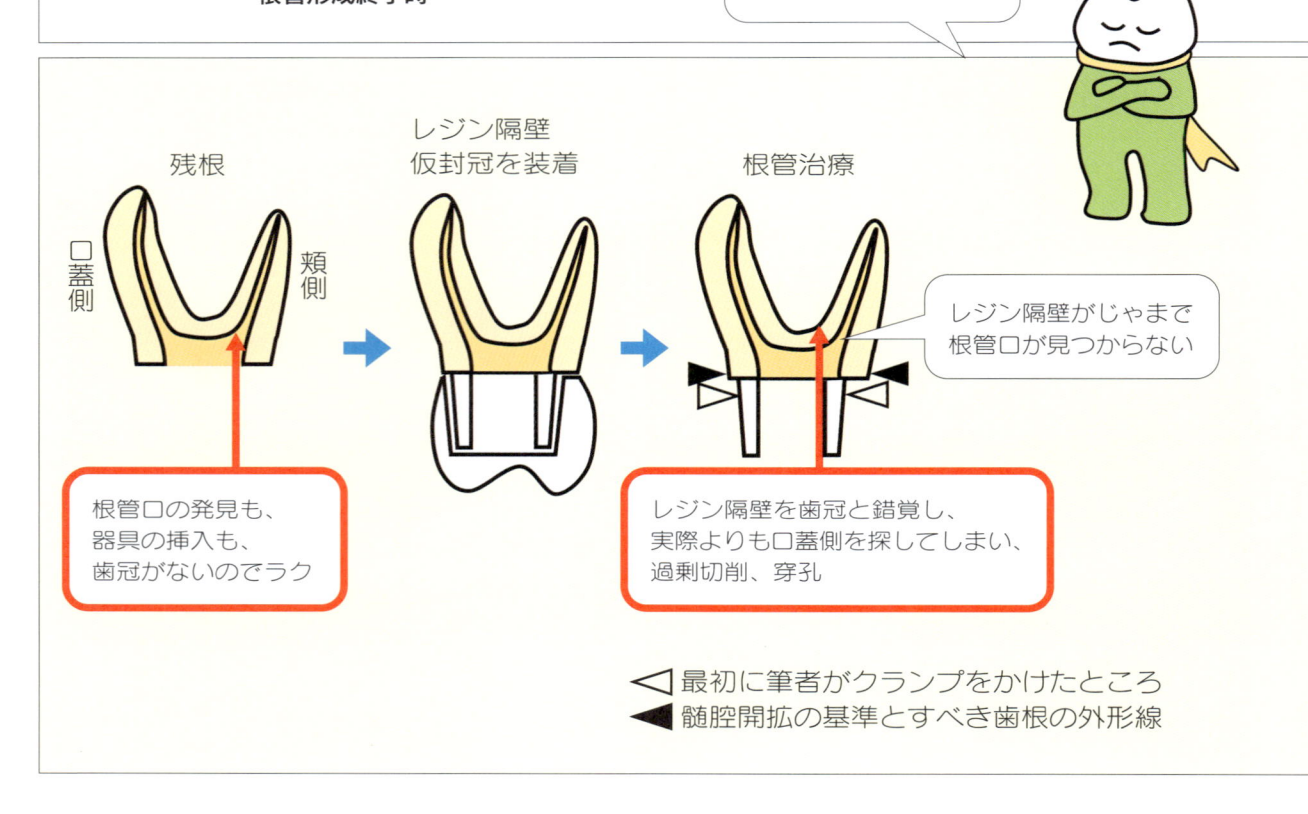

残根　　　　レジン隔壁
　　　　　　仮封冠を装着　　　　根管治療

口蓋側　　　頬側

レジン隔壁がじゃまで
根管口が見つからない

根管口の発見も、
器具の挿入も、
歯冠がないのでラク

レジン隔壁を歯冠と錯覚し、
実際よりも口蓋側を探してしまい、
過剰切削、穿孔

◁最初に筆者がクランプをかけたところ
◀髄腔開拡の基準とすべき歯根の外形線

ところで、
無症状の歯に自院で自費のクラウンを装着した際には、
"負のスパイラル"が起きることがあります。
どこかで断ち切らないと、やっかいなことになりかねません。

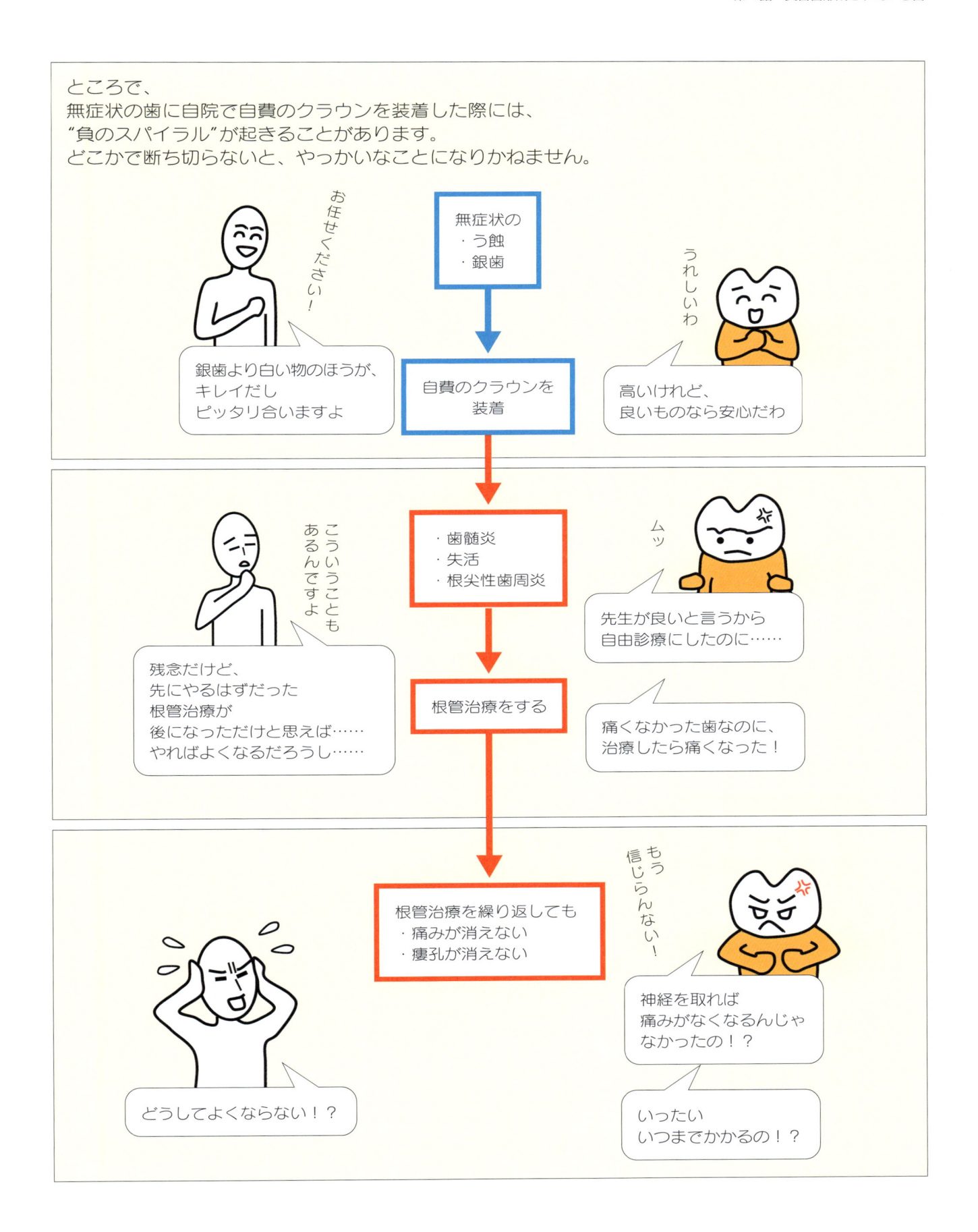

この"負のスパイラル"の話を書いていて、
私は『マーフィーの法則』を思い出しました。

例）「トーストを落とした時は、
　　　バターを塗った側が下になる」

"悪いことのほうが起こりがち"
ということですね

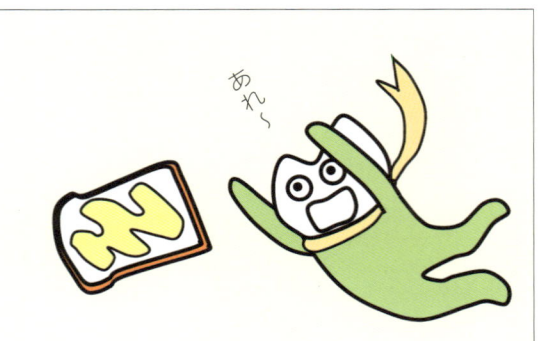

正確には元の法則は、

> 落としたトーストが
> バターを塗った面を下にして着地する確率は、
> カーペットの値段に比例する

根管治療でトラブルが起きる確率は、
クラウンの値段に比例する？？

確かに
そうかも……

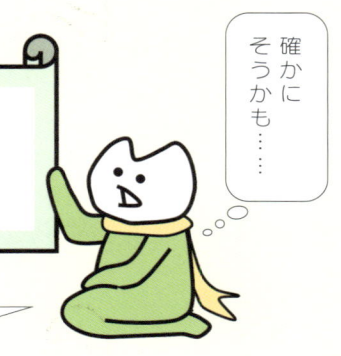

前回、「トラブルは忖度するから起きるんだ」と書きましたが、
優しさゆえの患者さんへの忖度以外にも、
"自費の忖度"というものがあるような気がします。

自由診療でいいので、
銀歯を白くしたいんです

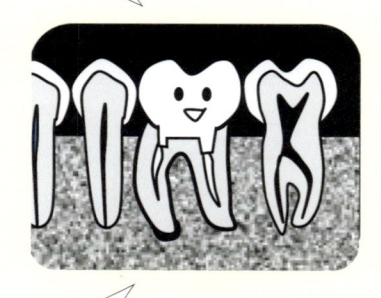

無症状だけど
ちょこっとアンダーで
ビミョーな根尖透過像

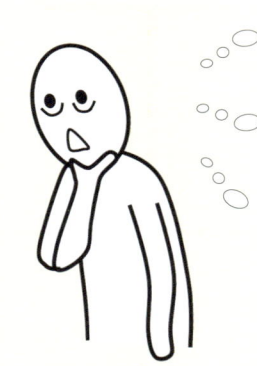

メタルコアを
ファイバーポストに替えないと

根管治療をしておかないと

根管治療の時から
仮封冠を装着しないと

"自費バイアス"のかかった判断から、
トラブルが生まれるのかもしれません

自費のクラウンが予定されている歯の根管治療を始める時、
始めたけれど何だかうまくいかない時、
今回の話をちょっと思い出してみてください。

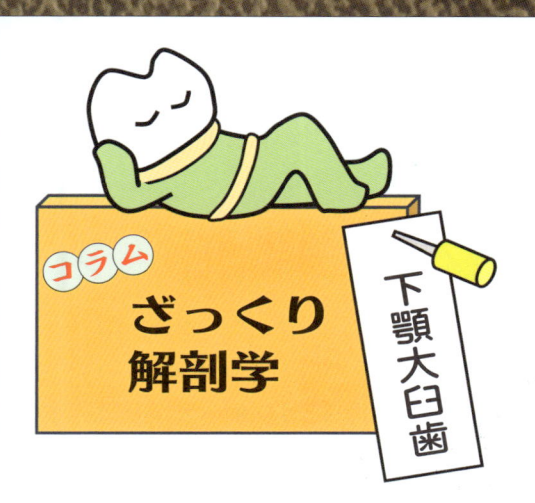

コラム
ざっくり解剖学

下顎大臼歯

下顎大臼歯
- 下顎6番の5本に1本は3根性
- 下顎7番の3本に1本は樋状根
- 近心根の70%は2根管性

20%は3根性

下顎6番

遠心根が1根性の場合、30%は2根管

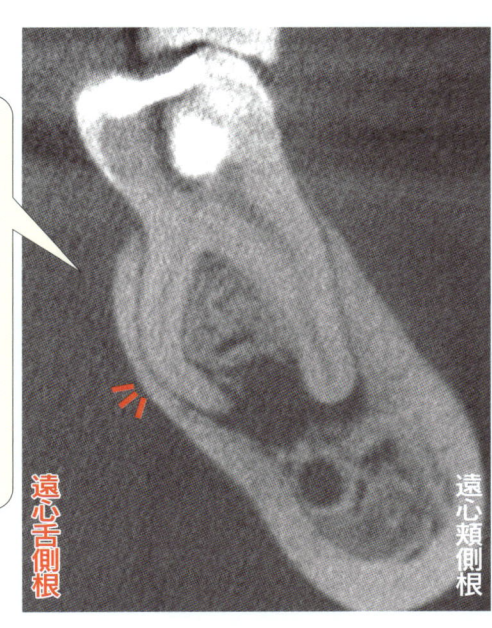

3根目は遠心舌側根、頬舌的に屈曲、傾斜しており穿孔しやすい！

遠心舌側根

遠心頬側根

30%は樋状根

下顎7番

遠心根が2根管なのは10%

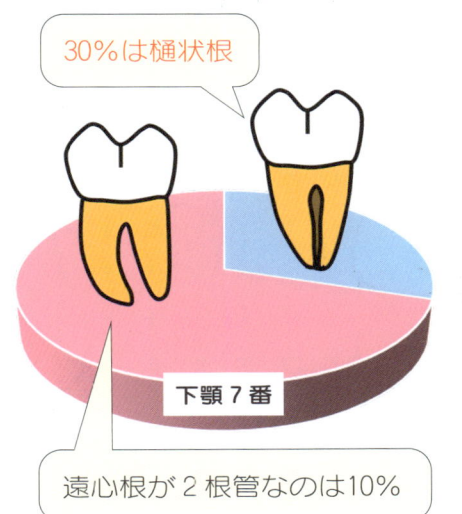

・近心根管は70%が2根管
・下顎6番のほうが完全に分かれた2根管が多い

遠心に陥凹部があり穿孔しやすい

下顎6番、7番の近心根

第5話

隣在歯と近接している歯

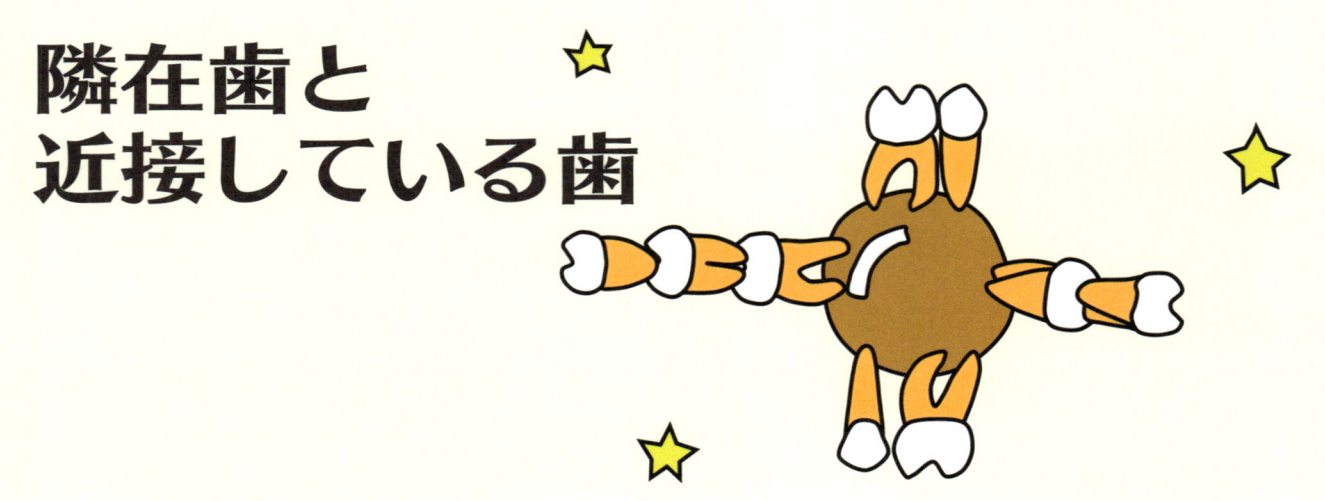

今回は、
"隣在歯と近接している歯"です。

"隣在歯と近接している歯"は、
デンタルエックス線写真を見ればわかります。
しかし、
根管治療開始前は元より、
根管治療中に思ったようにいかない時に、
これを意識することが少ないと感じます。

思ったより
やりにくいなあ……

何だかうまく
いかないなあ……

?

"隣在歯と近接している歯"は
大きく分けて2種類あります。

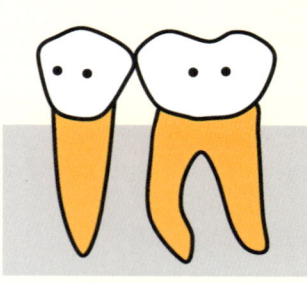

離れている歯

隣接面の張り出しが
少ない

前の歯の下に
潜り込んでいる

歯根の間に
骨が乏しい

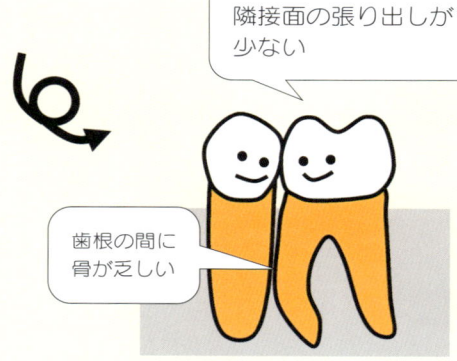

①近接している歯

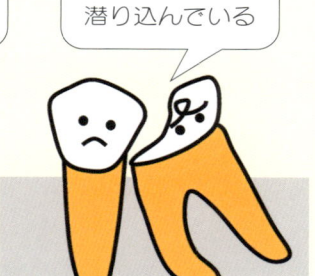

②歯冠が喪失、傾斜し
近接している歯

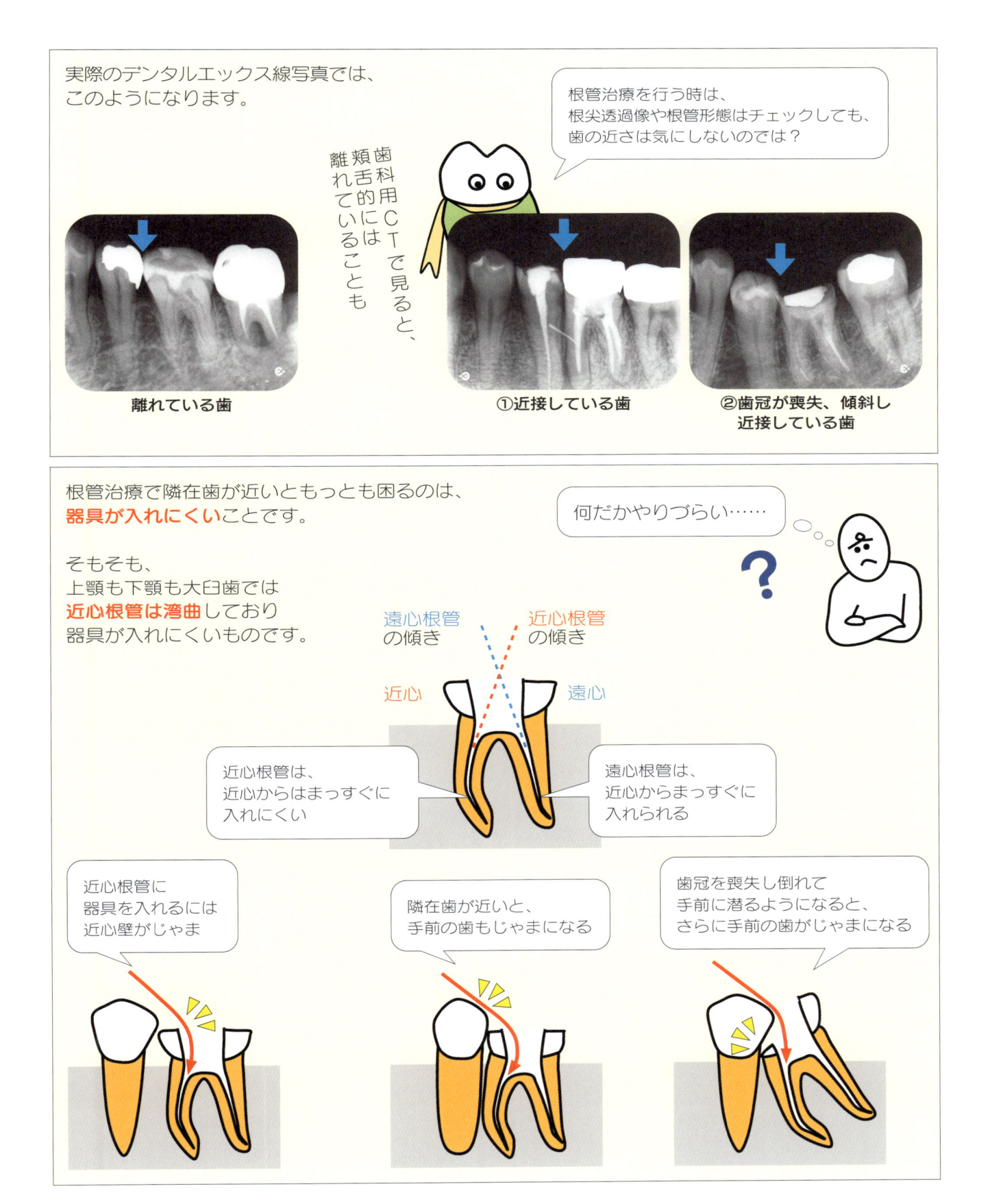

実際のデンタルエックス線写真では、
このようになります。

歯科用CTで見ると、
頬舌的には
離れていることも

根管治療を行う時は、
根尖透過像や根管形態はチェックしても、
歯の近さは気にしないのでは？

離れている歯

①近接している歯

②歯冠が喪失、傾斜し
近接している歯

根管治療で隣在歯が近いともっとも困るのは、
器具が入れにくいことです。

そもそも、
上顎も下顎も大臼歯では
近心根管は湾曲しており
器具が入れにくいものです。

何だかやりづらい……

遠心根管
の傾き

近心根管
の傾き

近心

遠心

近心根管は、
近心からはまっすぐに
入れにくい

遠心根管は、
近心からまっすぐに
入れられる

近心根管に
器具を入れるには
近心壁がじゃま

隣在歯が近いと、
手前の歯もじゃまになる

歯冠を喪失し倒れて
手前に潜るようになると、
さらに手前の歯がじゃまになる

歯が近接していると、別な問題も生じます。

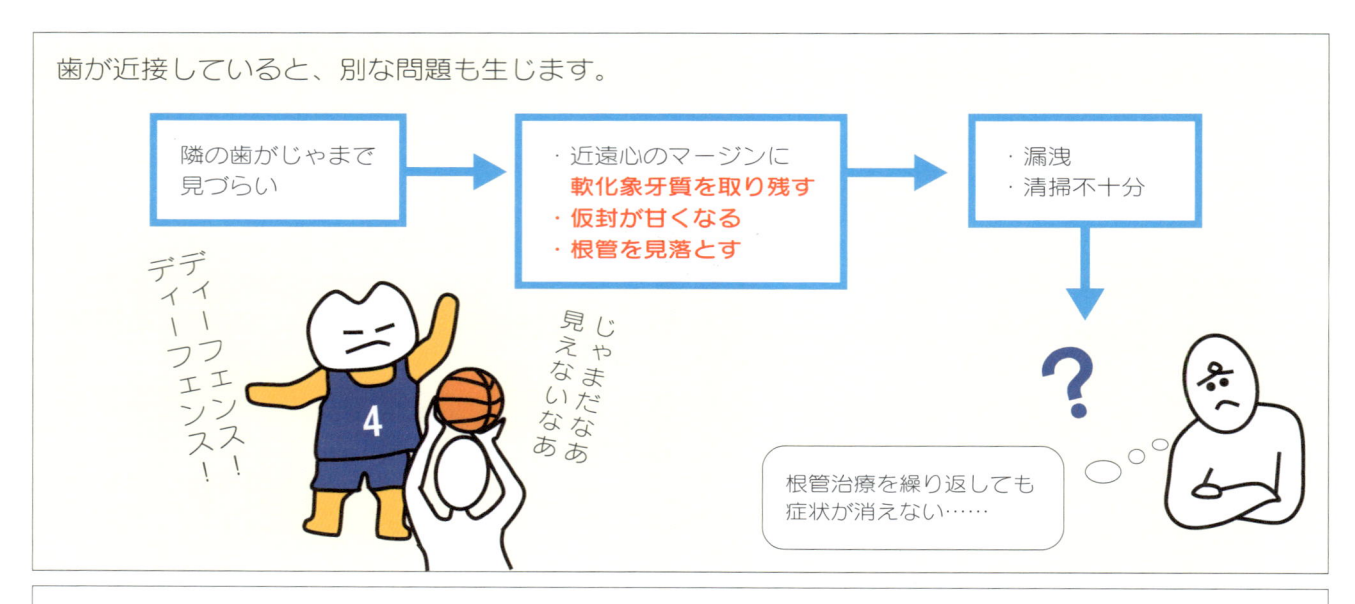

隣の歯がじゃまで見づらい → ・近遠心のマージンに**軟化象牙質を取り残す**・**仮封が甘くなる**・**根管を見落とす** → ・漏洩・清掃不十分 → ?

ディーフェンス！ディーフェンス！

じゃまだなあ見えないなあ

根管治療を繰り返しても症状が消えない……

【根管治療するも痛みが消えない症例】
32歳、女性の上顎右側第二大臼歯
自発痛が生じ、根管治療を開始した。
自発痛は消失したが、
鈍痛が消えないとのことで
当院を紹介された。

７６|間
近ーい

初診時デンタルエックス線写真

軟化象牙質を除去し、
仮封材をマージンまできっちり充填したところ、
鈍痛は消失しました

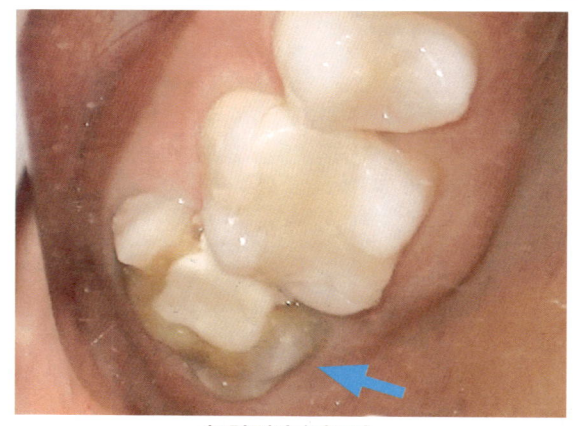

初診時（咬合面）
グラスアイオノマーセメントで仮封されており、
良好に見える。

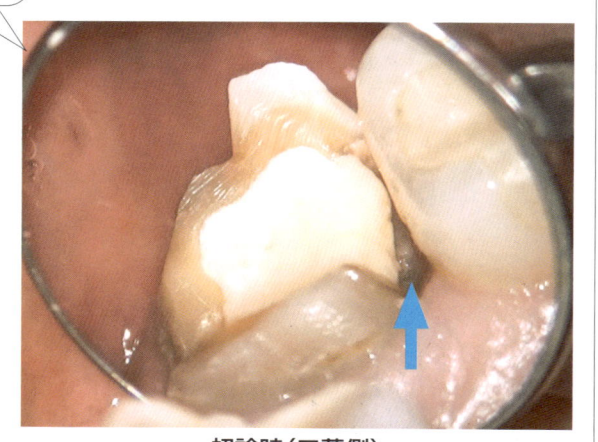

初診時（口蓋側）
近心マージンに、仮封材が届いていない隙間と、
軟化象牙質が見られる。

【根管が見つからない症例】
60歳、女性の上顎右側第二大臼歯
根管が見つからないとのことで
当院を紹介される。

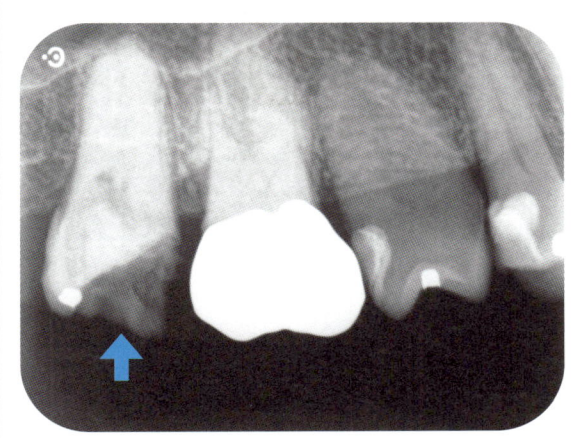

初診時デンタルエックス線写真

デンタルエックス線写真だけ見ると、
"どうして見つからないの？"って
思ってしまいますよねえ

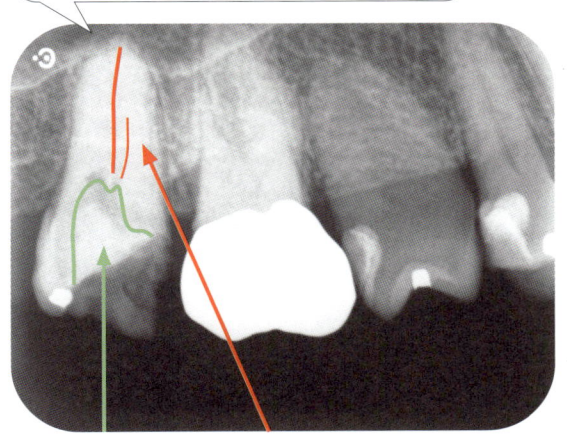

髄腔開拡　　根管

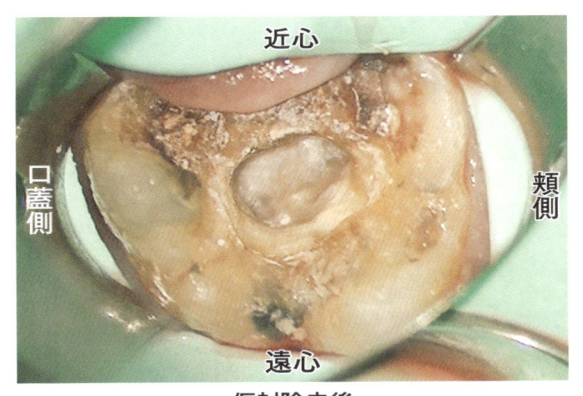

近心

口蓋側　　　　頬側

遠心

仮封除去後

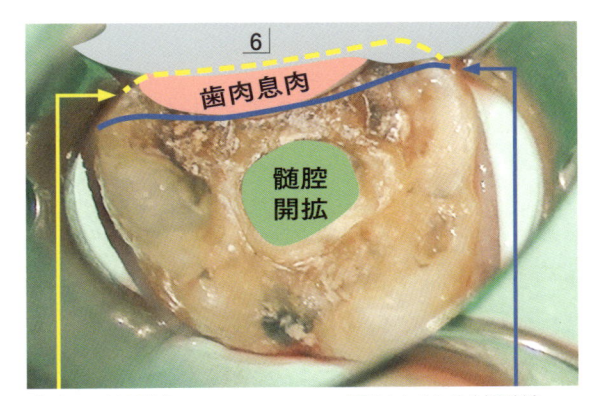

6

歯肉息肉

髄腔開拡

本当の外形線　　　見せかけの外形線

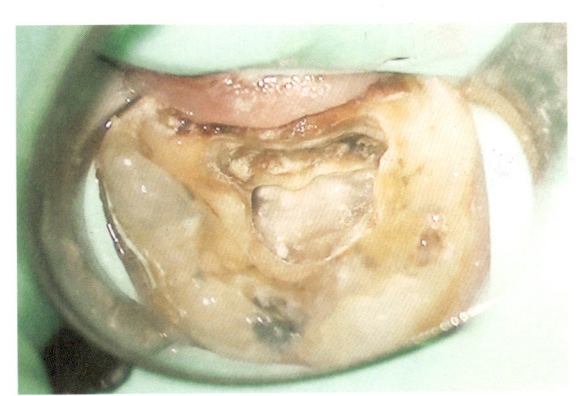

根管口発見

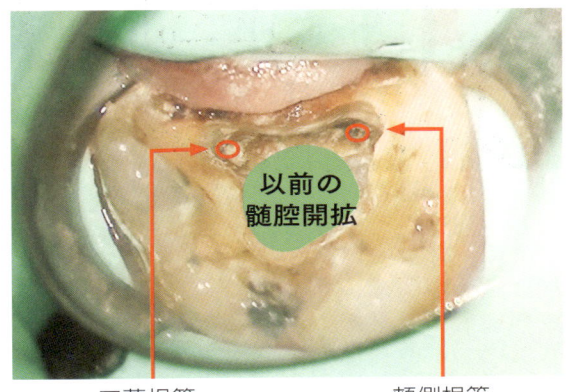

以前の
髄腔開拡

口蓋根管　　　　頬側根管

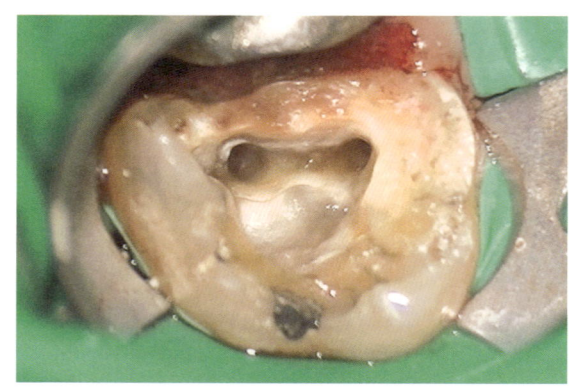

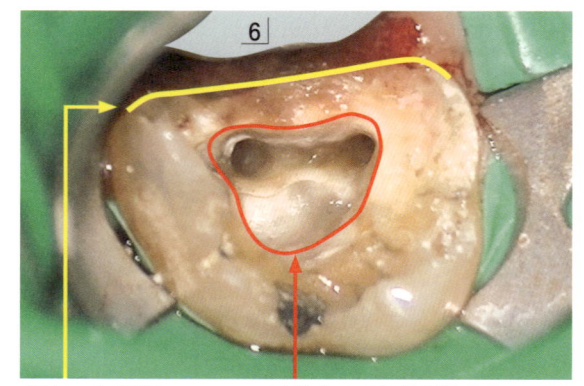

近心の歯肉息肉を切除し根管形成後

本当の外形線　　　最終的な髄腔開拡

> 歯肉縁下のう蝕
> ↓
> 近心のマージンが
> ・歯肉息肉の下敷きになる
> ・ 6| の張り出しの下になる

→

> 近心の外形線が、
> 実際よりも遠心にあるように見える

→

> 髄腔開拡が遠心にずれてしまう

着手前に気付かなくても、
途中でデンタルエックス線写真を撮影すると気付くことができます。

デンタルエックス線写真で歯根が近接している歯では、
診断にも影響することがあります。
根と根の間の骨幅が狭いため、
根側に**炎症があっても透過像として見えてこない**からです。

> 根側の透過像がよく見える

> 根側の透過像が目立たない

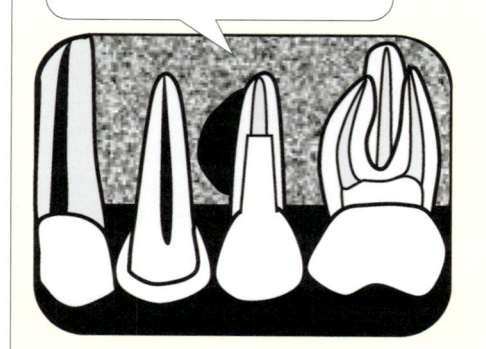

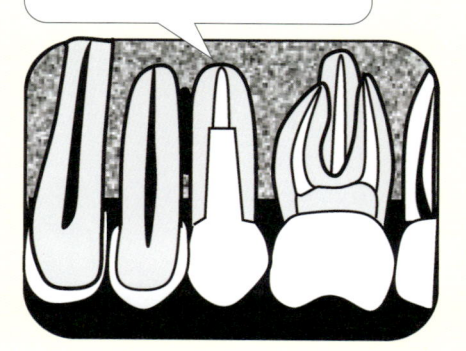

> えっ？抜歯？
> 歯を残すために治療してるんじゃないの？
> だったら、何もしないでおきたかったわ！

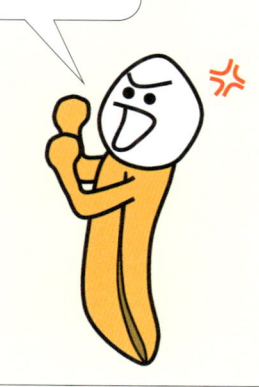

とくに、
無症状の自費のクラウンの再根管治療では注意が必要です。
歯根破折や穿孔に気付かず、
クラウンを除去した後でいきなりの抜歯宣告では、
患者さんは納得できません。

【垂直性歯根破折の症例】
64歳、男性の上顎左側第二小臼歯
根尖部に瘻孔あり
歯周ポケット：口蓋側 9 mm
　　　　　　　頬側　　6 mm

ポケットが2か所で深く、
歯根破折が疑われる

透過像は根尖に見られるが、
根の間が狭く根側はわからない

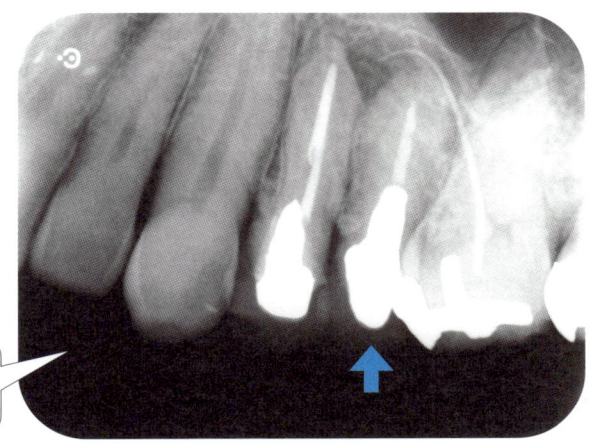

初診時デンタルエックス線写真

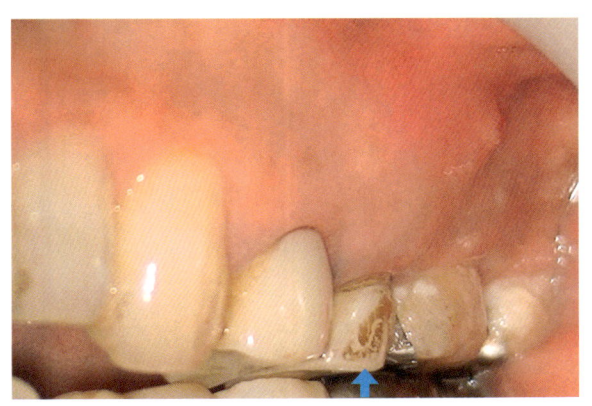

初診時口腔内写真

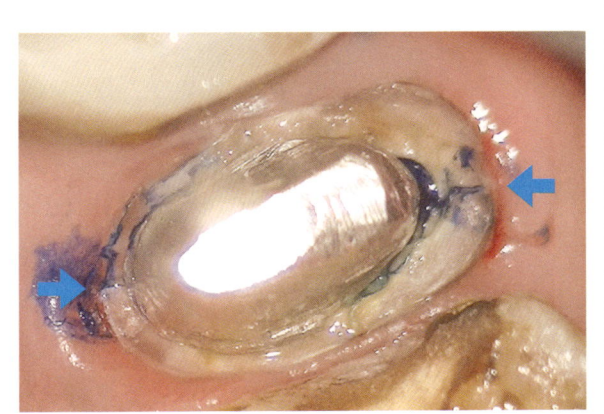

クラウンを除去後、
頬側、口蓋側に破折線を確認。

さらに、
根管治療後の歯冠修復にも影響があります。

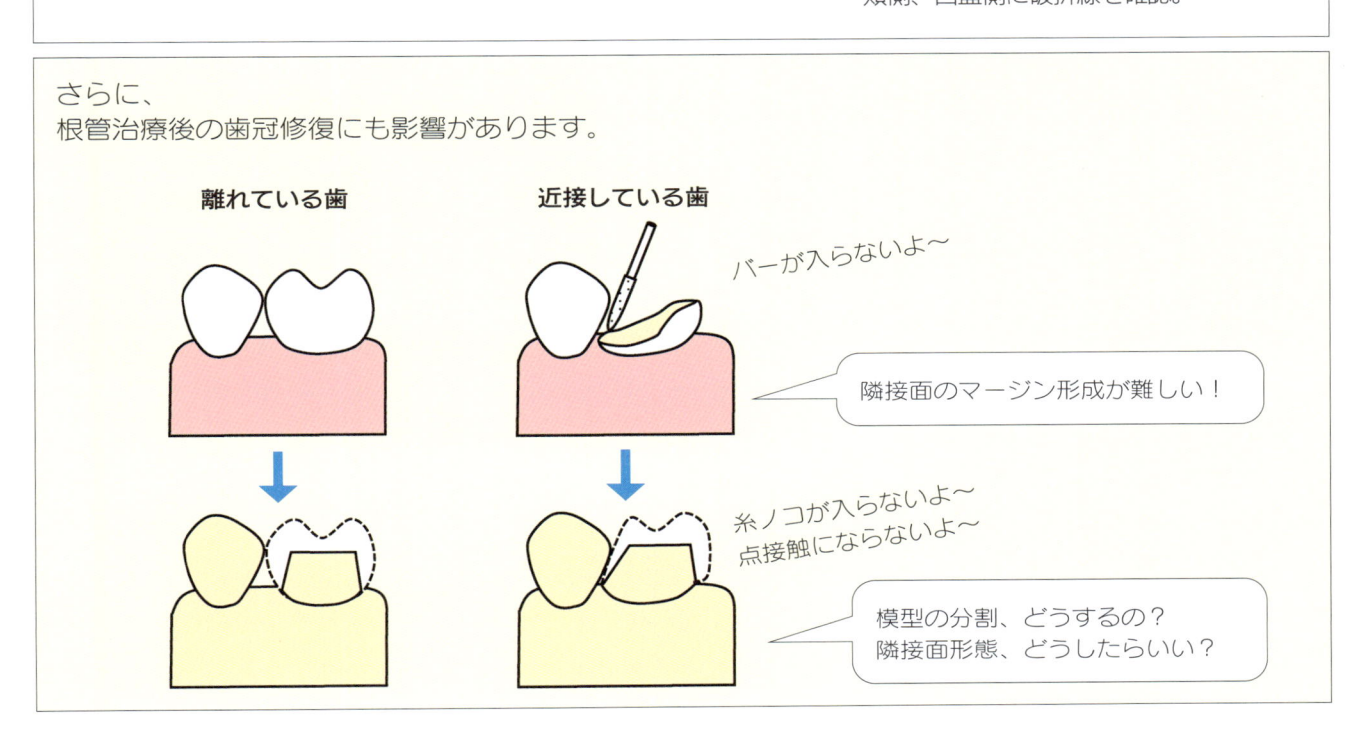

離れている歯

近接している歯

バーが入らないよ〜

隣接面のマージン形成が難しい！

糸ノコが入らないよ〜
点接触にならないよ〜

模型の分割、どうするの？
隣接面形態、どうしたらいい？

【クラウン装着後に痛みが生じた症例】
53歳、女性の下顎右側第二大臼歯
7̲の根管治療を繰り返すも、咬合痛が消失しない。
転院し、当院を紹介される。

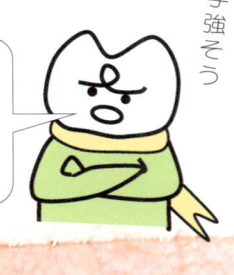

手強そう

この患者さん、
・痛みに敏感
・自分でネットで調べる
　"意識高い系"

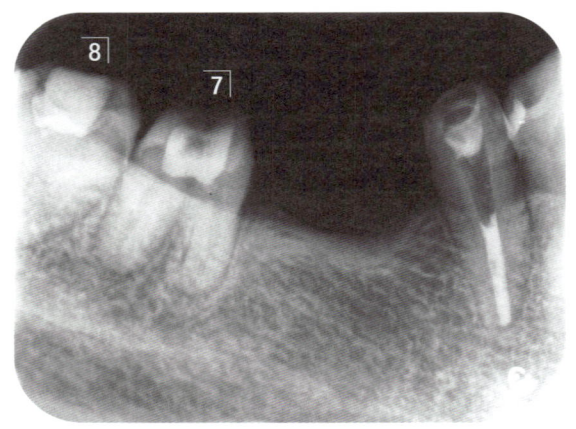

初診時デンタルエックス線写真

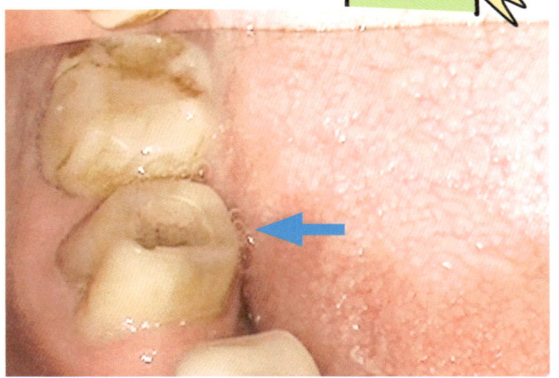

初診時口腔内写真
7̲は、咬合痛のため仮封冠を
外しているとのこと。

幸い、再根管治療により咬合痛は消失したが、
クラウンを装着後に痛みが出てきたとのことで、再度お見えになった。

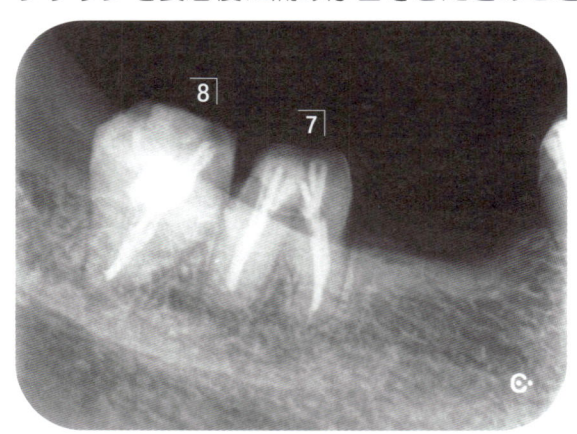

根管治療、支台築造後
8̲は、7̲の処置後に
歯髄炎になり抜髄した。

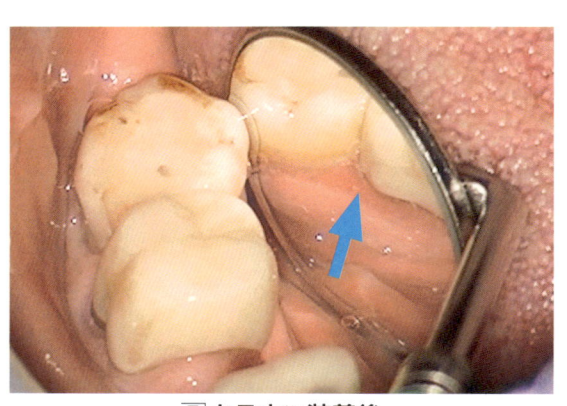

7̲クラウン装着後
7̲と8̲の間は面接触で、
鼓形空隙がない。

手強そうな症例なので
"やっても改善しない可能性"
"歯根破折のリスクが高まること"
を十分にお話ししてから始めました

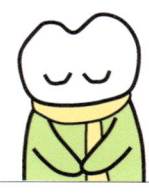

でも、結局問題になったのは、
クラウンの形態でした。
補綴に考えが及んでいなかった
ことを反省した症例です

患者さんとお話ししていると、
時々この言葉を思い出します。

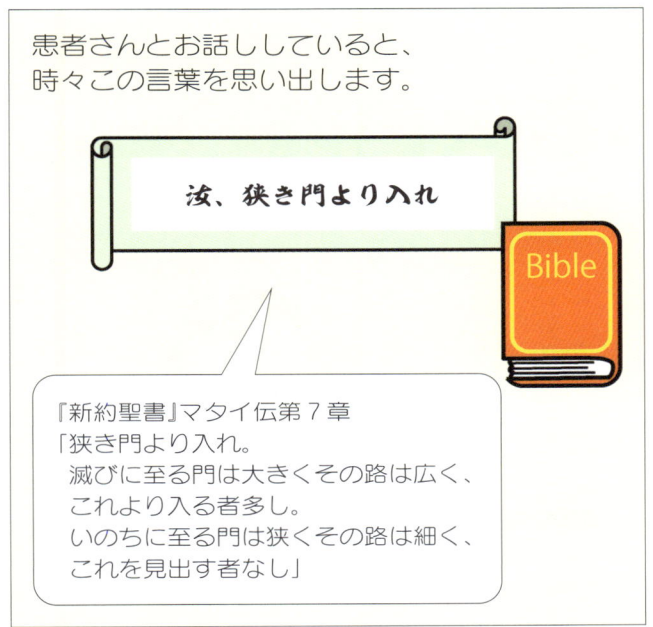

汝、狭き門より入れ

Bible

『新約聖書』マタイ伝第7章
「狭き門より入れ。
　滅びに至る門は大きくその路は広く、
　これより入る者多し。
　いのちに至る門は狭くその路は細く、
　これを見出す者なし」

「人は安易な道を選びがちだが、
真に価値ある結果を得るためには、
困難な道を選び、努力をするべきだ」
という教えですね。

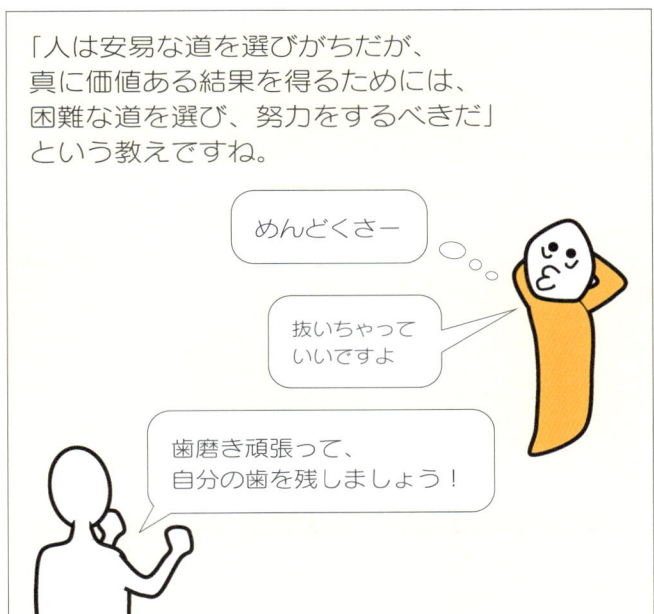

めんどくさー

抜いちゃって
いいですよ

歯磨き頑張って、
自分の歯を残しましょう！

安易に抜歯をせずに根管治療に取り組むのはすばらしいことです。
しかし、
時には**入らないほうがよい"狭き門"**もあるのではないでしょうか？
それは、
その後の歯冠修復でも苦労する症例です。
"門"をくぐるというよりは、
ずっと長ーいトンネルを進み続けるようなものです。

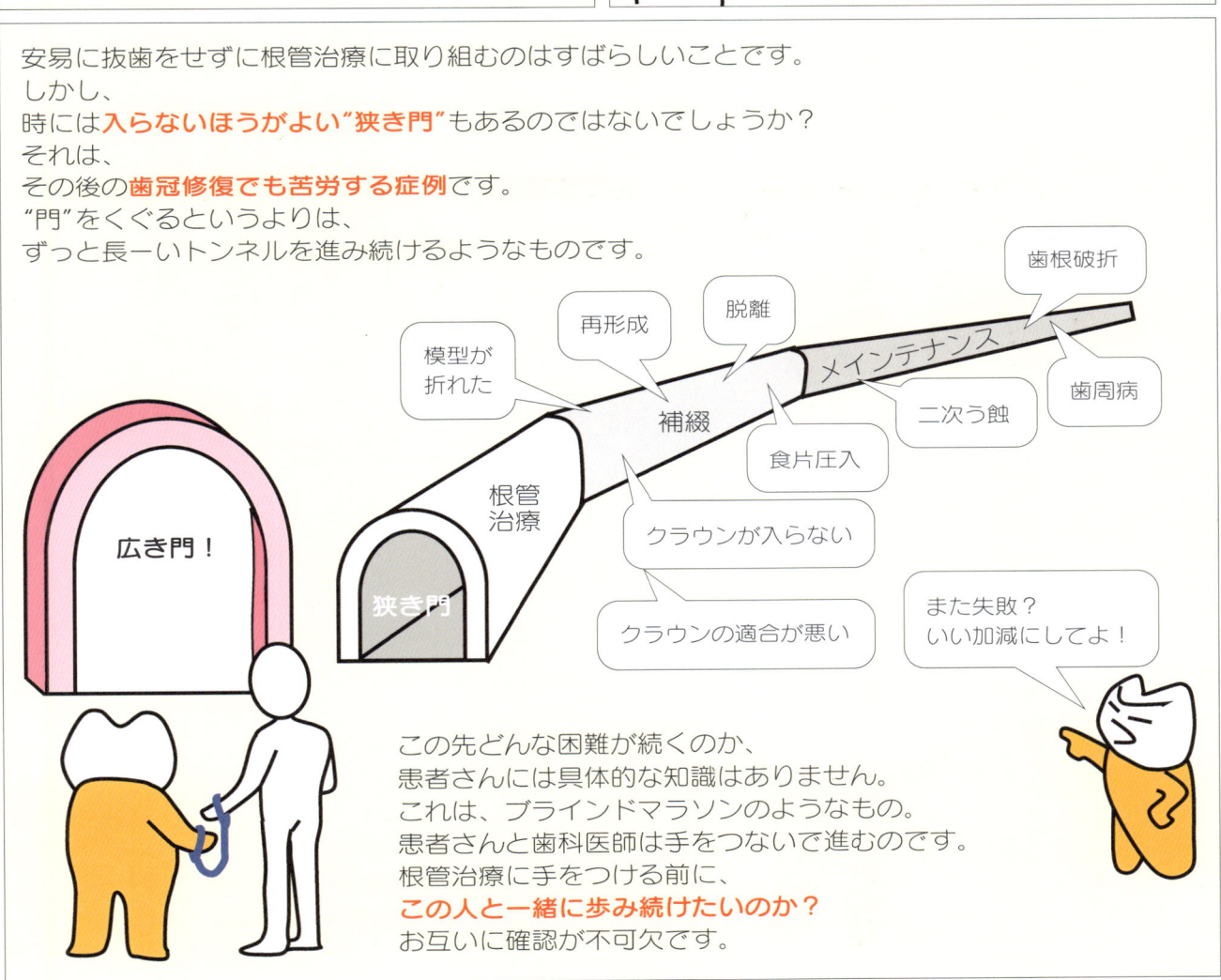

歯根破折
脱離
再形成
メインテナンス
模型が
折れた
補綴
二次う蝕
歯周病
食片圧入
根管
治療
クラウンが入らない
クラウンの適合が悪い
広き門！
狭き門
また失敗？
いい加減にしてよ！

この先どんな困難が続くのか、
患者さんには具体的な知識はありません。
これは、ブラインドマラソンのようなもの。
患者さんと歯科医師は手をつないで進むのです。
根管治療に手をつける前に、
この人と一緒に歩み続けたいのか？
お互いに確認が不可欠です。

第6話

遠心に傾斜している大臼歯

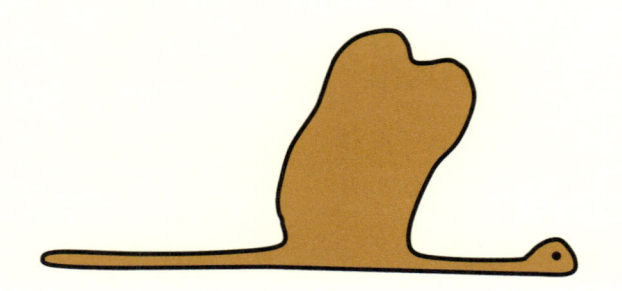
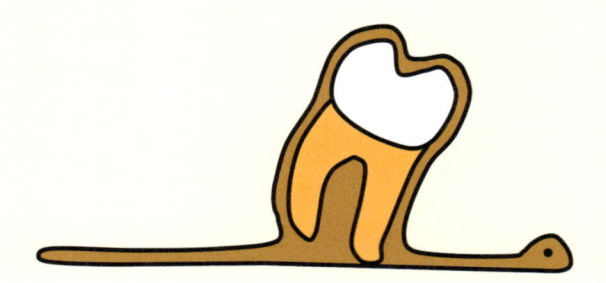

今回は、
"遠心に傾斜している大臼歯"
です。

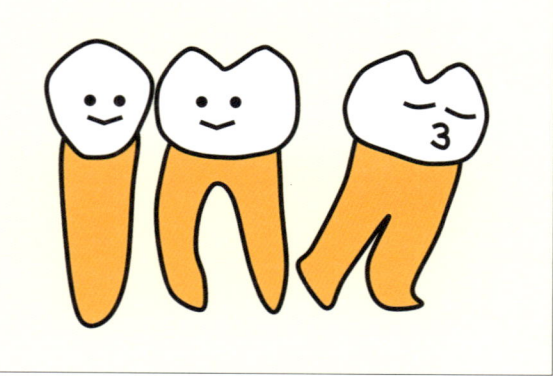

前回、
近心に傾斜している歯について
書きましたが、

**"遠心に傾斜している大臼歯"は、
もっともっと難しい！**

何が難しいって、
歯が後ろに倒れているので
とにかく**根管口が見えません。**

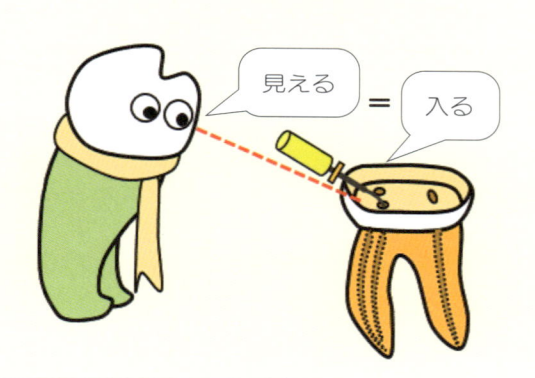

見える ＝ 入る

視線は真っすぐ進みますから、
"根管口が見える"ということは
"根管に真っすぐ器具が入れられる"
ということを意味します。

逆に、
**根管口が見づらい歯は、
"根管に器具が入れにくい"難症例**
であるといえます。

ただでさえ近心根管は、湾曲があり
器具が入れにくいものです。

"遠心に傾斜している大臼歯"は、
・根管口が見づらい
　↓
・器具が入れにくい
　↓
・根管と異なる方向に器具が進みやすく、
　ステップ、穿孔が生じやすい

近心に傾斜していると、
手前の歯がじゃまをしなければ
むしろ器具が入れやすくなる

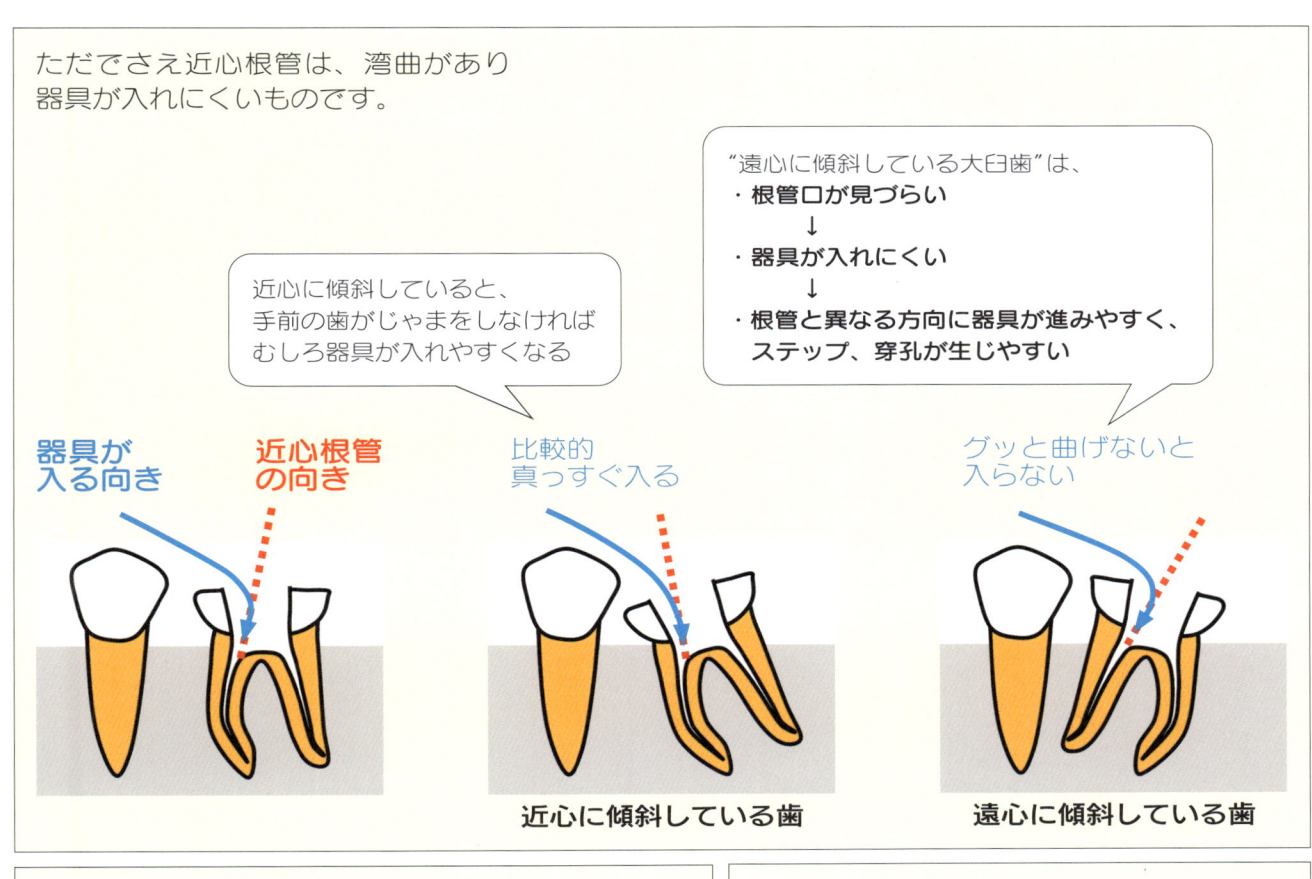

器具が入る向き　**近心根管の向き**

比較的真っすぐ入る

近心に傾斜している歯

グッと曲げないと入らない

遠心に傾斜している歯

"遠心に傾斜している大臼歯"は、
事前にデンタルエックス線写真で
わかります。
しかし、案外、スルーされがちです。

さらに、
**全体が傾いて映っていると、
ますますわかりにくくなります。**

患歯だけじゃなく、
周りの歯の傾きも
見ておきましょう

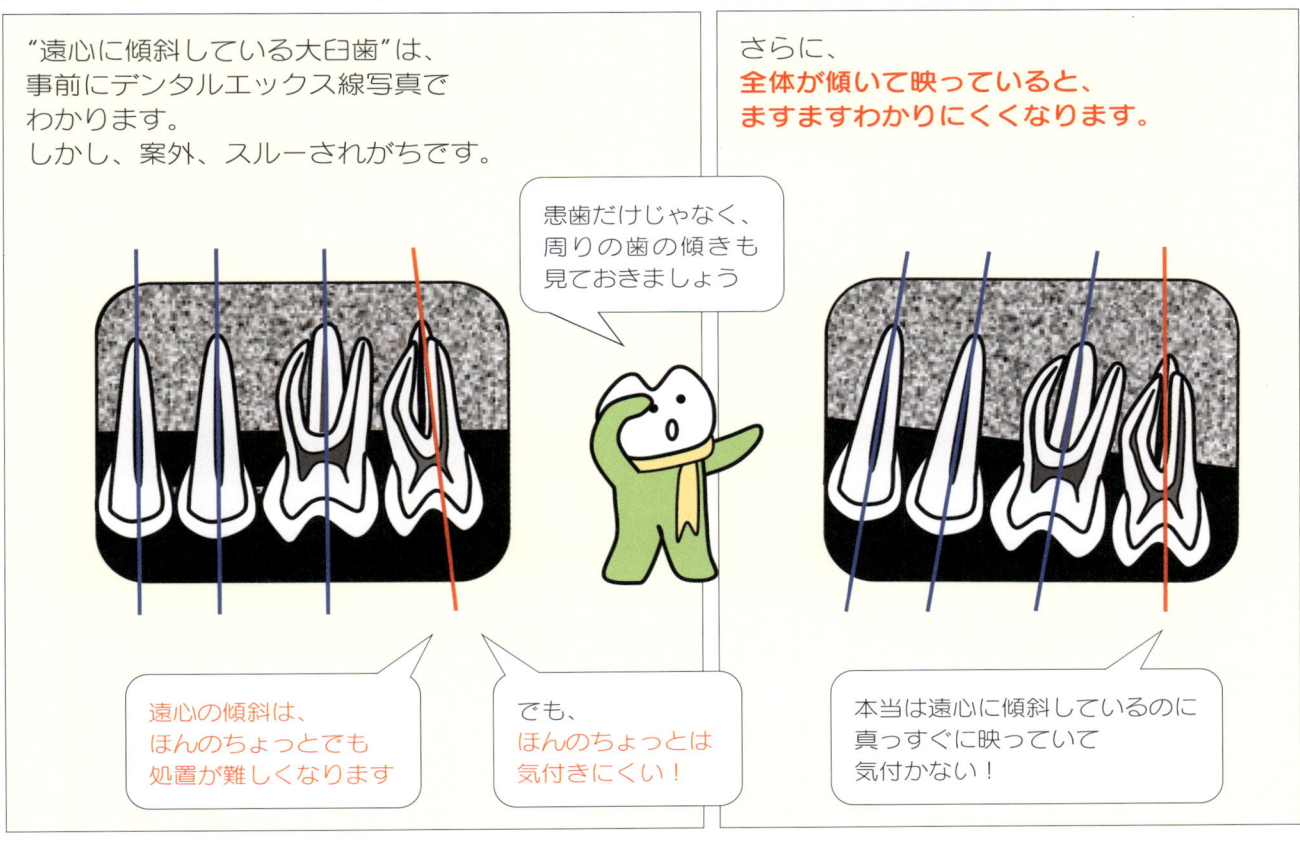

遠心の傾斜は、
ほんのちょっとでも
処置が難しくなります

でも、
ほんのちょっとは
気付きにくい！

本当は遠心に傾斜しているのに
真っすぐに映っていて
気付かない！

【遠心に傾斜した⌐7の髄腔開拡】
43歳、女性の上顎左側第二大臼歯
レジン充填後に急性歯髄炎に陥り、
抜髄が必要とのことで
当院を紹介された。

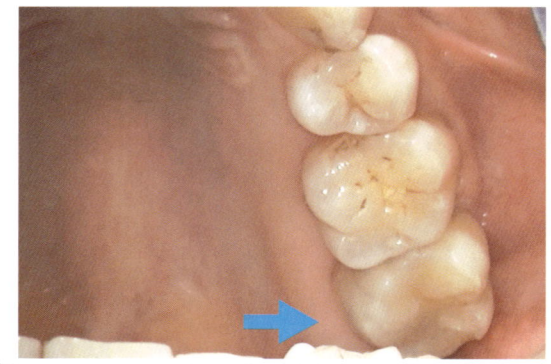

初診時口腔内写真

⌐7は、
一見、"真っすぐ"ですが……

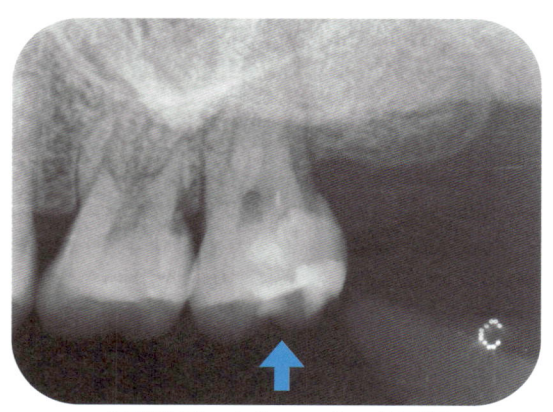

初診時デンタルエックス線写真

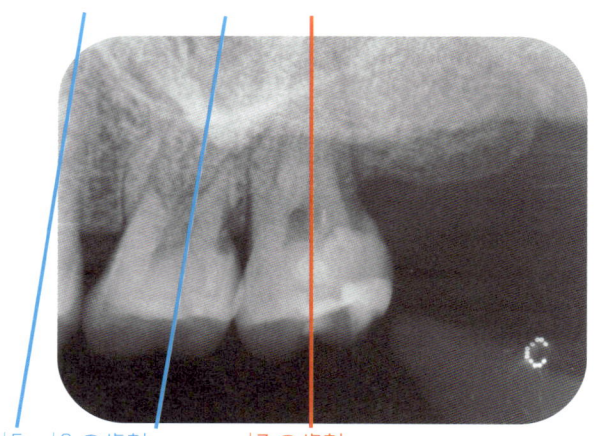

⌐5、⌐6の歯軸   ⌐7の歯軸

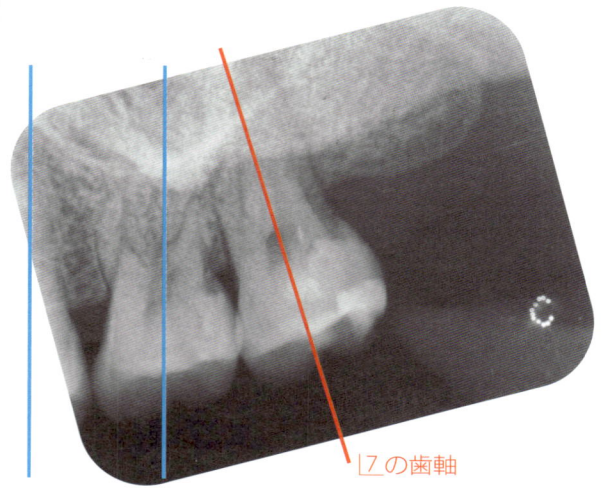

⌐7の歯軸

⌐5、⌐6の歯軸が真っすぐになるように写真を
傾けると、⌐7が遠心に傾斜していることが
わかる。

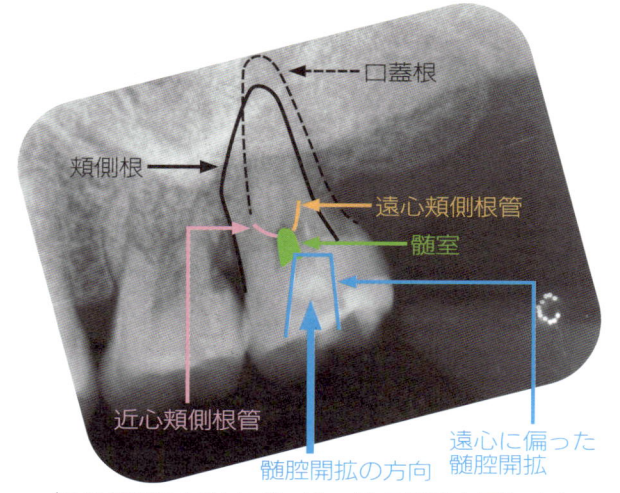

口蓋根

頬側根

遠心頬側根管

髄室

近心頬側根管

髄腔開拡の方向

遠心に偏った
髄腔開拡

⌐7の傾斜に気付かず、⌐5、⌐6の歯軸と同じ方向に
髄腔開拡をすると、遠心に偏ってしまう。

見つけづらいはずの近心頬側根管が
先に見つかった時は、
正しいかどうかを確認しましょう

"遠心に傾斜している大臼歯"は、
穿孔の危険性をはらんでいます！

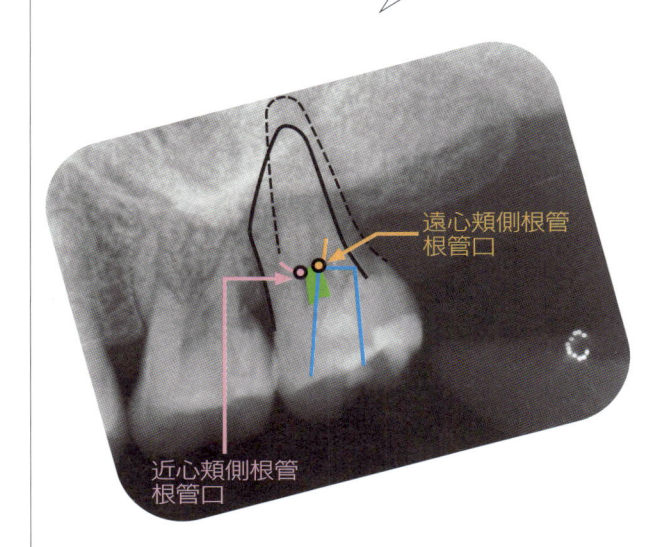

遠心頬側根管
根管口

近心頬側根管
根管口

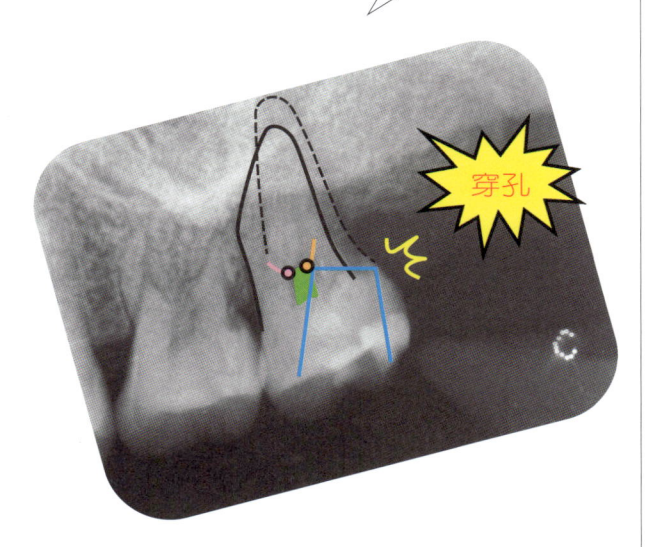

穿孔

遠心に偏った髄腔開拡をすると、
最初に見つかる根管は、
近心頬側根管ではなく遠心頬側根管。
これを近心頬側根管と思い込んで
しまうことがあります。

遠心頬側根管を
近心頬側根管と誤解し
遠心頬側根管を探し続けると、
遠心に穿孔してしまいます。

さらに、
"遠心に傾斜している大臼歯"に
他の難しい要素が加わると、
スーパー難しくなります。

湾曲

狭窄

硬い歯

低位

髄床底
が深い

いわゆる"タウロドント"
のような歯です

そんな時、
この言葉を思い出します。

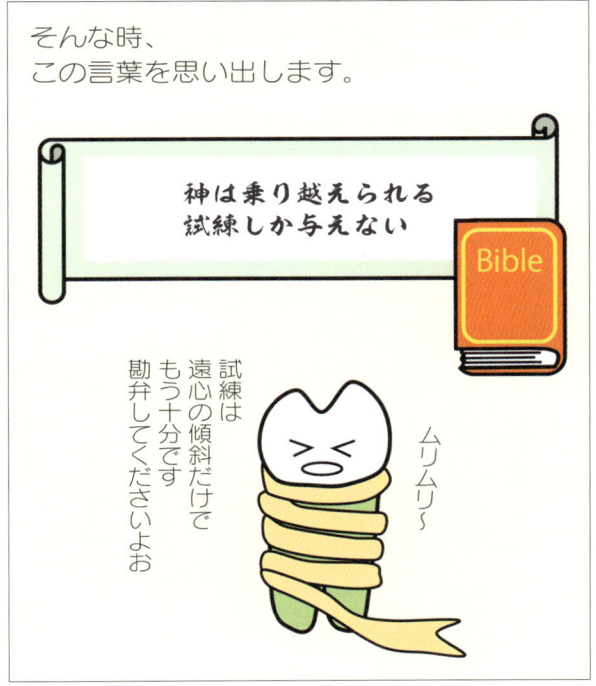

神は乗り越えられる
試練しか与えない

Bible

試練は
遠心の傾斜だけで
もう十分です
勘弁してくださいよお

ムリムリ～

【遠心に傾斜した大臼歯＋湾曲＋狭窄＋硬い歯＋髄床底が深い＋根が近接】

30歳、女性の上顎右側第二大臼歯
数年前にご紹介元の歯科医院で
レジン充填を行った。
自発痛が現れ、根管治療を目的に
当院を紹介された。

ここでまず警戒！

30歳で初めての根管治療。
他の歯にも大きな充填物が見られず、
"硬い歯"であることが推測されます

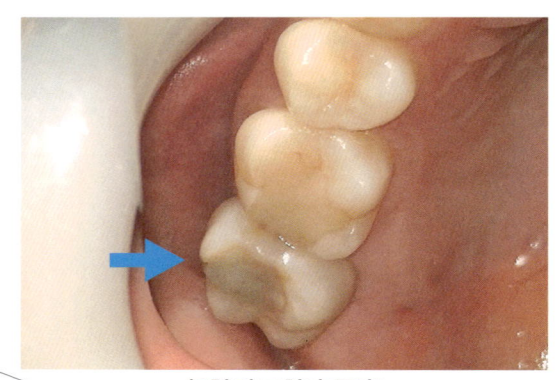

初診時口腔内写真

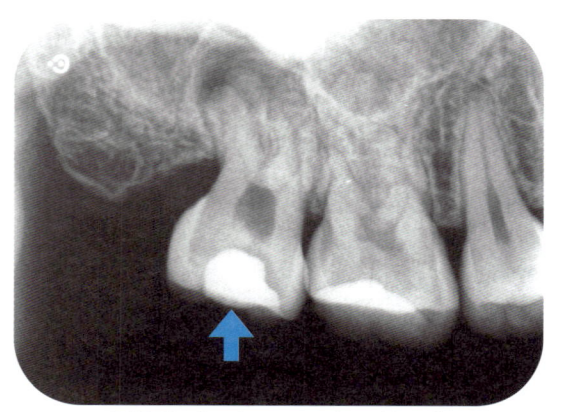

初診時デンタルエックス線写真

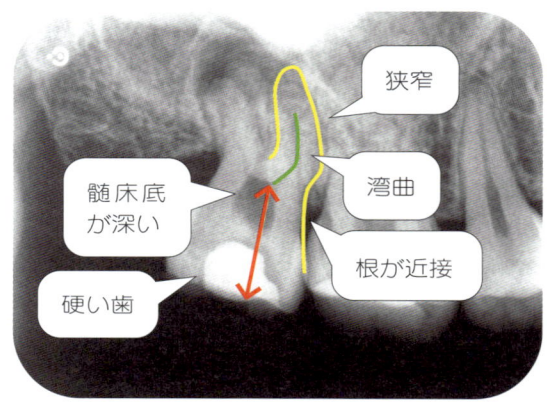

狭窄

髄床底が深い

湾曲

根が近接

硬い歯

ただの"遠心に傾斜している歯"ではなく、問題
点が複合し、難易度が高いことが予想される。

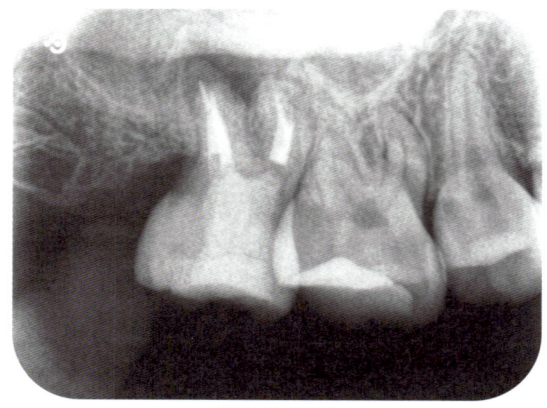

根管充填後

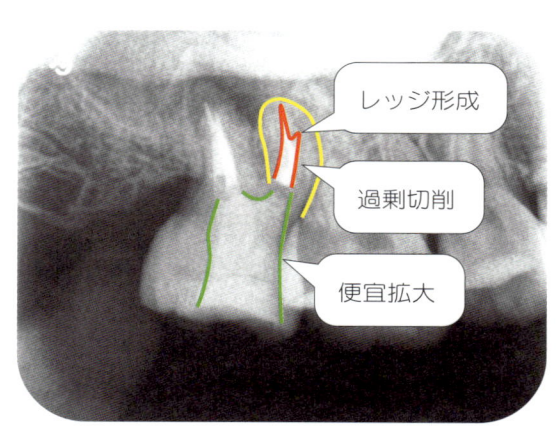

レッジ形成

過剰切削

便宜拡大

近心頬側根管は、根尖まで清掃できたが、
過剰切削やレッジ形成を起こしてしまった。

【遠心に傾斜＋湾曲＋狭窄＋硬い歯＋髄床底が深い＋遠心に歯肉縁下のう蝕】
33歳、男性の下顎右側第二大臼歯
8⌋は半埋伏で、口腔外科にて抜歯された。
7⌋の遠心には歯肉縁下の深いう蝕があり
仮封されている。
本人が強く保存を希望したため、当院を紹介された。

この方も初めての根管治療。
硬い歯の人は、根管治療デビューが
オーバー30で、半埋伏の8⌋のせいで生じた
7⌋遠心の深いう蝕が原因であることが
しばしばあります

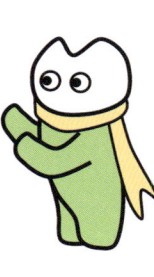

希望されるのは自由だけれど、これ、ホントに残すの？わあ、なんか大変なの、かかってる？

歯が良くて歯科治療経験が乏しい方ほど、
抜髄や抜歯への抵抗が強いことが
よくあります

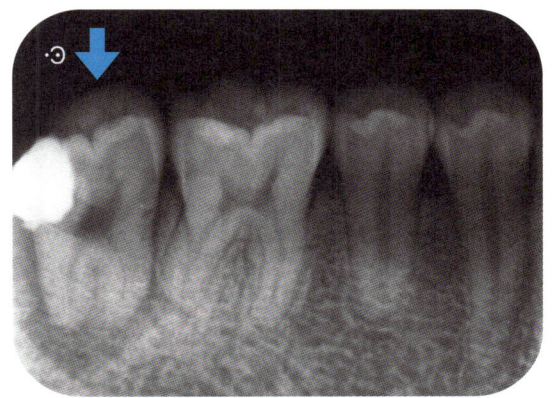

初診時デンタルエックス線写真
遠心への傾斜はほんのわずかであるが……

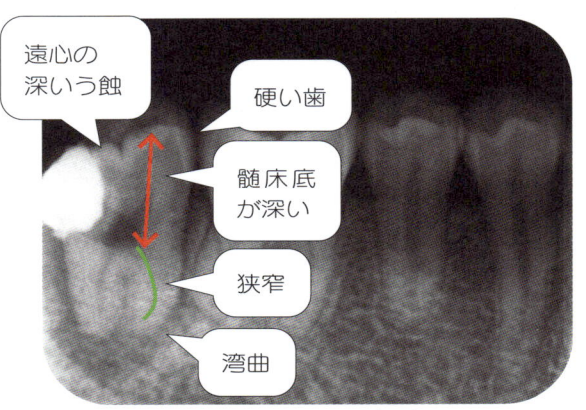

遠心の深いう蝕

硬い歯

髄床底が深い

狭窄

湾曲

相当な難症例であることが予想される。

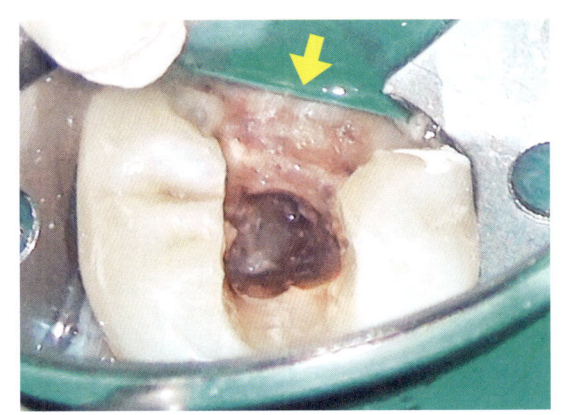

遠心のマージンが深く、
ラバーダムに隙間ができやすいため
根管洗浄剤の漏洩事故や唾液の侵入に要注意！

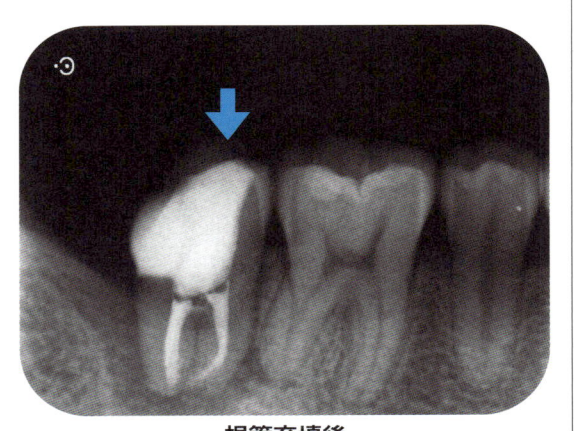

根管充填後
ご本人の頑張りがなければ、
ここまでできなかったであろう。

最近、意図的にSNSのコメントを切り抜いてインターネット上に掲載し
本来の意図とは異なった印象を与えることが問題になっていますが、
この言葉にも前後があるんです。

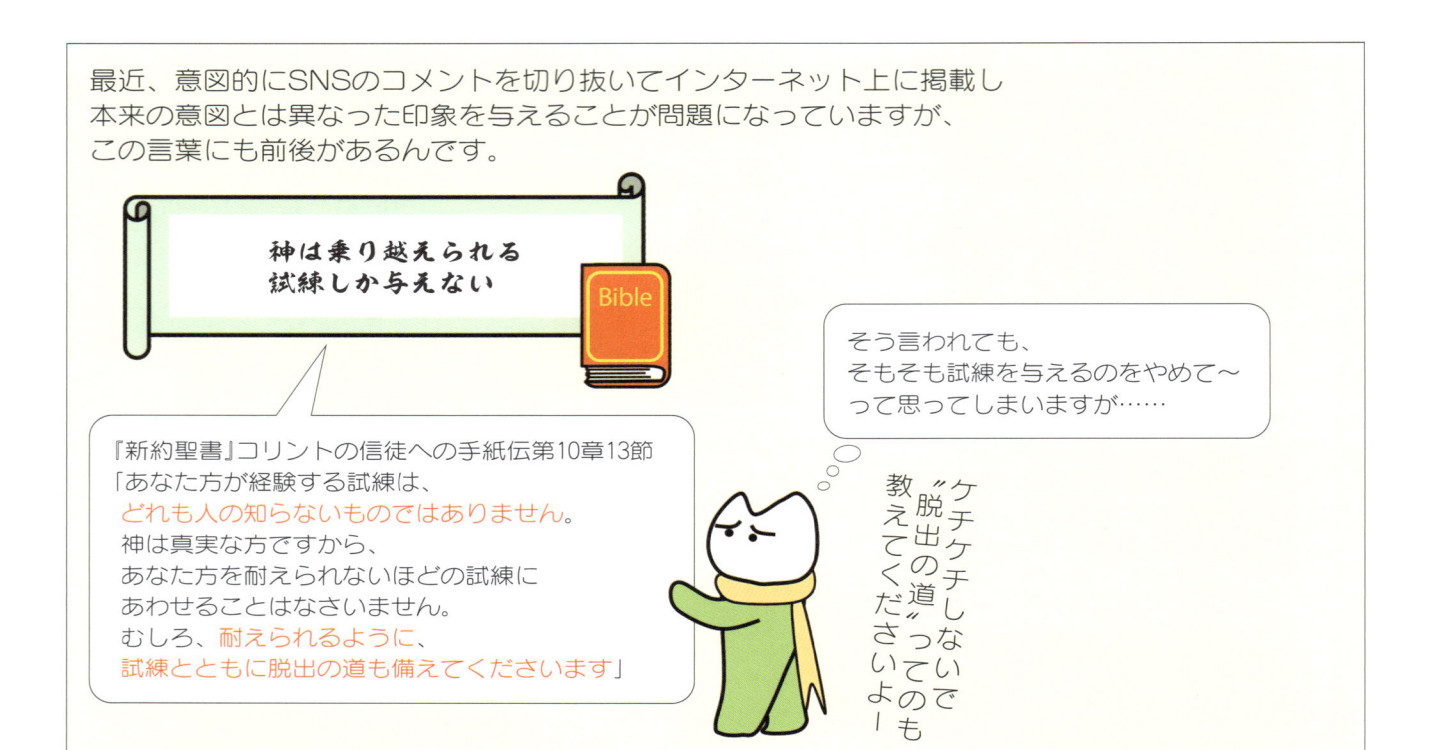

神は乗り越えられる
試練しか与えない

Bible

『新約聖書』コリントの信徒への手紙伝第10章13節
「あなた方が経験する試練は、
どれも人の知らないものではありません。
神は真実な方ですから、
あなた方を耐えられないほどの試練に
あわせることはなさいません。
むしろ、耐えられるように、
試練とともに脱出の道も備えてくださいます」

そう言われても、
そもそも試練を与えるのをやめて〜
って思ってしまいますが……

"ケチケチしないで "脱出の道"ってのも
教えてくださいよ〜

髄室や根管が見つからない、根管の湾曲、狭窄、穿通できない、
穿孔、器具破折、根管洗浄剤による傷害、オーバー根充、術後の痛み、
根管治療をしても痛みや瘻孔が消えない、治らない、歯根破折……

誰しも、エンドの「試練」を経験したことがあるかと思います。

確かに、聖書の言葉のとおり、これらは誰もが知っていることです。
ただし、この患者さんの、この歯で、この試練に遭遇するとは気付いていなかったときには、
試練はさらに大きなものとなります。

もし、着手する前に気付いていたら……

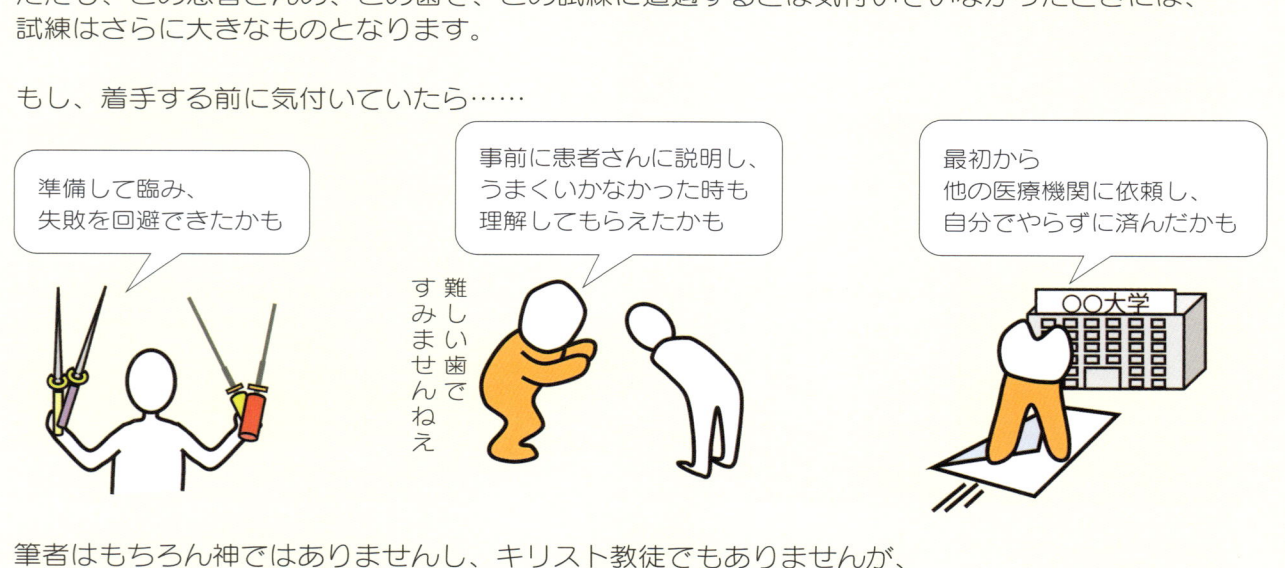

準備して臨み、
失敗を回避できたかも

事前に患者さんに説明し、
うまくいかなかった時も
理解してもらえたかも

難しい歯で
すみませんねぇ

最初から
他の医療機関に依頼し、
自分でやらずに済んだかも

〇〇大学

筆者はもちろん神ではありませんし、キリスト教徒でもありませんが、
そういうことがエンドの試練の"脱出の道"ではないかと思っています。

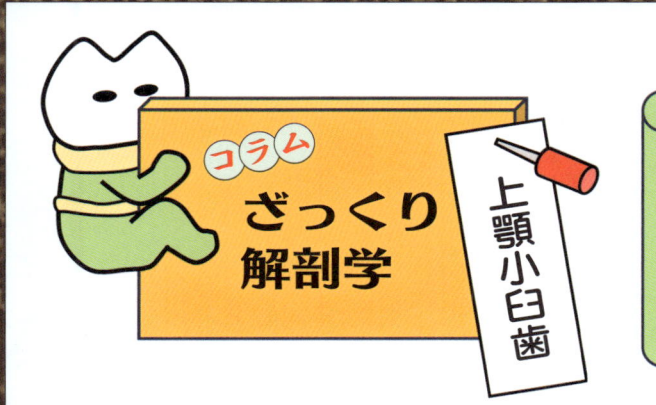

コラム
ざっくり解剖学

上顎小臼歯

上顎小臼歯
- 上顎 4 番は 2 根管 ≧ 1 根管
- 上顎 5 番は 1 根管 ≒ 2 根管
- 上顎 4 番は近心陥凹部がある

上顎 4 番

50％が 2 根性

80％が 2 根管

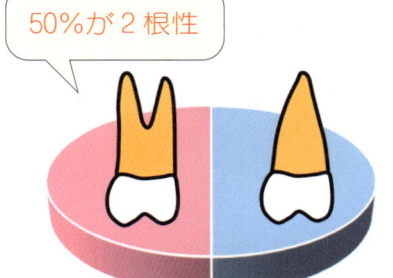
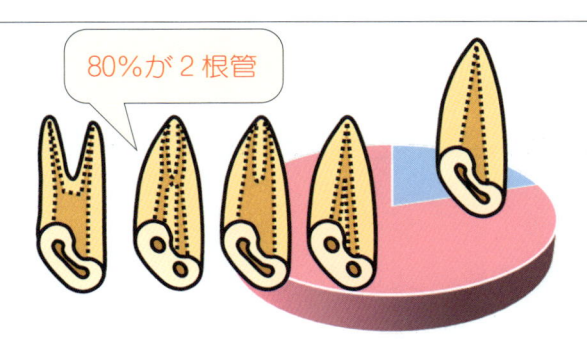

上顎 5 番

95％以上が 1 根性

45％が 1 根管

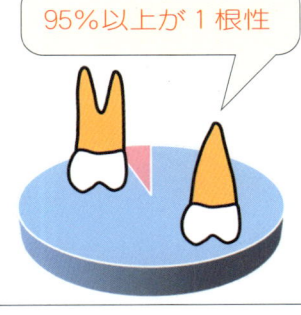
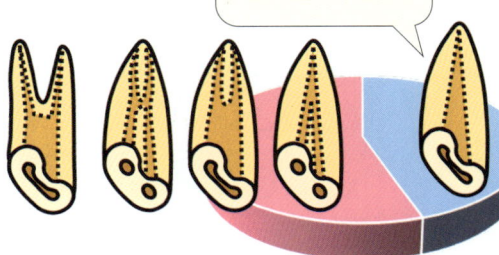

とくに上顎 4 番はトラブルメーカー！

垂直性歯根破折の好発部位

穿孔に注意！
- 近遠心に扁平な根
- 歯冠の張り出し
- 近心陥凹部

近心陥凹部 →

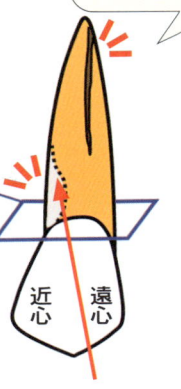

近心　遠心

髄腔開拡

上顎 4 番も上顎 5 番もまれに
- 3 根性
- 中心結節がある
ことあり

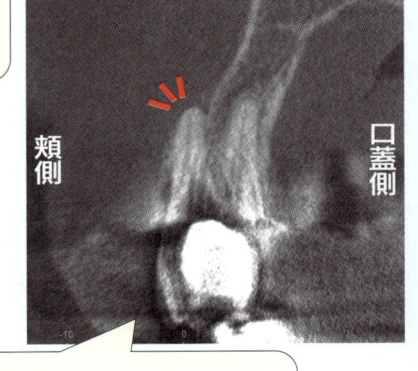

頬側　　口蓋側

犬歯のように
根尖が頬側に突出していて、
根尖部圧痛が消えにくい
ことあり

第7話

頰舌的に傾斜している歯

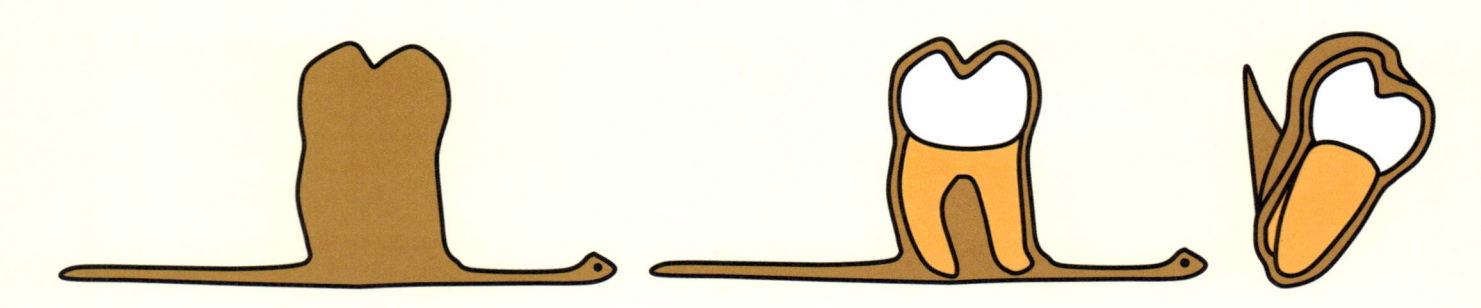

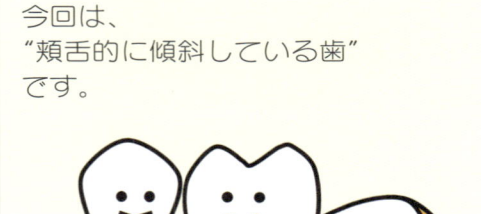

今回は、
"頰舌的に傾斜している歯"
です。

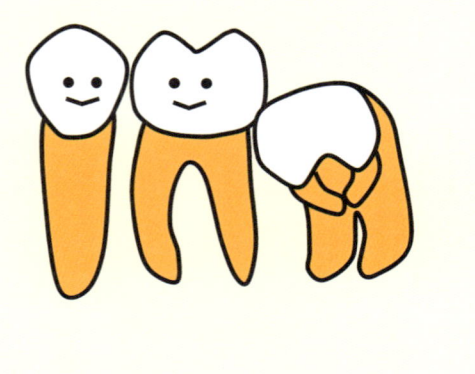

本書も
折り返し地点です。

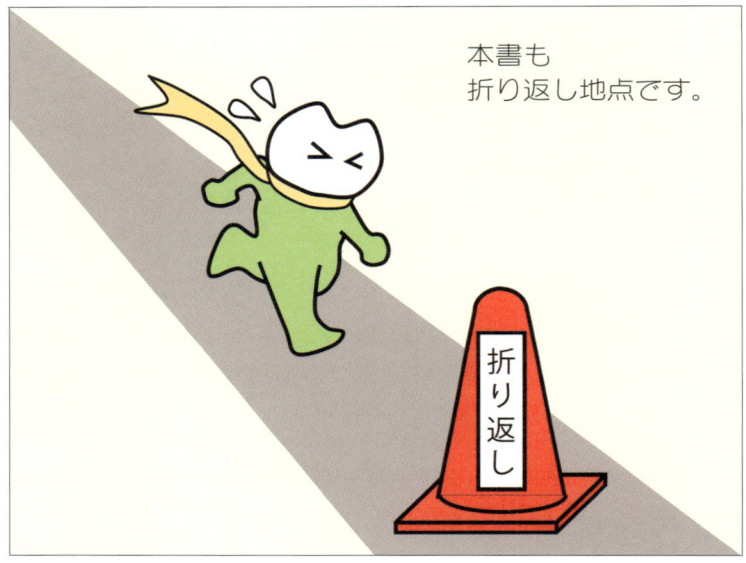

折り返し

"気付きにくい難症例"の紹介は
まだまだ続きますが、
個人的には今回の話がいちばん怖いです。

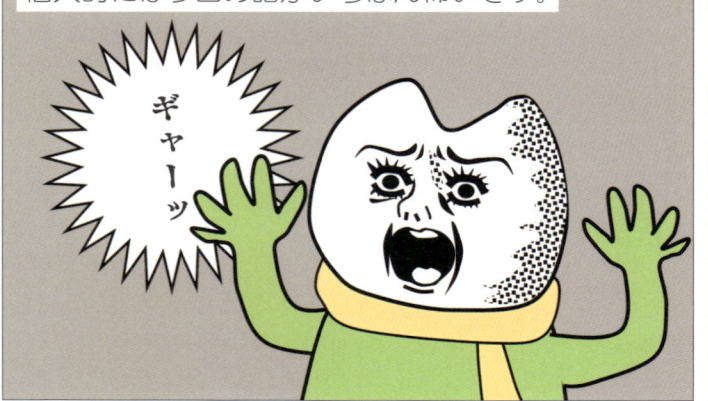

ギャーッ

では、
"頰舌的に傾斜している歯"は
何が怖いのでしょうか？

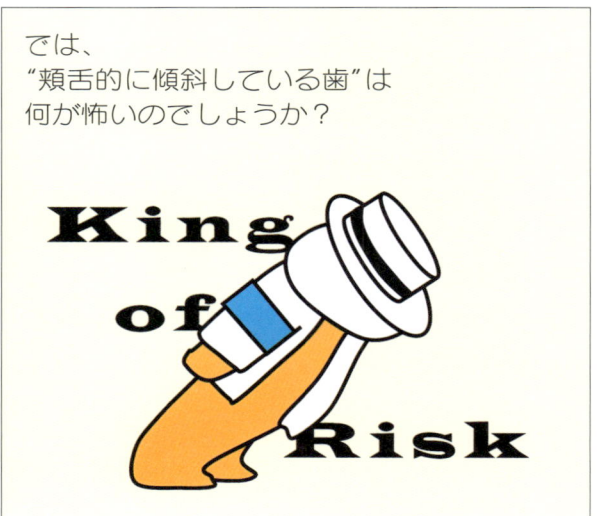

King
of
Risk

それは、
髄腔開拡時の穿孔
です。

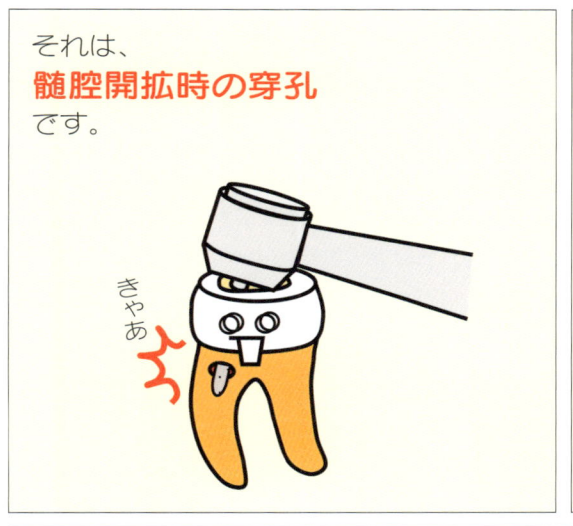

根管治療中のインシデントといえば、
根管形成時の穿孔や器具破折が
思い浮かびますが、

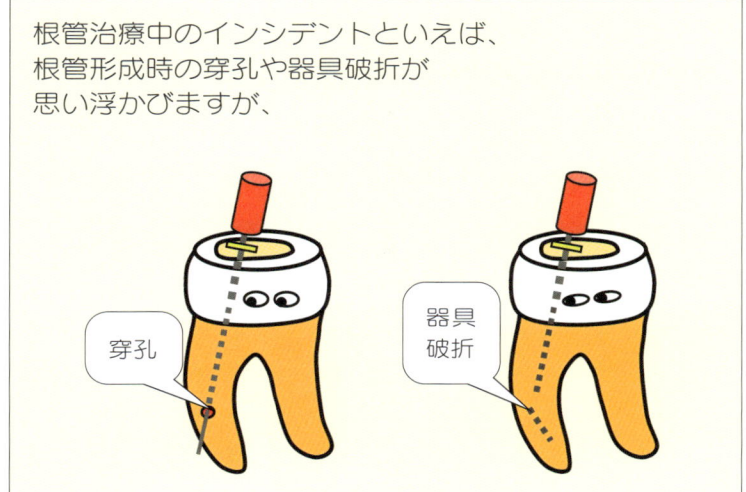

根管形成時の穿孔と比較し、
髄腔開拡時の穿孔は、もっと深刻
です。

第一に、
髄腔開拡時の穿孔は穴が大きい！

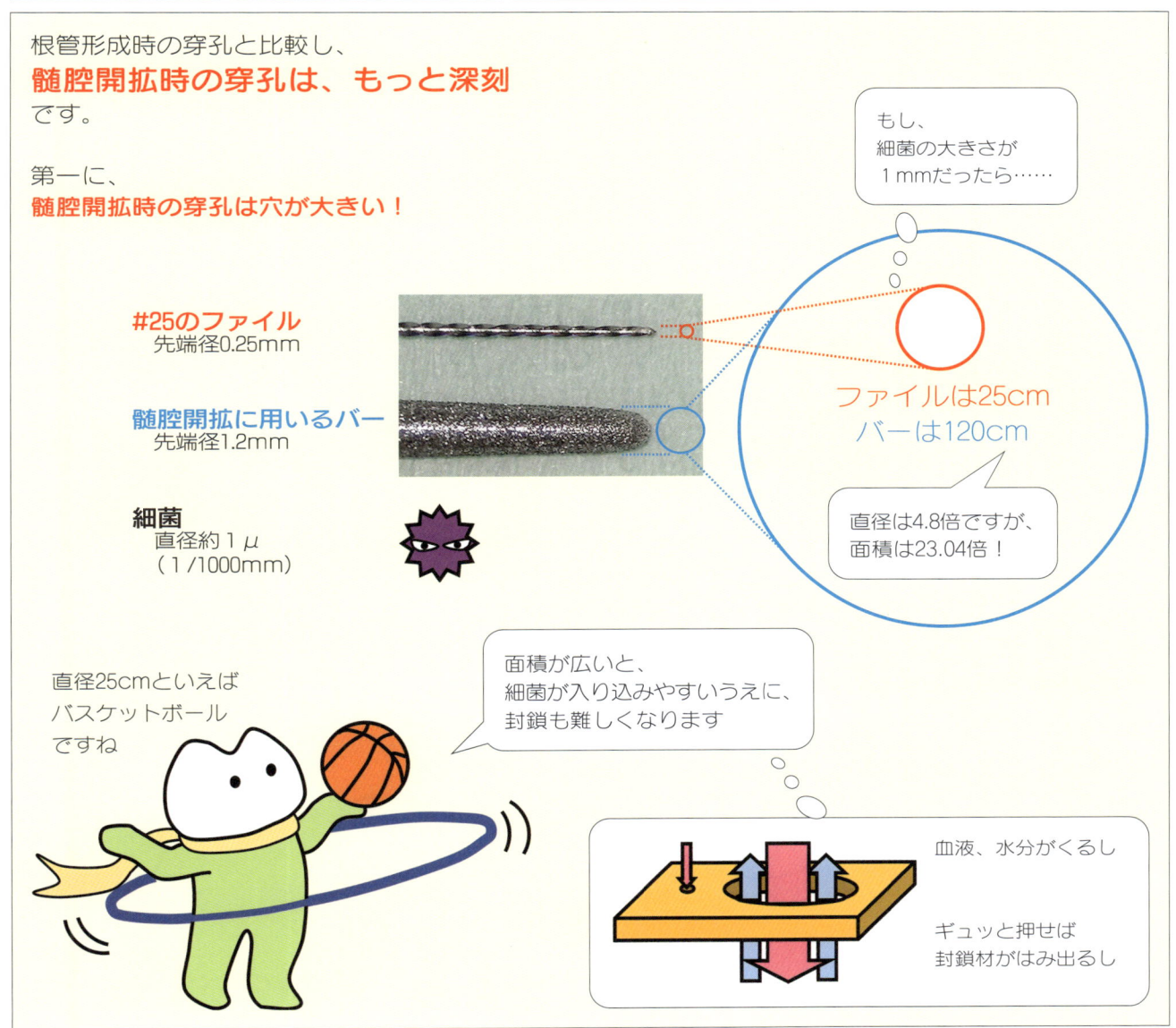

#25のファイル
先端径0.25mm

髄腔開拡に用いるバー
先端径1.2mm

細菌
直径約 1 μ
（1／1000mm）

もし、
細菌の大きさが
1 mmだったら……

ファイルは25cm
バーは120cm

直径は4.8倍ですが、
面積は23.04倍！

直径25cmといえば
バスケットボール
ですね

面積が広いと、
細菌が入り込みやすいうえに、
封鎖も難しくなります

血液、水分がくるし

ギュッと押せば
封鎖材がはみ出るし

第二に、
歯周ポケットと交通しやすい！

ポケット内の穿孔部には、
口腔内の細菌が侵入します。

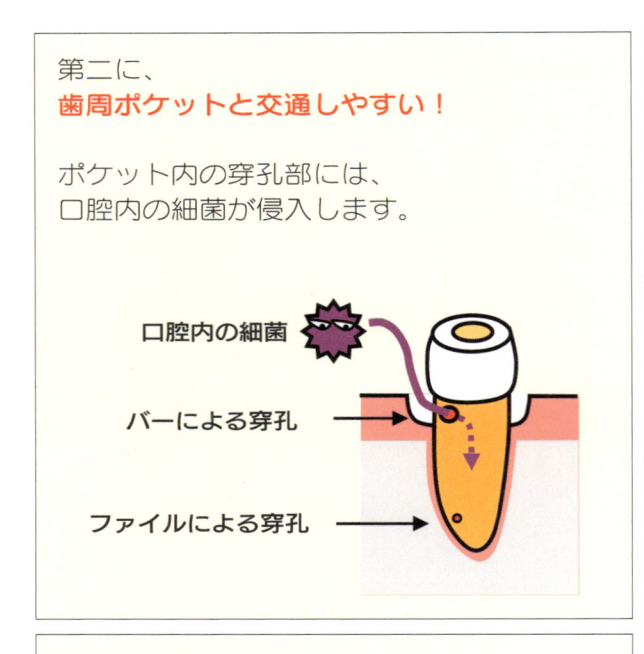

口腔内の細菌
バーによる穿孔
ファイルによる穿孔

ポケット底より深い位置での穿孔では
口腔内の細菌は侵入しませんが、

ポケットが深くなったり、歯肉が退縮したり
すると、穿孔部はポケット内に出てきて
口腔内の細菌が侵入してきます。

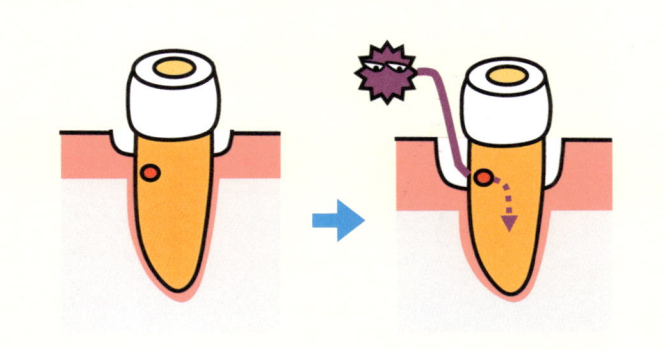

歯肉が退縮すると、
穿孔部は歯根の外から充填や清掃が
容易になるかもしれませんが、

舌側、隣接面はアクセスが悪く、
フラップを開けても充填が困難です。

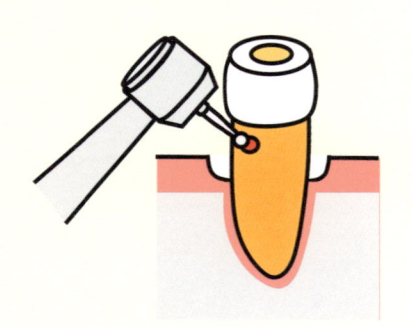

分岐部の場合は、さらに厄介です。

まず、歯根の外からの清掃が困難です。
根分割で対応可能なこともありますが、
思ったようには支台歯形成、技工操作、
メインテナンスができないものです。

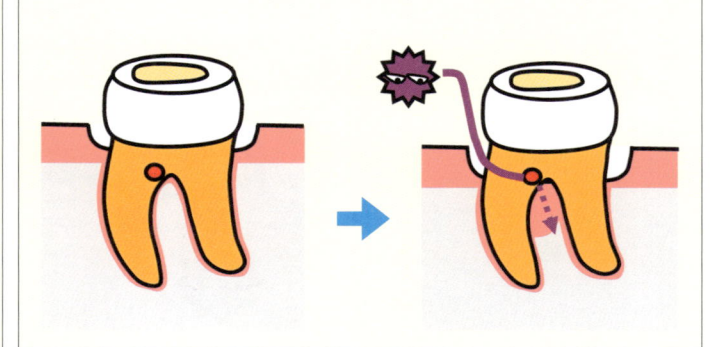

第三に、
根管がわからなくなってしまう！

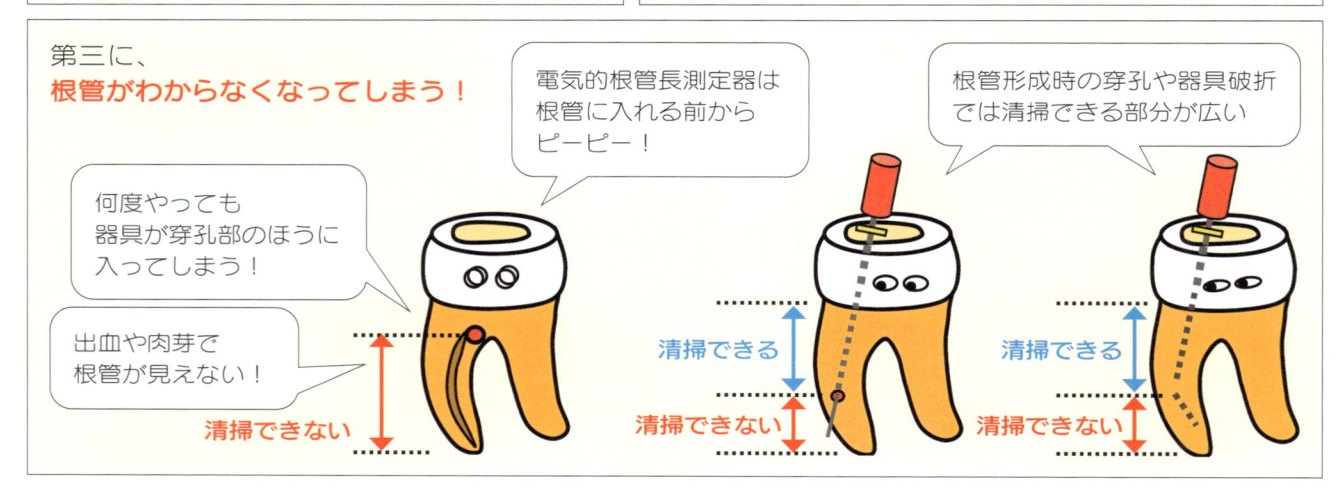

何度やっても
器具が穿孔部のほうに
入ってしまう！

電気的根管長測定器は
根管に入れる前から
ピーピー！

根管形成時の穿孔や器具破折
では清掃できる部分が広い

出血や肉芽で
根管が見えない！

清掃できない

清掃できる

清掃できない

清掃できる

清掃できない

【頬舌的に傾斜している歯の髄腔開拡①】

45歳、女性の下顎左側第一大臼歯
瘻孔（＋）で感染根管治療を開始。
瘻孔は消失したが、
根管が見つからず当院に紹介される。

まず最初に、
ベテランの先生なのに
根管が見つからないことに違和感を覚えました

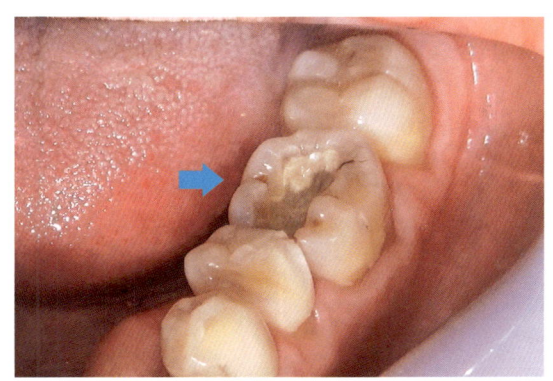

初診時口腔内写真

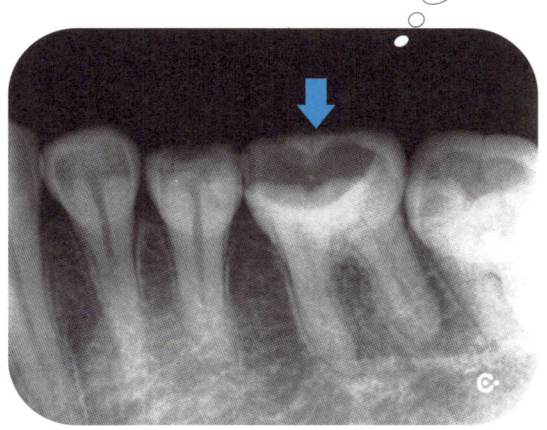

初診時デンタルエックス線写真
根管は、細いながらも見えるし、真っすぐ。

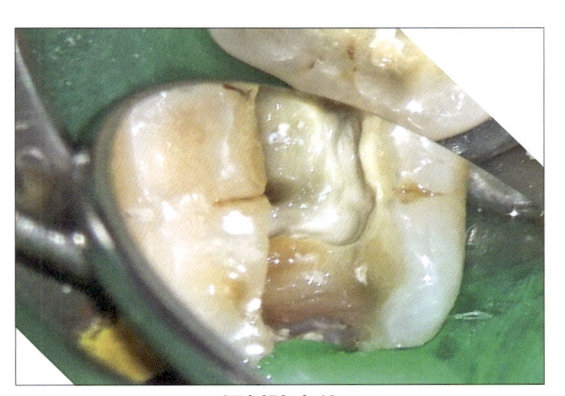

仮封除去後

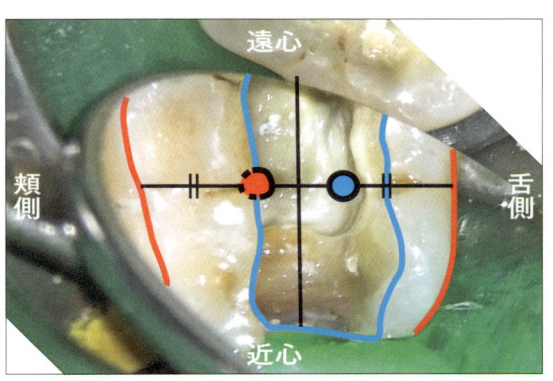

赤線は咬合面の外形線
青線は髄腔開拡の外形線
赤丸はかかりつけ医が発見した根管
青丸は「左右対称ルール」でいくと根管が
ありそうな場所
かかりつけ医も同じように考えて
舌側に髄腔開拡を広げたと推測される。

左右対称ルール
片側に１つ見つかったら、
左右対称のところに
２根管目がある

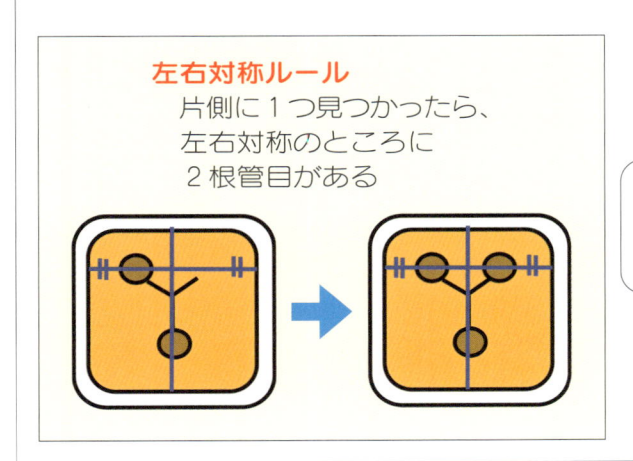

第４話
「支台歯形成されている歯」
で出てきましたね

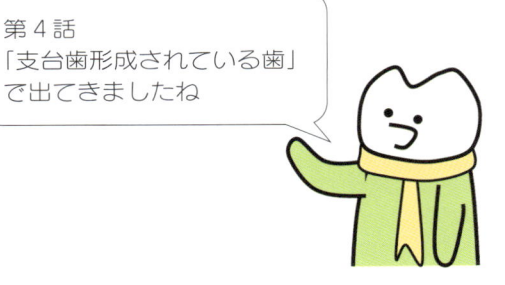

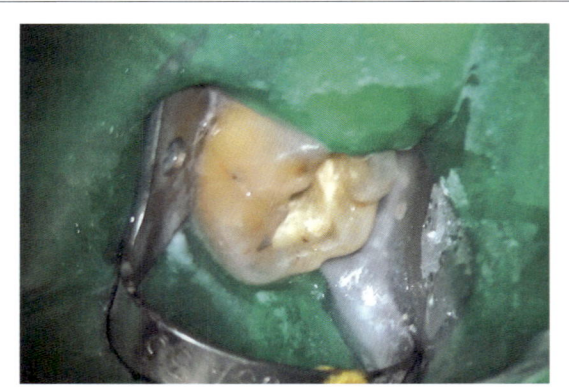

ミラー像ではなく、直視した状態

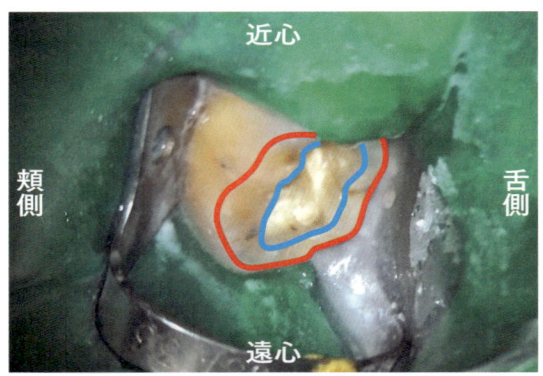

舌側の歯質が見えないことから、
舌側に傾斜していると想像される。
時には離れて眺めて見ることも必要。
クランプを装着すると、歯冠ではなく
歯根の外形線が把握できてわかりやすい。

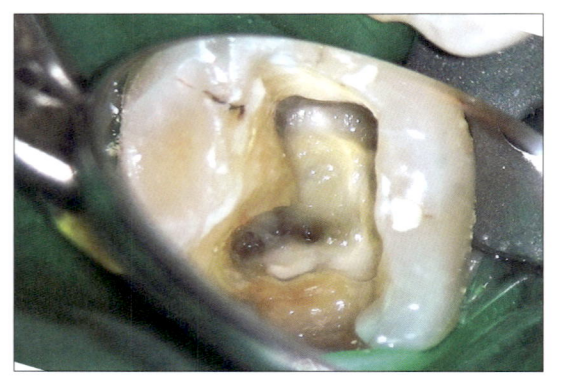

髄腔開拡を頬側に広げたところ、
頬側に根管を発見。

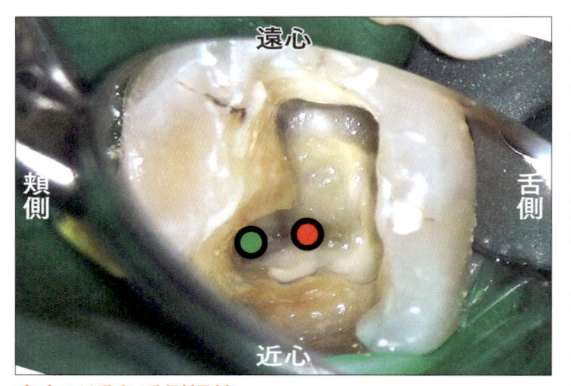

赤丸は近心舌側根管
緑丸は近心頬側根管
かかりつけ医が発見した根管は、近心頬側根管
と思われていたが、実際は近心舌側根管だった。

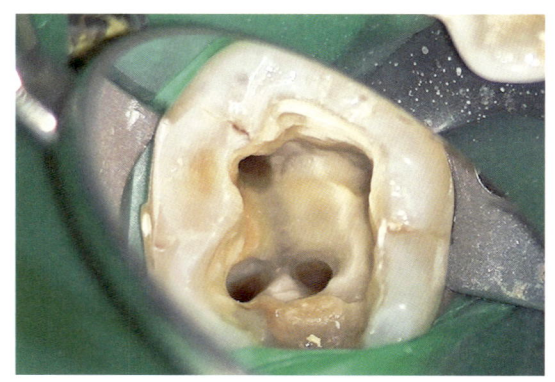

根管形成終了時
あらためて観察すると、舌側に過剰切削
されていたことを実感した。

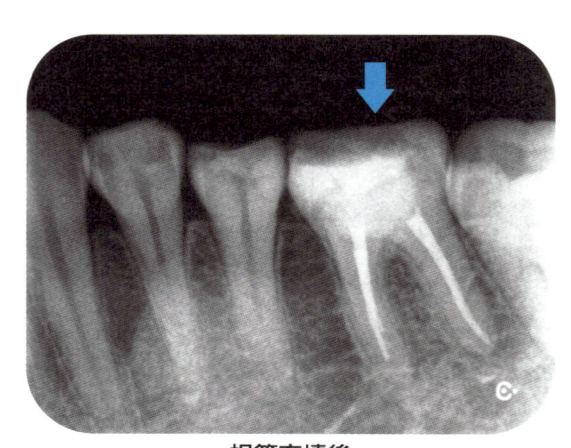

根管充填後
何事もなかったかのように……

遠心根管は歯科用CTで確認しました。

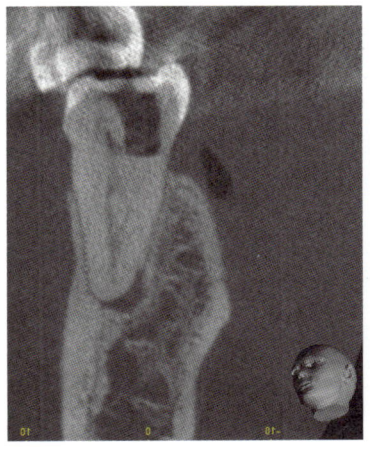 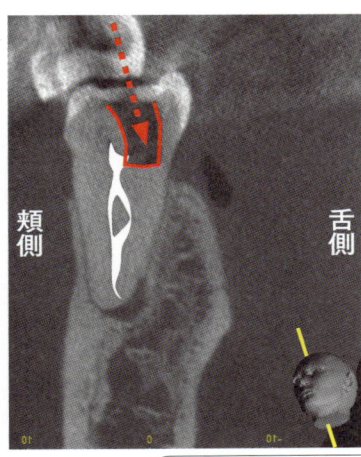

頬側　舌側

赤線は髄腔開拡
赤点線は髄腔開拡の方向
白は遠心根管

こうして見ると、
かかりつけ医の髄腔開拡は、
目視の印象よりもずっと
舌側に偏っているのが
わかります。

ずいぶん下手だなあ……
って思ったそこのアナタ、
違うんです！

これは、画面を操作して
歯を真っすぐに立てた画像なんです。
頭の軸（黄線）は斜めに
なってるでしょう？

これが実際の状態です。
歯軸は頬舌的に傾斜しています。

頭の軸（黄線）は
真っすぐ

紫線は舌側の歯質の張り出し
緑点線は咬合面の幅
傾斜と舌側の張り出しで、
咬合面の中央が舌側寄りに
なっている。

青線は理想的な髄腔開拡
青点線はその方向
黒点線は歯頸部の幅

正しくは、
歯軸の傾きに気付き、
歯冠の形態に惑わされず、
歯頸部の幅の中央を狙う。

言うのは簡単ですが、
実際は非常に難しいです。
だから、
"頬舌的に傾斜している歯" は
怖いのです！

ご覧ください！
かかりつけ医の髄腔開拡は
咬合面中央を狙って真っすぐ下に向かっています。
傾いてなんかいません。
ただ、
頬舌的な傾斜と舌側の張り出しに気付かず、
咬合面の中央をいつものように狙って
真っすぐ下に削り進めただけなのです。

【頬舌的に傾斜している歯の髄腔開拡②】
64歳、女性の上顎左側側切歯
根尖部圧痛（＋）
上顎前歯部の歯冠修復処置の前処置として根管治療を開始。
根管が見つからないため当院に紹介される。

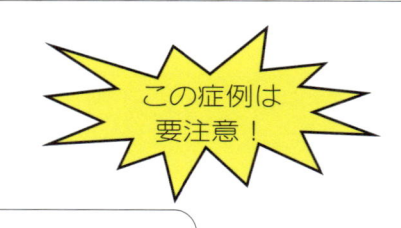

この症例は
要注意！

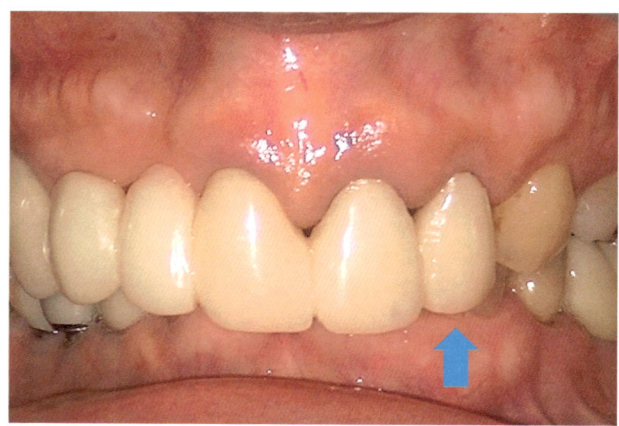

初診時口腔内写真

審美治療の前処置の根管治療は、
"良くてあたりまえ"
不具合が生じるとトラブルの素

歯冠の歯質が乏しいと、
本当の歯軸がわからなくなります

隣在歯まで仮封冠が装着されていると、
推測も難しくなります

仮封冠のために隔壁が装着されていると、
その形態に惑わされてしまいます

第3話「歯冠がない歯」
第4話「支台歯形成されている歯」
を思い出して！

締まっていこう！

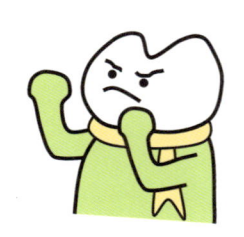

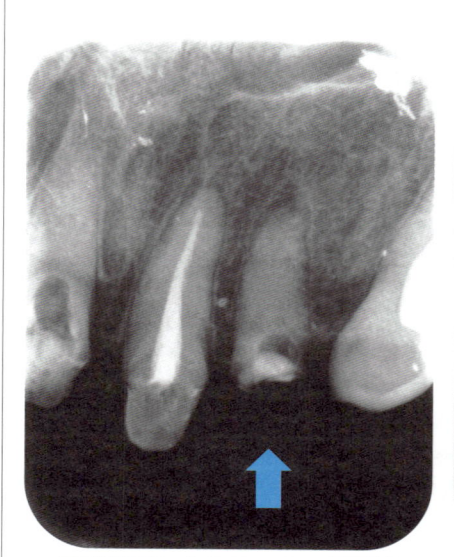

初診時デンタルエックス線写真

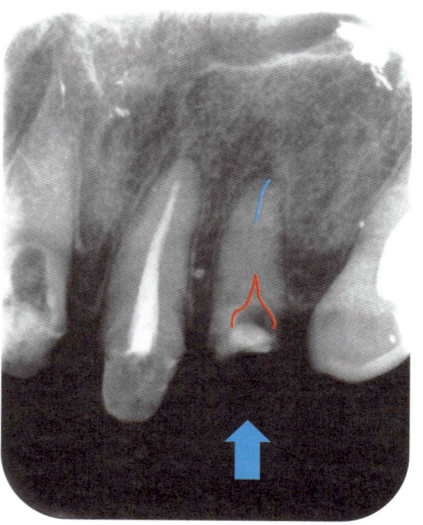

赤線はかかりつけ医の形成
青線は根管
本来の根管は狭窄しており、
かかりつけ医の形成は遠心に
偏っているのがわかる。

それから、
唇側の歯根部の形態が
モコッとしているのに
気付かれましたか？

咬合力が強いから
骨が添加している？

はたして
そうでしょうか？

歯科用CTを撮影しました。
これは、歯軸を回転していない、撮影したままの画像です。

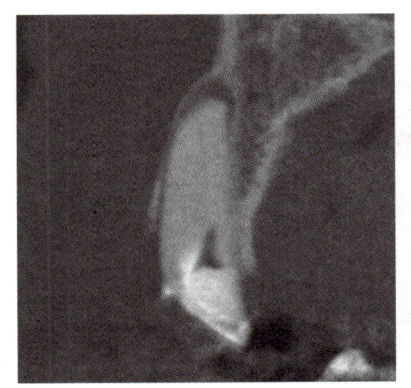

前頭断CT画像

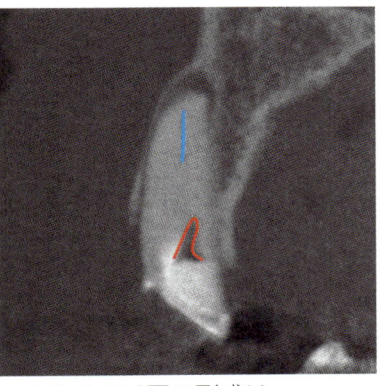

かかりつけ医の形成は、
口蓋側にも傾いていることが
わかる。

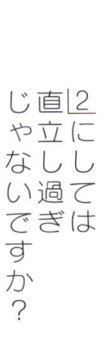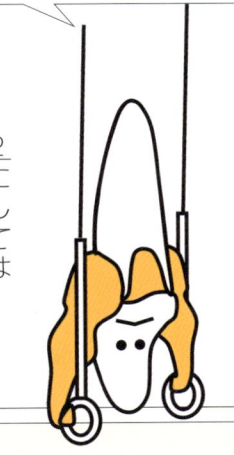

またまた下手だなあ……
なんて思わないで！

2｜に
直立し
して過ぎ
しじ
過ゃ
ぎな
でい
すで
かす
？か
？

【初心者あるある】

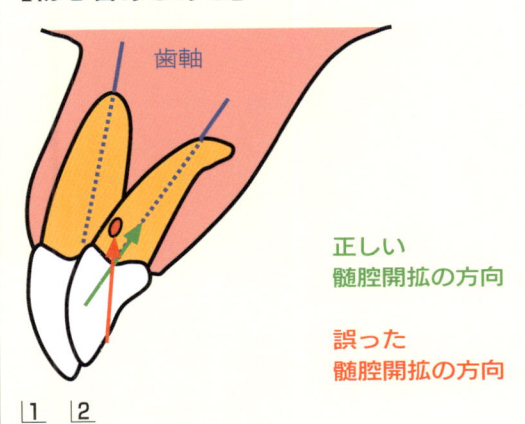

歯軸

正しい
髄腔開拡の方向

誤った
髄腔開拡の方向

1｜ ｜2

【本症例】

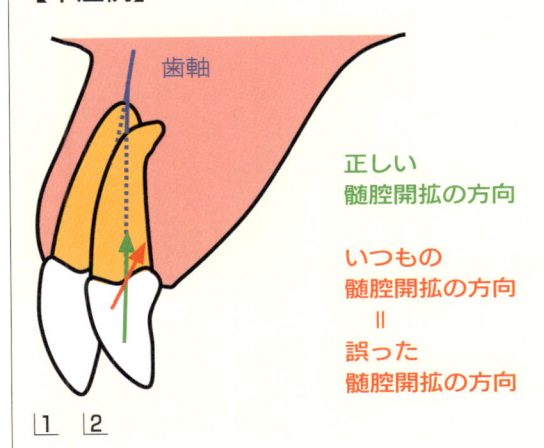

歯軸

正しい
髄腔開拡の方向

いつもの
髄腔開拡の方向
＝
誤った
髄腔開拡の方向

1｜ ｜2

2｜2 は、
他の上顎前歯と比較して
口蓋側に傾斜しています。

初心者は、
隣在歯の歯軸に引きずられて
髄腔開拡の方向を誤り、
唇側に過剰切削、穿孔しがちです。

ベテランはそれがわかっています。
だから、
若干、口蓋側に倒すように狙います。

本症例は、
いつもどおりに髄腔開拡をしていたら、
｜2 にもかかわらず直立していたため
口蓋側に偏ってしまいました。

最初の症例も似ています。
ベテランだからこそ
ブレずに咬合面から真っすぐ切削できているのです。

つまり、
"頬舌に傾斜している歯"は、
ベテランが陥りやすい
目立たない難症例なのです。

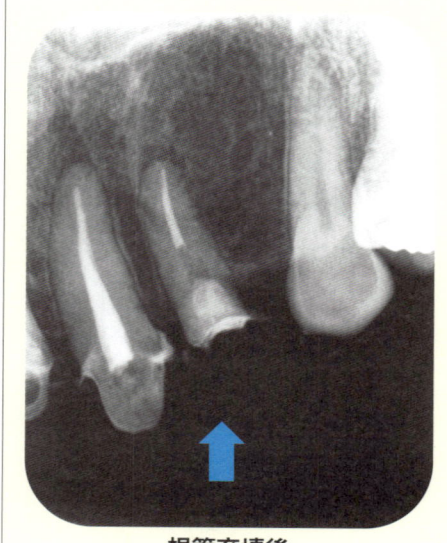

根管充填後
何事もなかったかのように……

どちらの症例も、
術後の根管充填後の写真を見ると、
拍子抜けするほどただの真っすぐな根管で
何が難しかったのか、ぜんぜんわかりません。

**"頬舌的に傾斜している歯"は
デンタルエックス線写真に映らない**
からです。

だから、
デンタルエックス線写真の読影に慣れている
ベテラン歯科医師も気付きにくく、
どんなに格闘しても
患者さんには難しさが伝わりません。

"頬舌的に傾斜している歯"の検出には、
歯科用CTが有効です。

まずは、
撮影時に顔が左右に傾かないよう、
咬合平面が床と水平になるよう、
ポジションをとることが大切です。

根管治療の際には、
根管に直行した断面を見るために
画像を操作することがよくあります。
この操作方法には2つのタイプがあります。

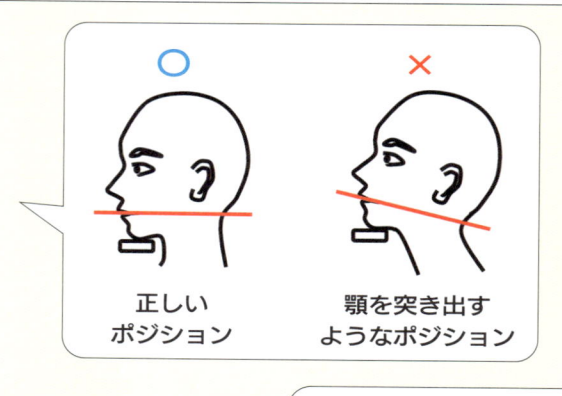

○ **正しい
ポジション**

× **顎を突き出す
ようなポジション**

歯科用CTは、
根尖の骨吸収像の有無にばかり
目がいきがちですが、
根の傾斜もチェック
しておきたいですね

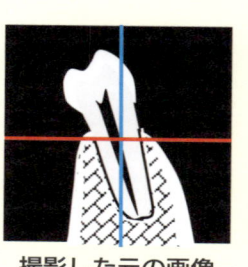

撮影した元の画像

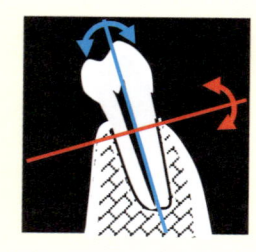

**画面の軸を回転
させるタイプ**

元の歯の傾きが
保たれる

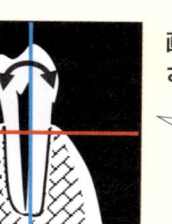

**画像（歯）を回転
させるタイプ**

元の歯の傾きが
わからなくなるので
気をつけて！

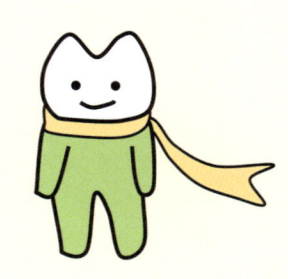

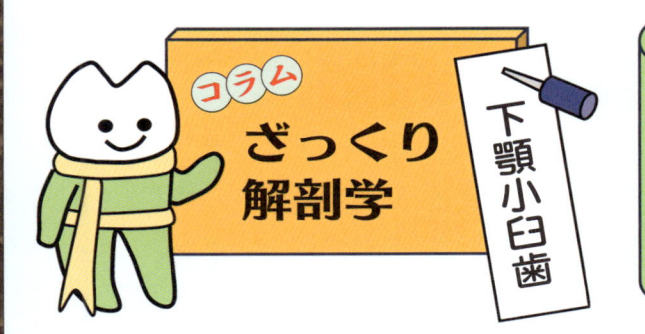

コラム ざっくり解剖学

下顎小臼歯

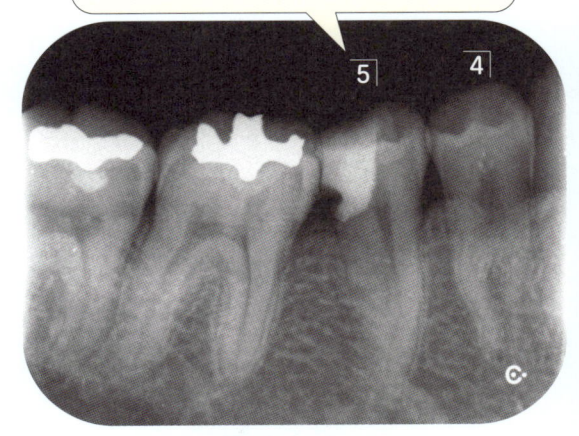

下顎小臼歯
・20本に約1本は複根管
・歯冠と歯根で軸が異なる

下顎小臼歯を、単根管で、臼歯部のなかで前方のため簡単と思っていると、意外と足元をすくわれます！

約5％が複根管

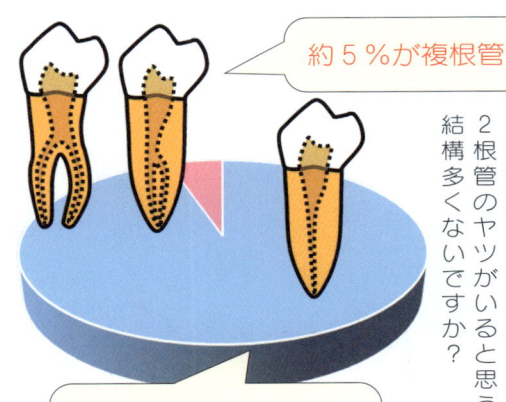

1クラスに1〜2人は2根管のヤツがいると思うと、結構多くないですか？

下顎小臼歯といえば、中心結節からの失活も忘れてはいけませんね

途中から根管が幽霊のようにスッと消えているのは、根管が分岐している可能性あり

4は明らかに2根性なことがわかる。5は1根性で、途中から2根管に分岐している。

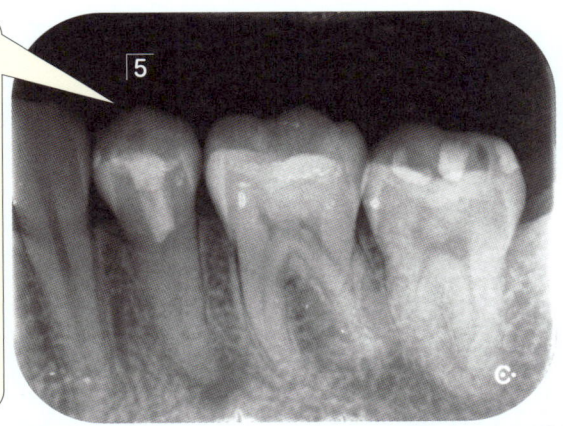

歯冠軸と歯根軸が異なり、髄腔開拡の方向を誤り、穿孔する恐れあり

「根管が見つからない」とのことで依頼された症例
デンタルエックス線写真では、髄腔開拡の方向は正しいように見える。

歯冠の歯軸と髄腔開拡の方向

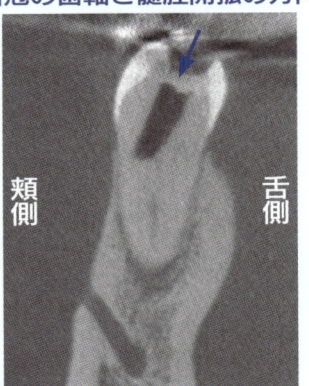

頬側　　舌側

左の症例の歯科用CT画像
歯冠が舌側傾斜しており、歯根の歯軸と異なっている。髄腔開拡は歯冠軸に忠実に行われており、穿孔寸前である。

第8話

胴長な歯

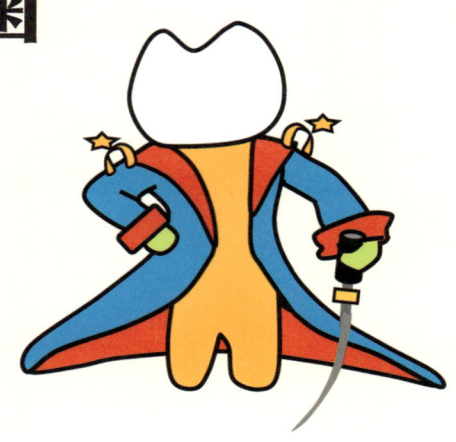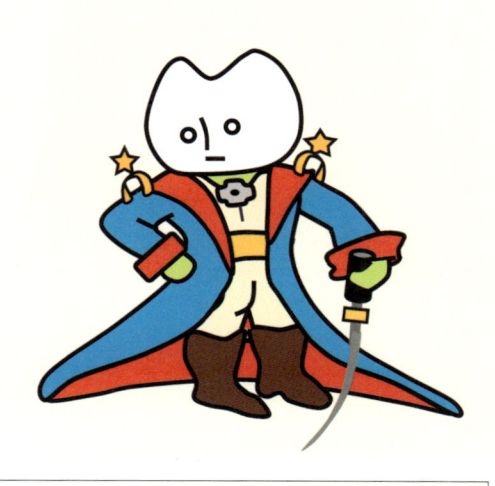

今回は、
"胴長な歯"です。

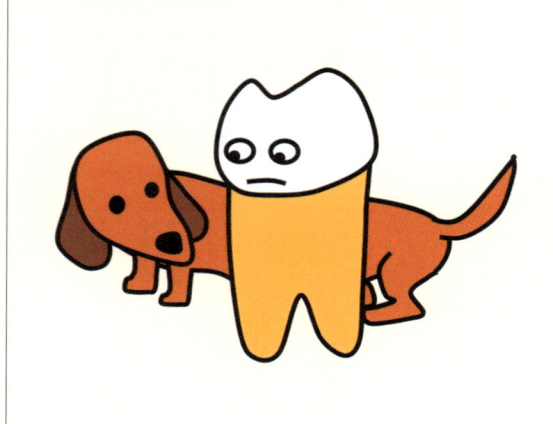

"胴長な歯"とは、
いわゆるタウロドントのような
髄室が長い歯のことです。

国家試験の知識は、
エンドでは
意外と役にたちます

おひさしぶりー
アタシのこと
覚えてる？

歯科医師
国家試験
問題集

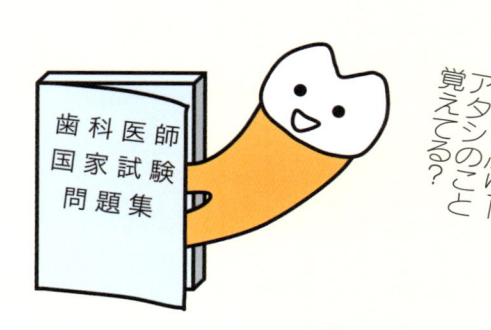

"胴長な歯"は
デンタルエックス線写真でわかりますが、
意外と気付かないこともあります。
それは、画像に映る他の歯も
"胴長さん"の時です。

第2話「長い歯」と
同じパターンですね

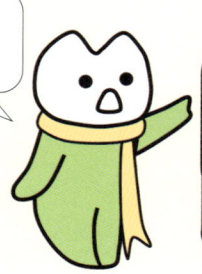

胴長だ！

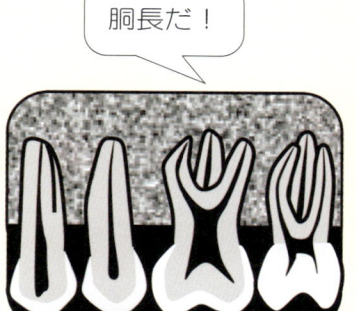

周りと比べてとくに何も……

胴長〜？

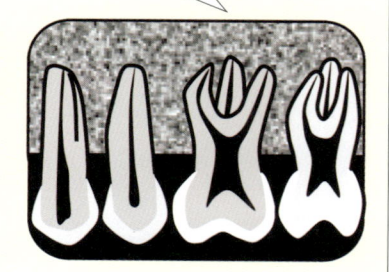

ほかにも気付きにくいときがあります。
歯が長い（大きい）ときです。

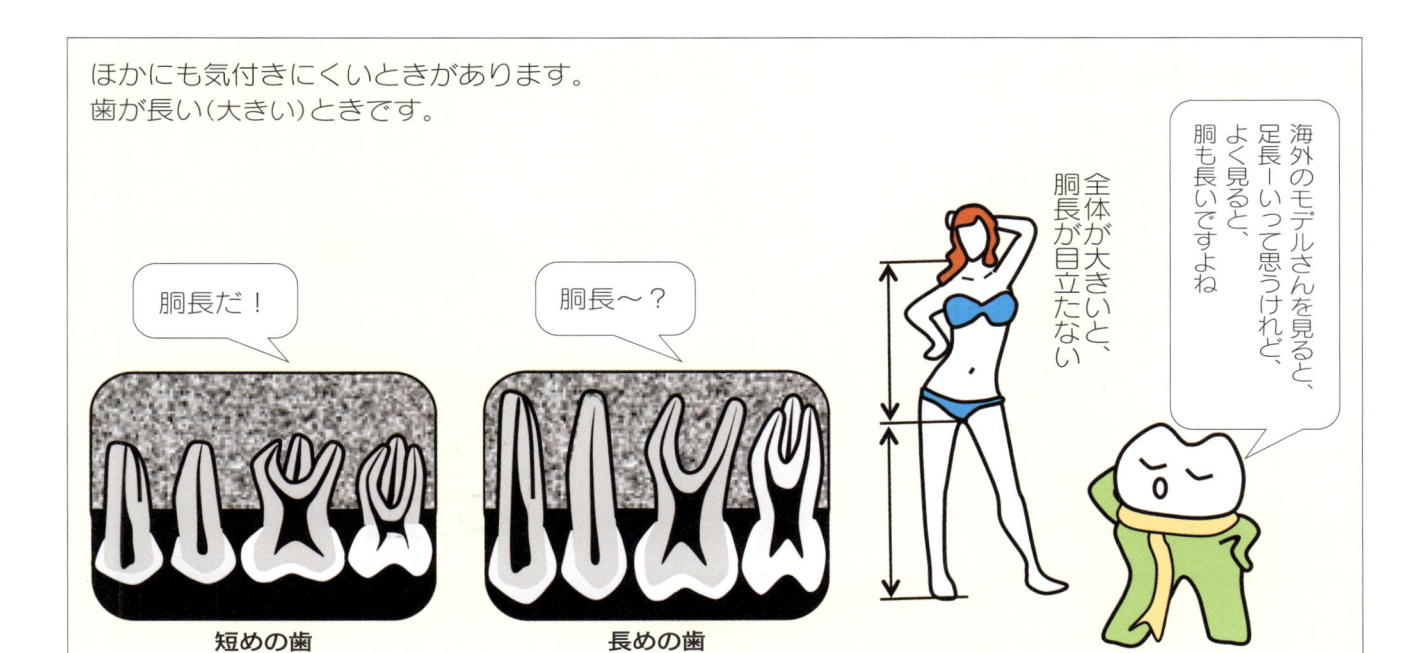

胴長だ！

胴長〜？

海外のモデルさんを見ると、足長〜いって思うけれど、よく見ると、胴も長いですよね

全体が大きいと、胴長が目立たない

短めの歯

長めの歯

髄室が石灰化しているときも、
気付きにくくなります。

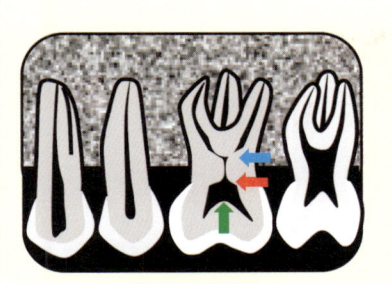

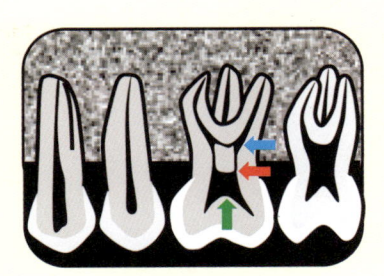

見せかけの髄床底を本当の髄床底と思い込むと、"胴長さん"に気付きません

 本当の髄床底
 見せかけの髄床底
 天蓋

髄室の狭窄

歯髄結石（象牙粒）

歯冠部が少ないときも、
気付きにくくなります。

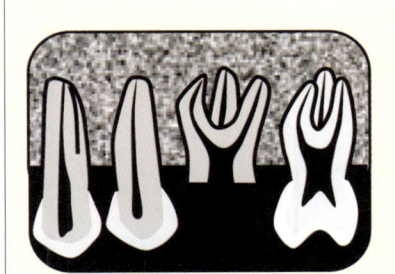

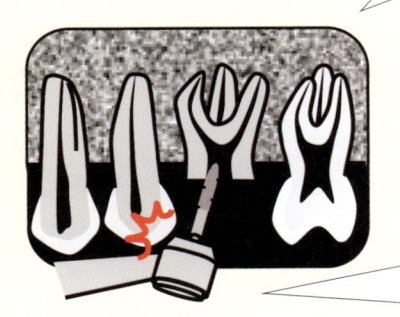

歯冠部が少ないと胴の大半がないので"胴長さん"だったことに気付きません

歯冠がないとラクなはずなのに、なんだかやりづらい

髄腔開拡のバーが届かないこともあります

歯冠が少ない場合

"胴長な歯"の難しい点といえば、

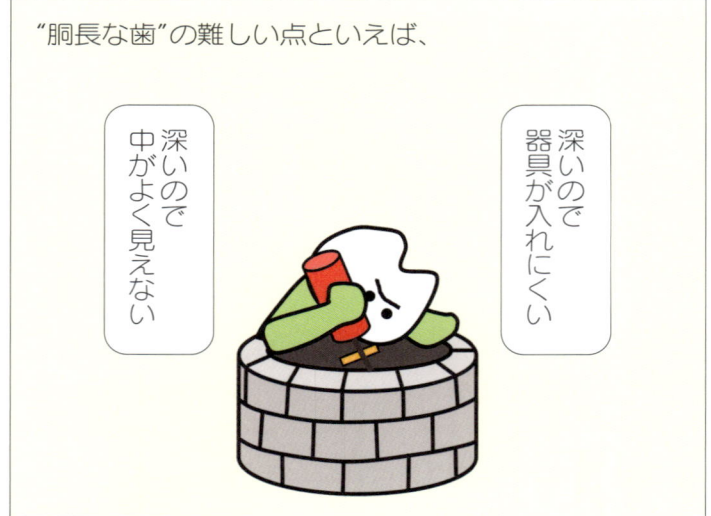

歯冠が十分にあると、
さらにやりにくくなります。

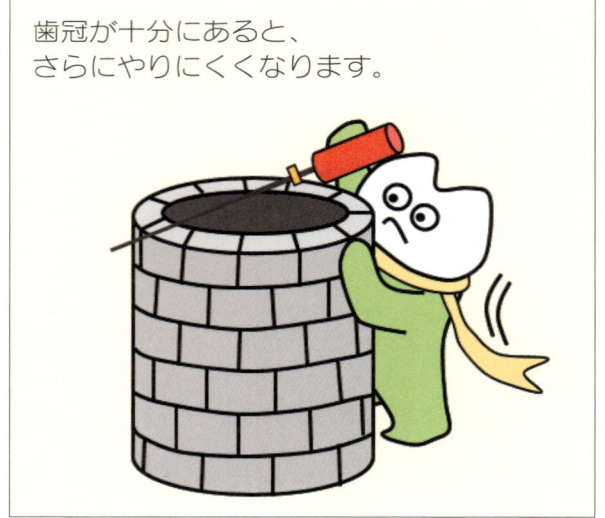

髄室が変色し暗い色だと
さらに見えづらくなります。

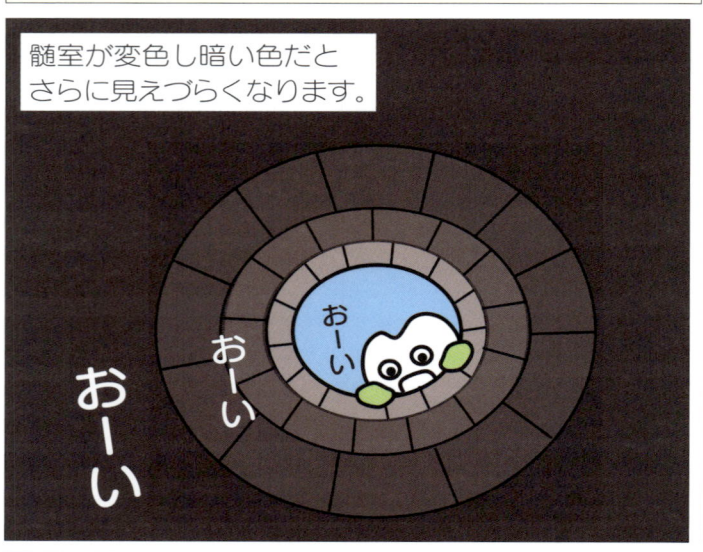

しかし、
器具の入れにくさを解決する
方法があります。

それは、

適切な
髄腔開拡

適切な
根管口明示

ここで求められる"適切な髄腔開拡""適切な根管口明示"とは、

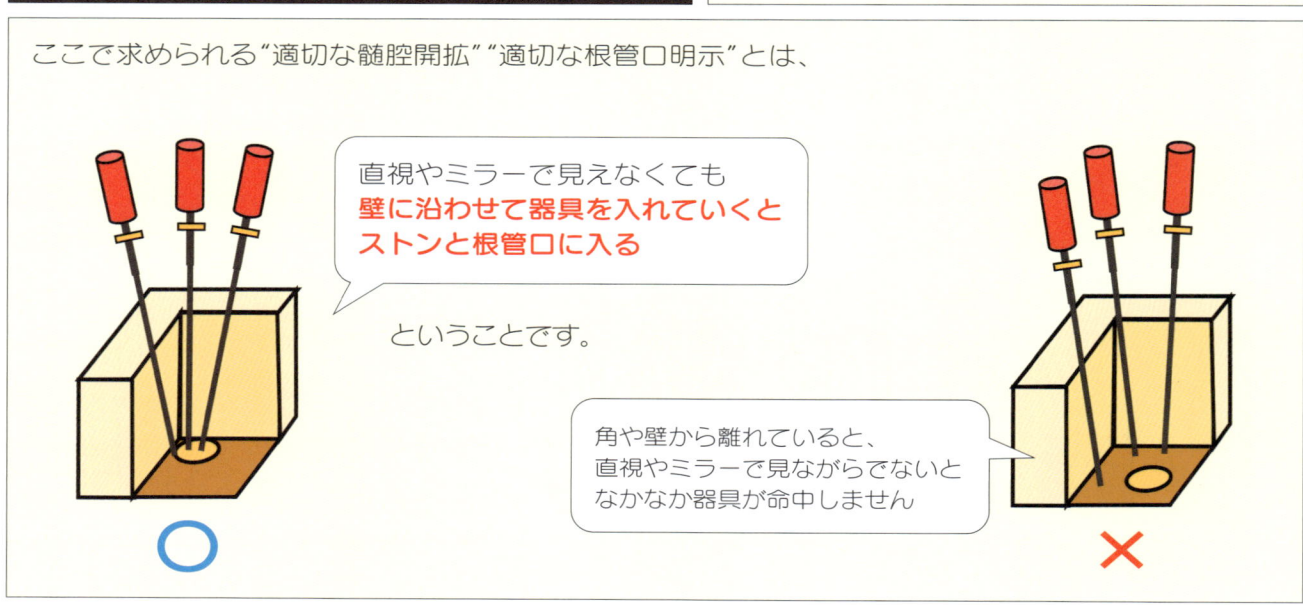

直視やミラーで見えなくても
壁に沿わせて器具を入れていくと
ストンと根管口に入る

ということです。

角や壁から離れていると、
直視やミラーで見ながらでないと
なかなか器具が命中しません

しかし、"胴長な歯"の髄腔開拡は、
髄室が狭窄すると難しくなります。

よくある誤りが、**天蓋の取り残し**です。

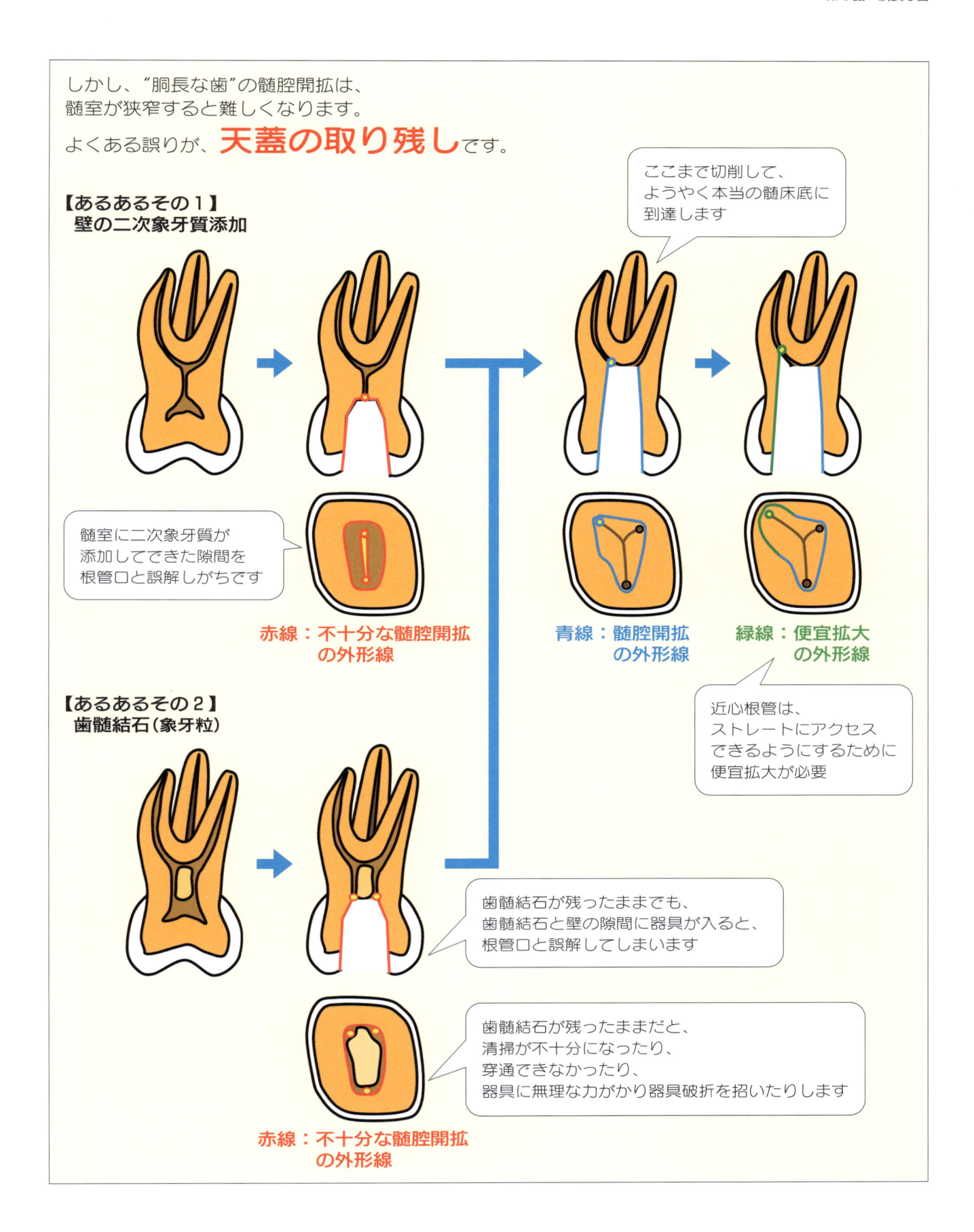

【あるあるその1】
　壁の二次象牙質添加

髄室に二次象牙質が
添加してできた隙間を
根管口と誤解しがちです

ここまで切削して、
ようやく本当の髄床底に
到達します

赤線：不十分な髄腔開拡
　　　の外形線

青線：髄腔開拡
　　　の外形線

緑線：便宜拡大
　　　の外形線

近心根管は、
ストレートにアクセス
できるようにするために
便宜拡大が必要

【あるあるその2】
　歯髄結石（象牙粒）

歯髄結石が残ったままでも、
歯髄結石と壁の隙間に器具が入ると、
根管口と誤解してしまいます

歯髄結石が残ったままだと、
清掃が不十分になったり、
穿通できなかったり、
器具に無理な力がかかり器具破折を招いたりします

赤線：不十分な髄腔開拡
　　　の外形線

【髄室が狭窄している症例】
55歳、男性の上顎右側第一大臼歯
無症状だが根尖透過像が認められ、
根管治療を目的に当院を紹介された。

歯の大きさに目を引かれますが、
"胴長さん"であることに着目すべき

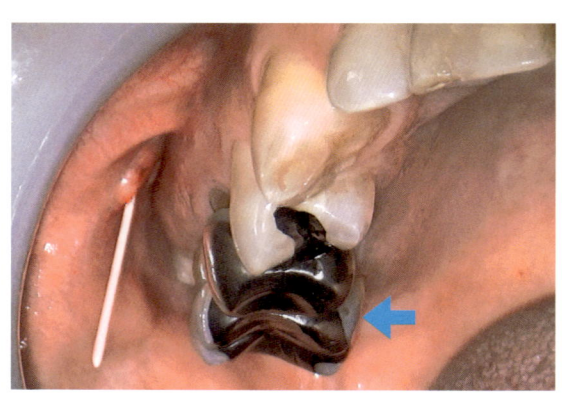

初診時の口腔内写真
瘻孔からガッタパーチャポイントを挿入。
胴長＋歯根が長いため、瘻孔が頬粘膜に
出現している。

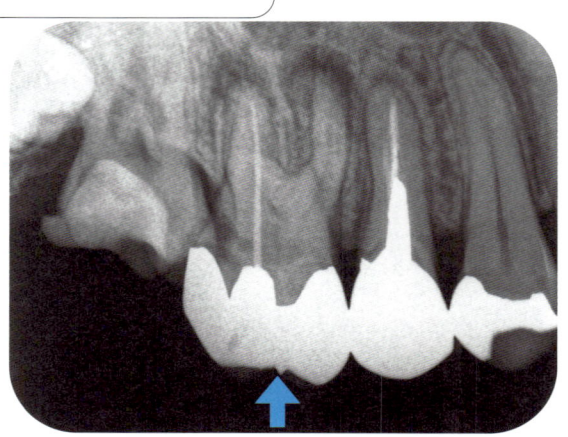

初診時のデンタルエックス線写真
狭窄が強く髄室がほとんど見えない。

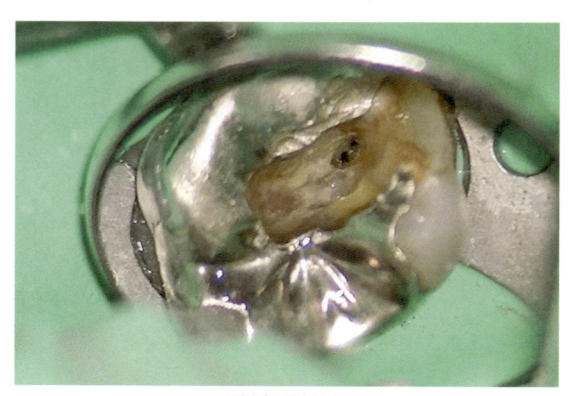

髄腔開拡中

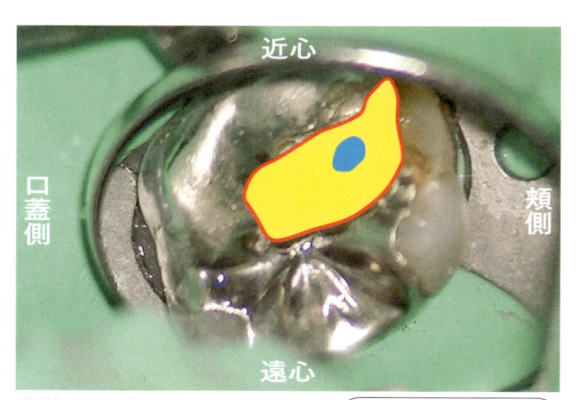

近心

口蓋側

頬側

遠心

赤線は髄腔開拡の外形線
黄色は天蓋
青色は髄角

根管口のように
見えるのは髄角

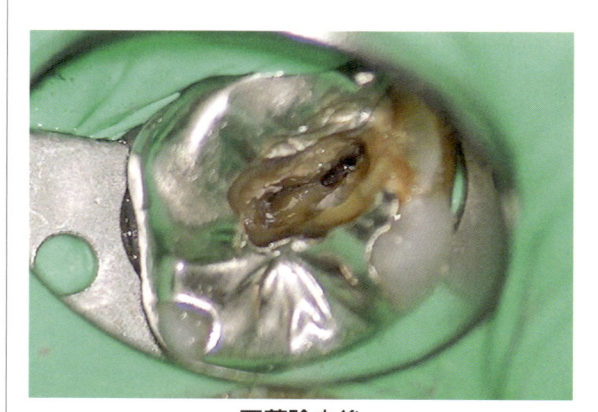

天蓋除去後

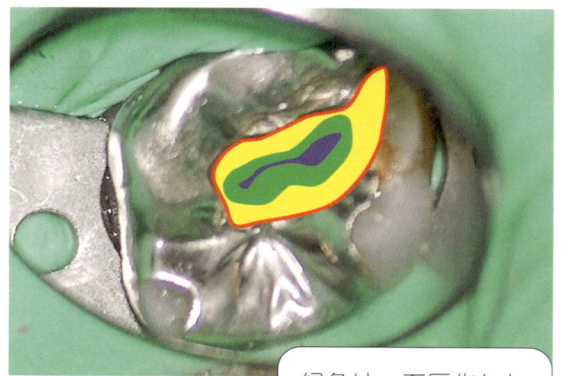

緑色は髄室の壁
紫色は髄床底

緑色は、石灰化した
髄室の張り出し

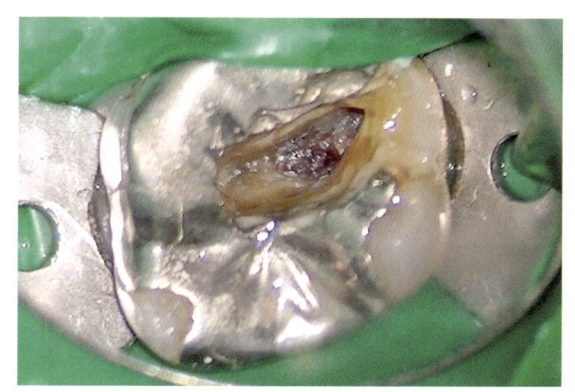

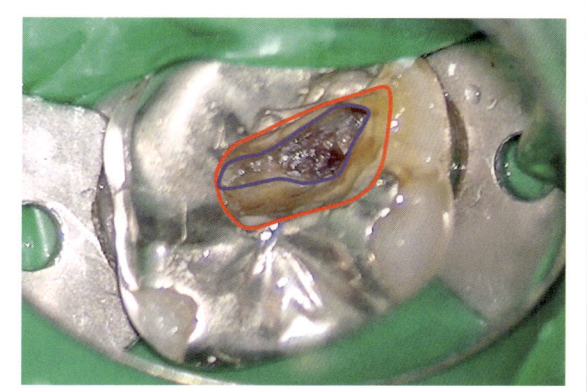

髄腔開拡終了時

赤線は髄腔開拡の外形線
紫線は髄床底の外形線

【歯髄結石がある症例】
41歳、男性の下顎右側第一大臼歯
う蝕を除去したところ、深そうなので仮封、当院を紹介された。

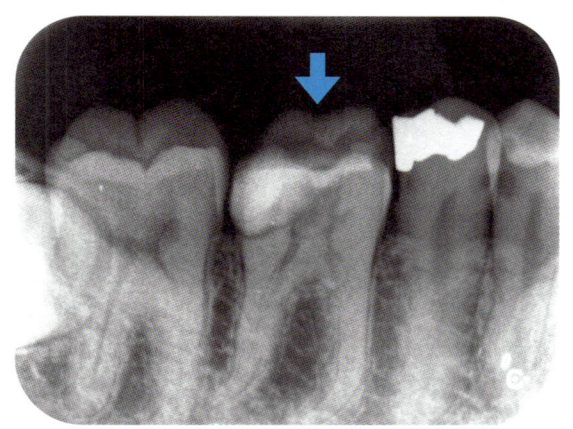

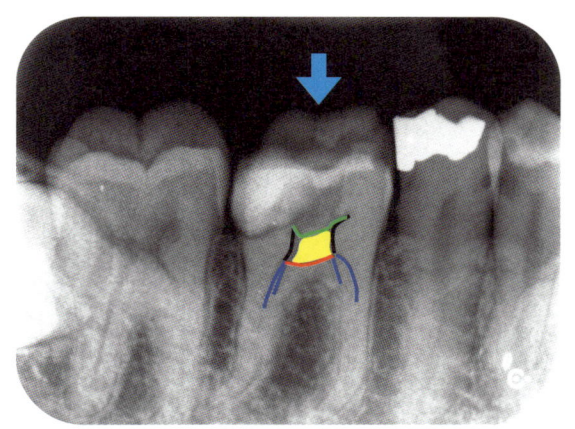

初診時のデンタルエックス線写真

緑線は天蓋　　黒線は髄室側壁
赤線は髄床底　黄色は歯髄結石　青線は根管

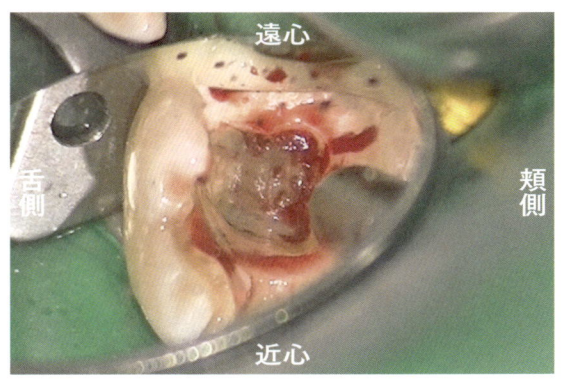

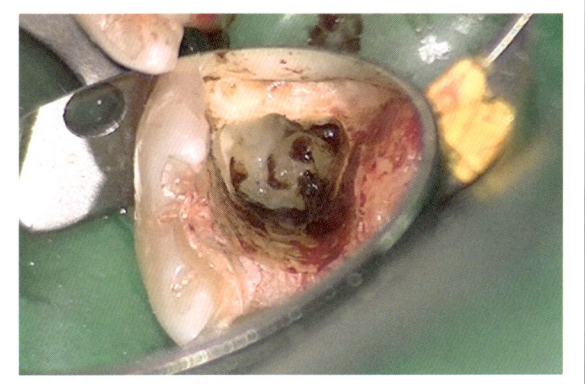

髄腔開拡が終了したように思えるが、
天蓋を除去しただけで、髄床底のように
見えるのは天蓋。

根管口明示を終了したつもりでも、
歯髄結石が残存しているため
髄室や根管上部の歯髄が除去されておらず、
出血がなかなか止まらない。

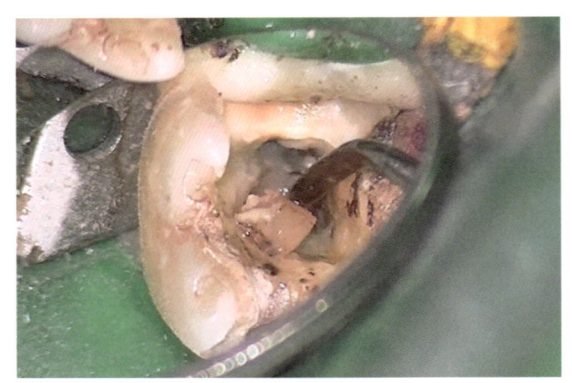

歯髄結石を除去

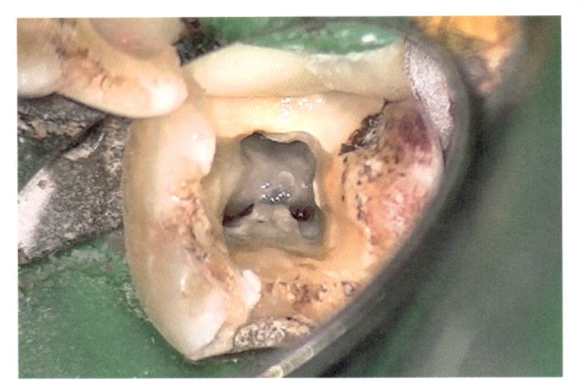

根管口明示終了時
これが本当の髄床底。

ここまで読まれた先生方、
"胴長さん"の根管治療では
"適切な髄腔開拡""適切な根管口明示"が
大事なのはわかったけれど……

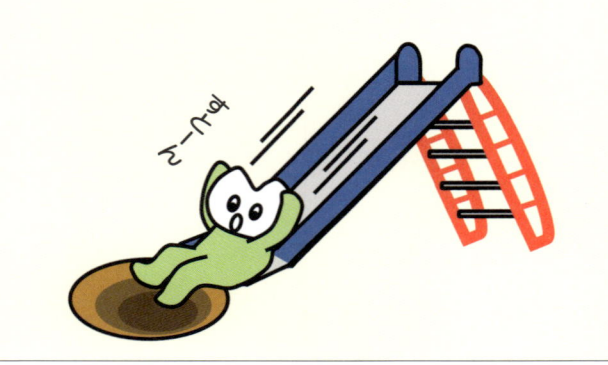

いやいやいや、
顕微鏡でもなければ
無理でしょう！

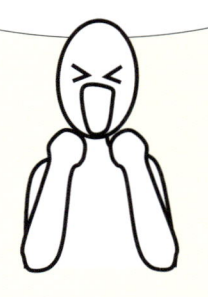

って思いませんでしたか？

私も同感です！！

髄室が狭窄していない"胴長さん"では、
肉眼や拡大鏡でも"適切な髄腔開拡"と"適切な根管口明示"が
可能と思います。
しかし、
**髄室が狭窄している"胴長さん"は、
顕微鏡がないと本当の髄床底にたどりつくのは
かなり難しいです。**
外科的歯内療法が可能な部位であれば、
根管治療は自分で行い、
予後不良の時には外科的歯内療法を依頼する
という手もあります。
いずれにしても、自分には髄腔開拡が困難そうだと思った
"胴長さん"を見たときは、
歯内療法専門家に任せることを考えたほうが無難です。

見えないのにできる人は
名人なのでしょうか？

いえ、それは座頭市です

座頭市を目指すよりは、
顕微鏡のほうが
早くて確実です

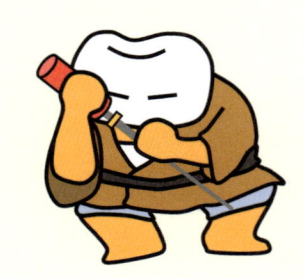

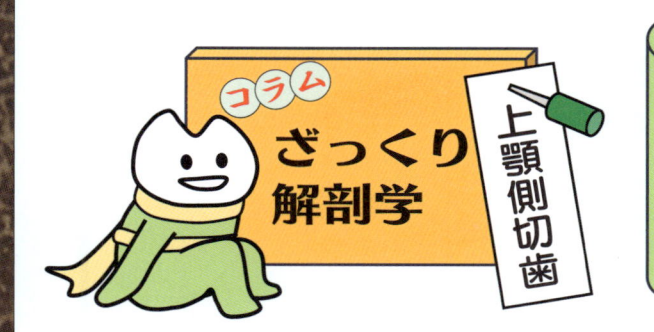

コラム
ざっくり解剖学
上顎側切歯

上顎側切歯
・歯軸が傾斜
・扁平な根管
・根尖で屈曲

上顎前歯で単根で簡単そうだし、
デンタルエックス線写真で根管充填は良さそうなのに、
意外と治らず歯根端切除術になることが多いのが上顎2番です。

デンタルエックス線写真で
良さそうに見えても……

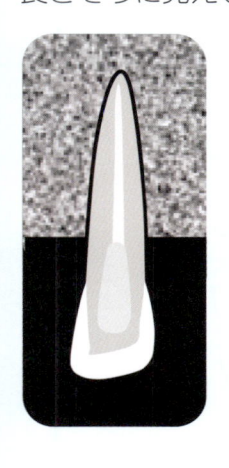

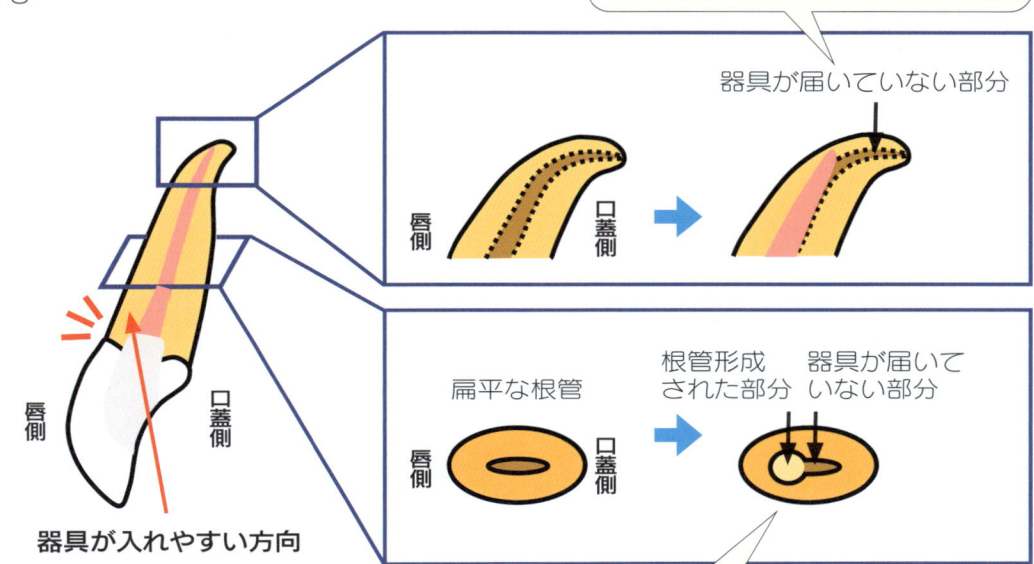

根尖が遠心や口蓋側に屈曲
→ステップを形成し、
　根尖が清掃不十分になりがち

器具が届いていない部分

唇側　口蓋側

根管形成　器具が届いて
された部分　いない部分

扁平な根管

唇側　口蓋側

器具が入れやすい方向

唇側　口蓋側

根、根管が近遠心に扁平
→・器具が当たりづらい口蓋側が
　清掃不十分になりがち
　・穿孔や歯根破折のリスク

歯軸が口蓋側に傾斜
→・髄腔開拡の方向を誤り、穿孔の恐れ
　・根尖が口蓋側にあるので、
　　瘻孔が口蓋側に出現し見落としやすい
　・瘻孔が口蓋側に出現すると
　　瘻孔の患歯を上顎4番と誤りやすい

盲孔、歯内歯の好発歯

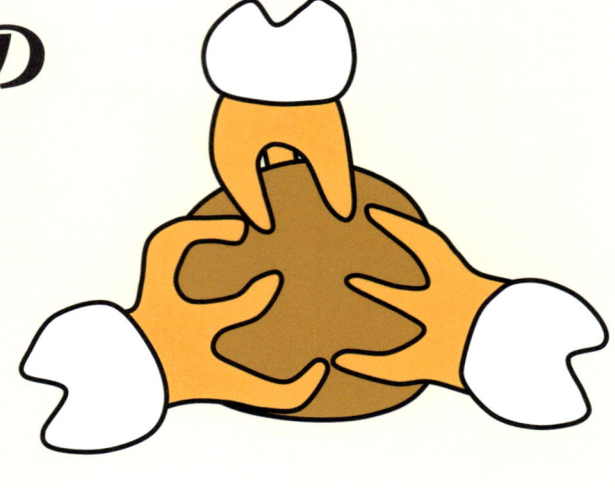

第9話
下顎第一大臼歯の 遠心舌側根

今回は、
下顎第一大臼歯の遠心舌側根
のお話です。

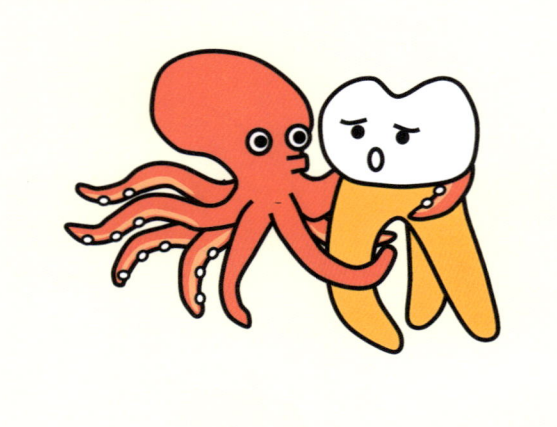

ニュースの小ネタに
ど根性草とかエッチ野菜というのが
ありますが、

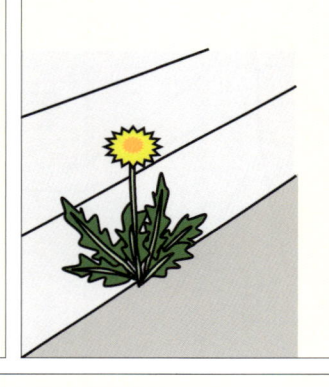

個人的には
エッチ野菜が
好きです

ムラム♡

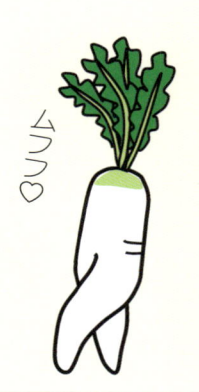
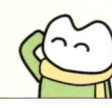

Journal

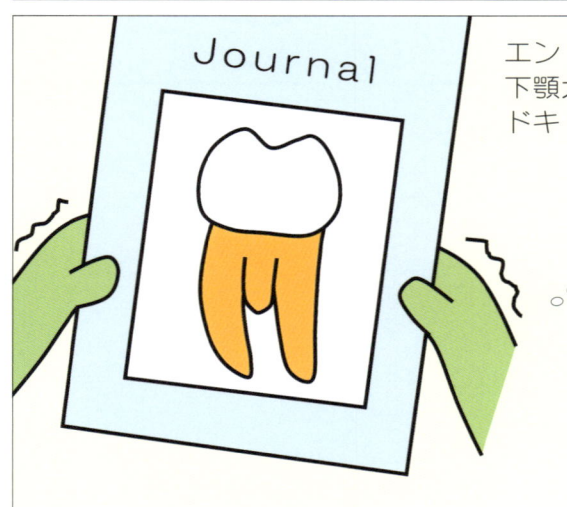

エンドの学術誌の表紙に掲載されていた
下顎大臼歯の写真に
ドキドキした記憶があります。

野菜はいいとしても、
こ、これは
モザイクをかけるべきでは！？

ダビデ像的な？
ゲージュツとガクジュツは
許されるようです

**下顎第一大臼歯の3根目は
遠心根の舌側に出現**します。

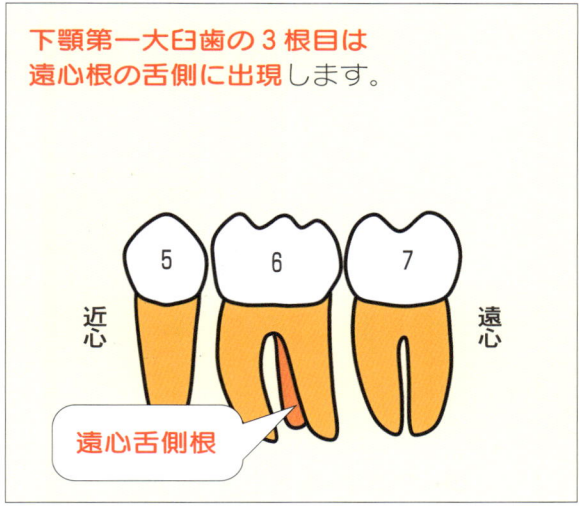

遠心舌側根

ザックリ言うと、
下顎第一大臼歯の遠心舌側根の
出現率は**20%**です。

5本に1本が3根性ってこと
結構多いですよね

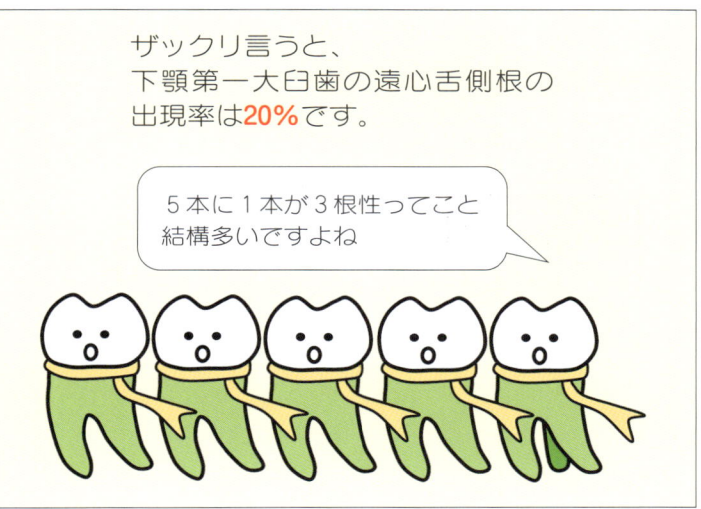

歯科用CTの水平断画像だとこんな感じです。

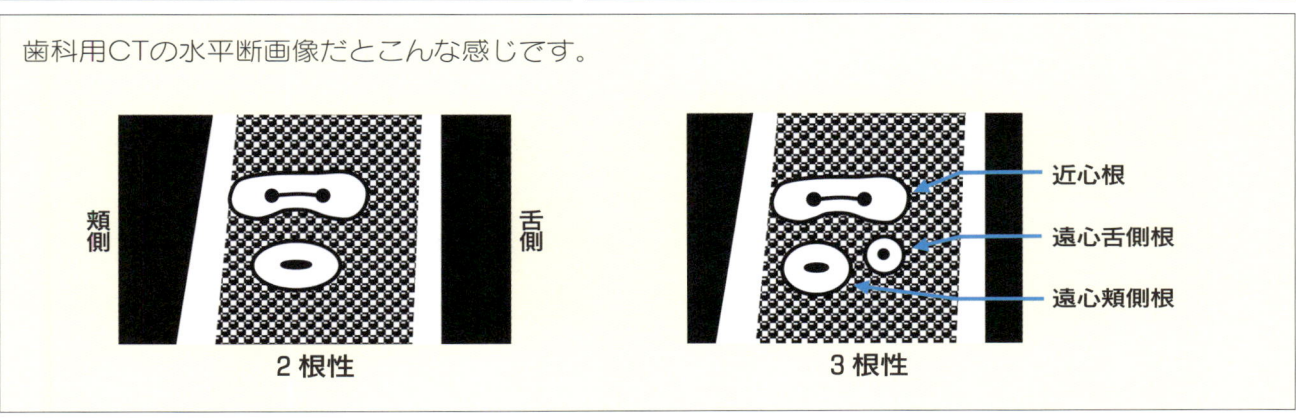

近心根

遠心舌側根

遠心頬側根

2根性　　　　　　3根性

下顎第一大臼歯の遠心舌側根の厄介な点は、
第一に、
**くの字に曲がっていたり、
大きく傾斜していたりする**
ことです。

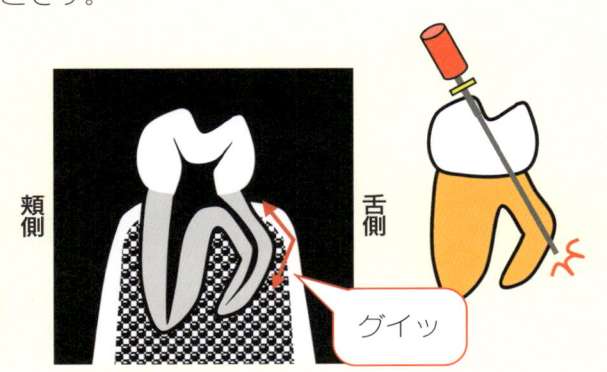

グイッ

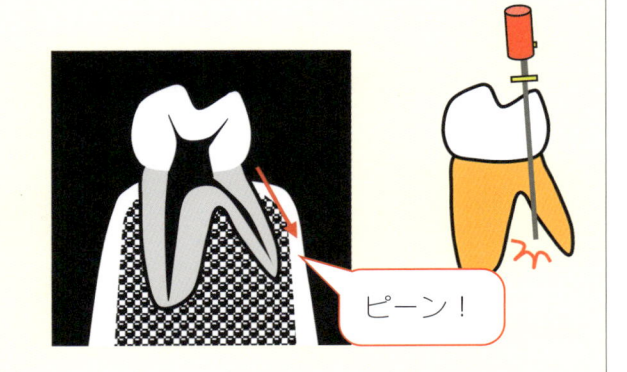

ピーン！

根管が広ければ根尖まで容易に器具が到達しますが、
根管が狭窄していると
途中で**ステップが形成されたり、穿孔したり**しがちです。

第二に、
根管を見つけにくいことです。

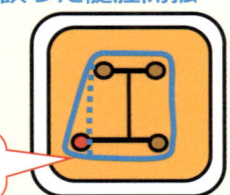

青　線：理想的な髄腔開拡
青点線：誤った髄腔開拡

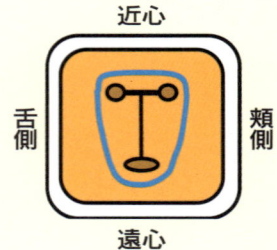

近心
舌側　　頬側
遠心

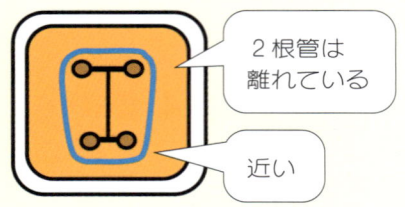

2根管は離れている

近い

もっと離れている

遠心舌側根管を見落としやすい

遠心根：1根
　　　　1根管

1根
2根管

2根
2根管

第三に、
根管治療で治らないと抜歯になりやすい
ことです。

上顎の近心頬側根、下顎の近心根には
2根管、湾曲、イスムスといった
難しさがありますが、抜歯の前に
歯根端切除術、トライセクション、
ヘミセクションといった
"次の手" が打てるかもしれません

遠心根は
"次の手" が打ちにくいですが、
器具を挿入しやすく
根管治療が比較的容易です

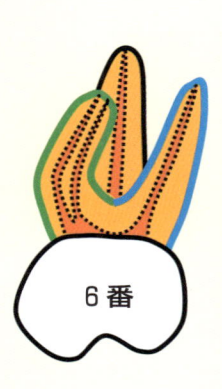

6番

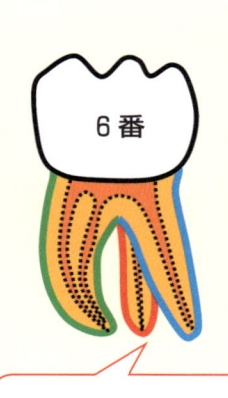

6番

やれても
トライセクション？

遠心舌側根は
屈曲、傾斜が強く難しいうえに
"次の手" が打てない！

第四に、
デンタルエックス線写真に映りにくいので、
術前に気付きにくい
ことです。

でも、ダイジョーブ！
歯科用CTがなくても
簡単にわかる方法があります。
偏心撮影です。

遠心舌側根の頻度を考えると、
下顎第一大臼歯は全症例で
偏心撮影をお勧めします。

青線：遠心頬側根
赤線：遠心舌側根

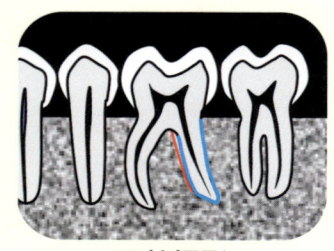

正放撮影

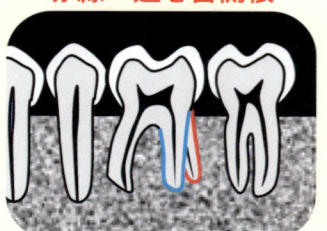

偏遠心撮影

偏心撮影の原理は
覚えていらっしゃいますか？

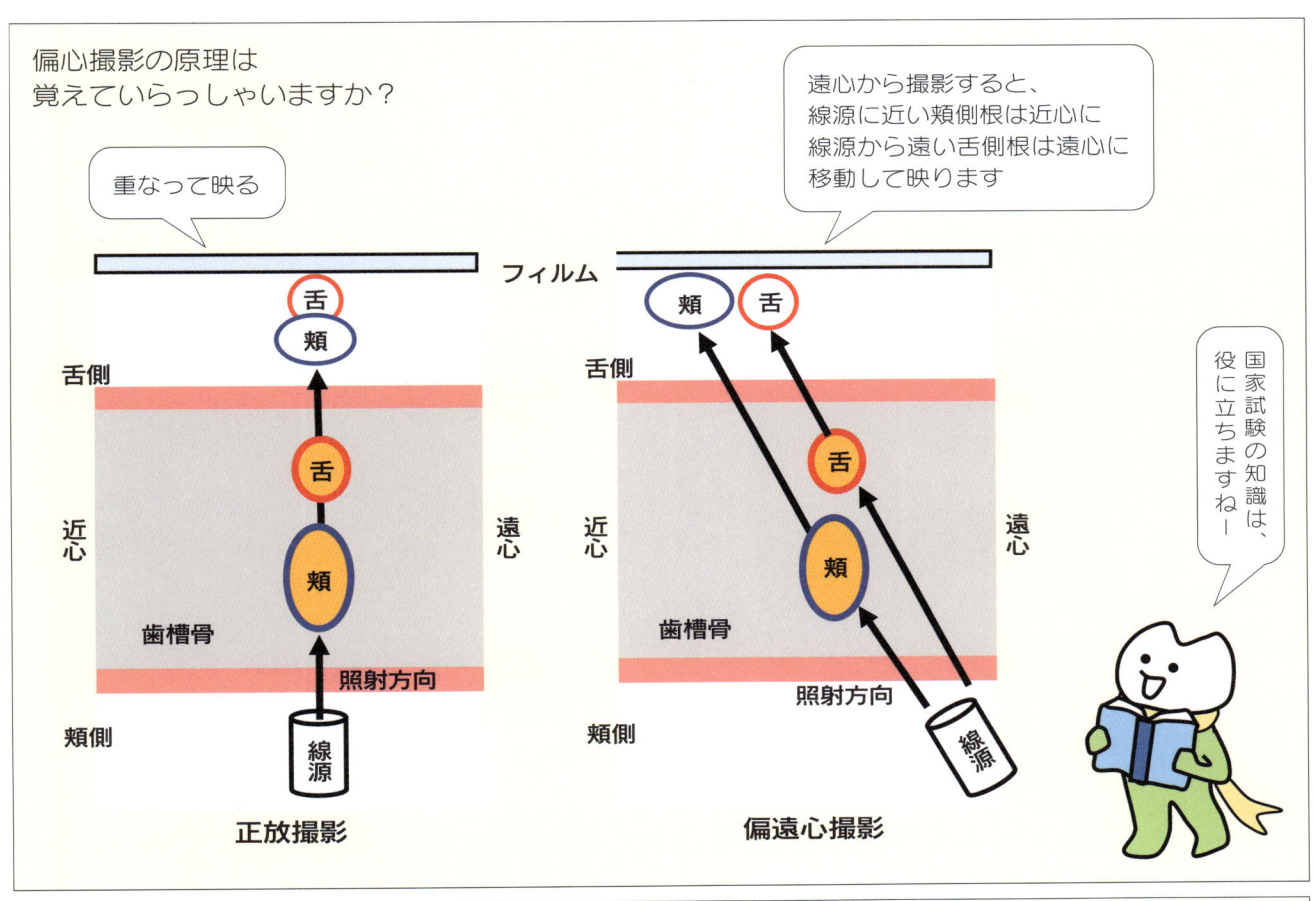

> 重なって映る

> 遠心から撮影すると、
> 線源に近い頬側根は近心に
> 線源から遠い舌側根は遠心に
> 移動して映ります

> 国家試験の知識は、役に立ちますねー

正放撮影　　　　偏遠心撮影

第五に、
デンタルエックス線写真に映りにくいので、
患者さんにわかってもらいにくい
ことです。

歯科医師にわかりにくいものは、
患者さんにはもっとわかりにくいのです！

> ワクワク
> エンドドンティスト
> としては
> 燃えますが……

> この根っこ、
> 曲がっていて
> とっても難しいんですよ〜

> はあ……？

> ほら、
> こんなに曲がって
> いるんですよ

> 確かに、
> これは難しそうですね！

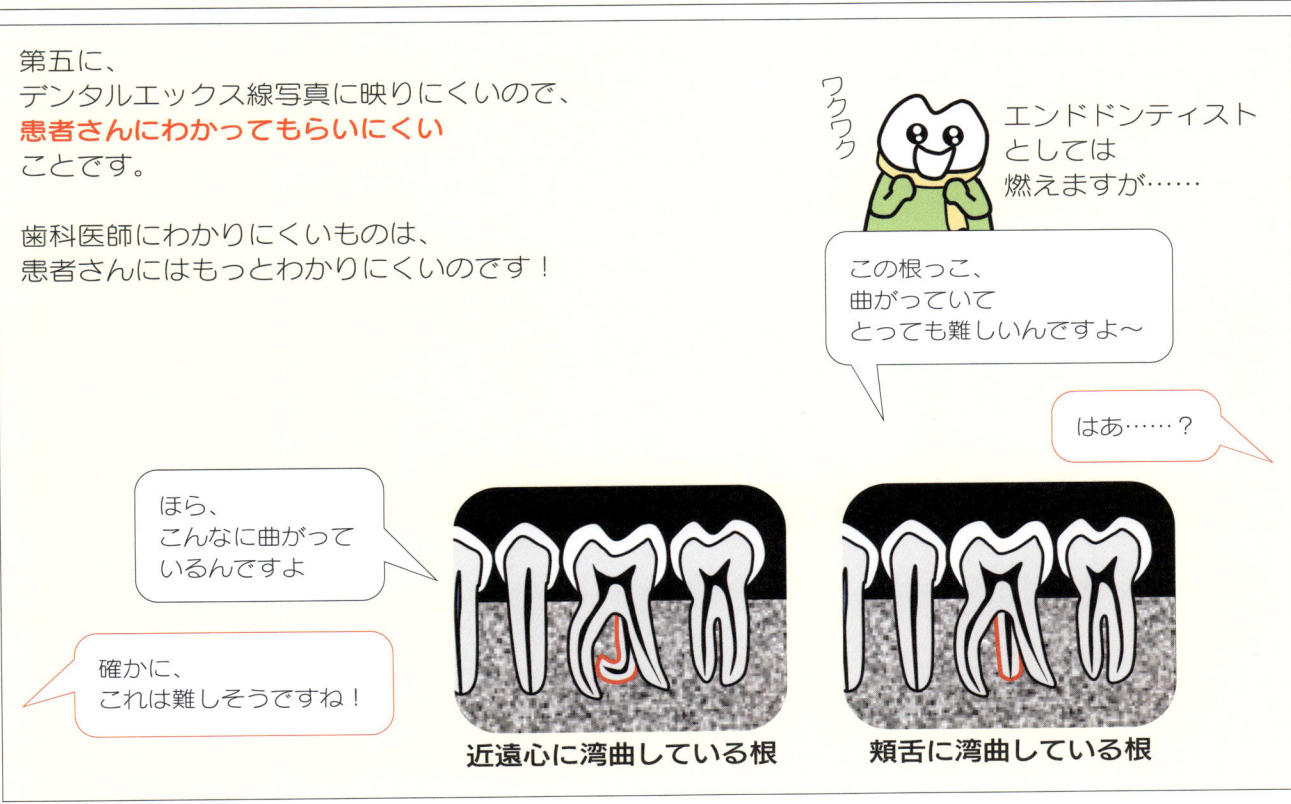

近遠心に湾曲している根　　　頬舌に湾曲している根

【器具破折症例】
43歳、女性の下顎右側第一大臼歯
術前から遠心舌側根に気付いていたので、
注意深く形成したが、
器具破折を起こしてしまった。

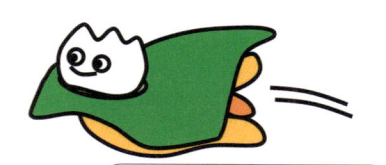

真っすぐに見えますが、
根尖で屈曲しています

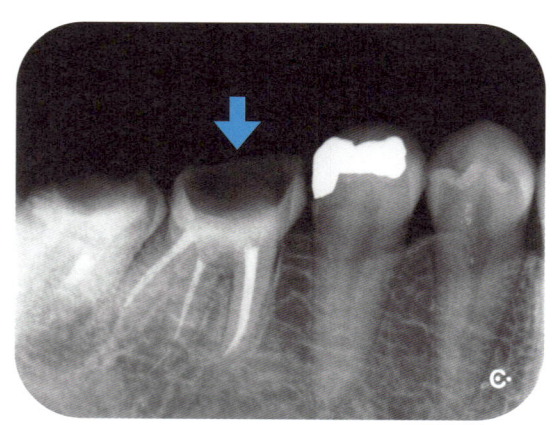

根管充填後の
デンタルエックス線写真

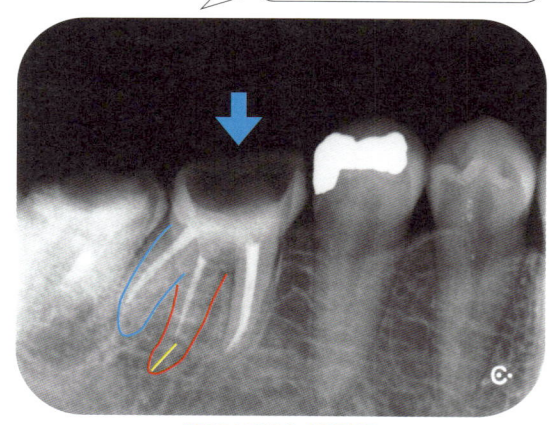

青線は遠心頬側根
赤線は遠心舌側根
黄線は破折器具

【穿孔症例】
64歳、女性の下顎右側第一大臼歯
こちらは、穿孔してしまった。

遠心舌側根があるとわかったら、
"器具破折""穿孔""穿通できない"は、
起こるものとして取り組みます

普段ラバーダムを使用されていない先生も
最初から装着されることをお勧めします。
トラブルが起きたとき安心です！

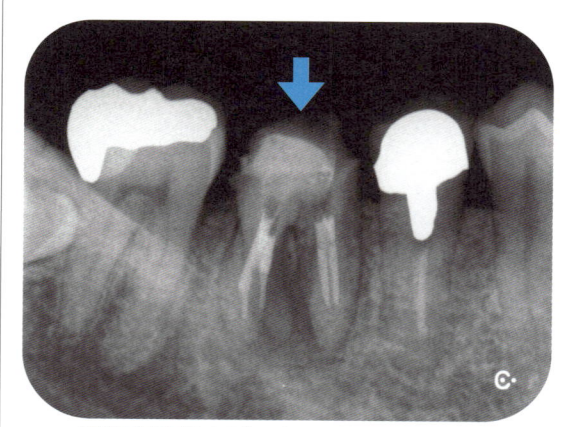

根管充填後のデンタルエックス線写真

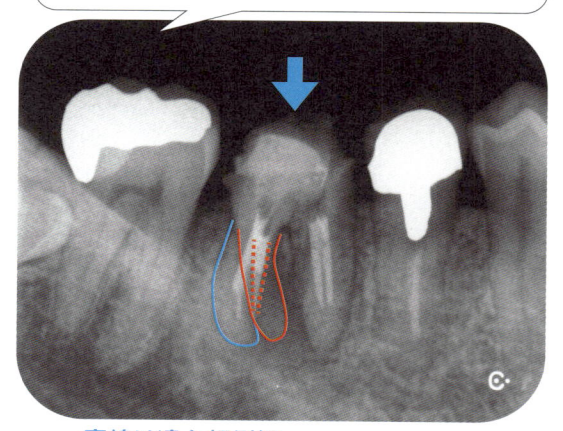

青線は遠心頬側根
赤線は遠心舌側根
赤点線は遠心舌側根管の根管充填材

【遠心舌側根管の湾曲】
51歳、男性の下顎左側第一大臼歯
瘻孔（＋）で感染根管治療を開始するも、
瘻孔が消失しないとのことで
かかりつけ医より紹介。

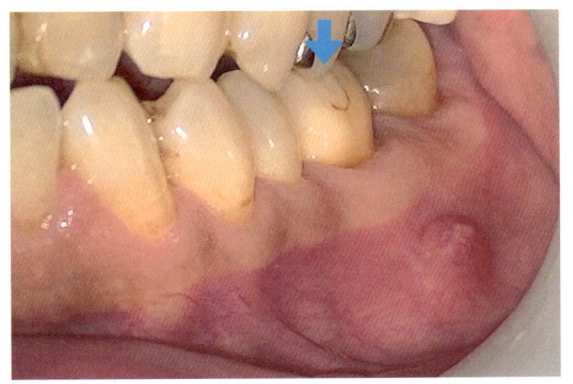

初診時口腔内写真

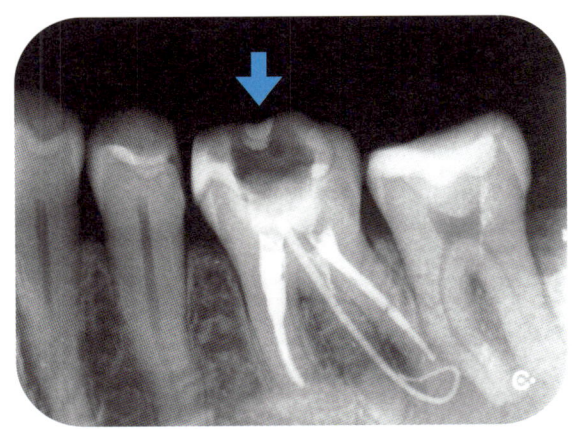

初診時デンタルエックス線写真

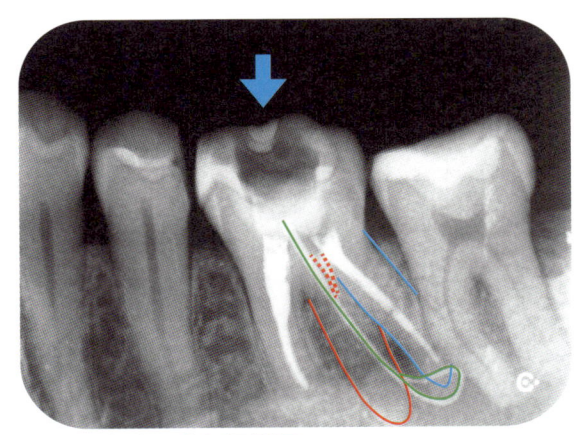

青線は遠心頬側根
赤線は遠心舌側根
赤点線は遠心舌側根管に貼布された
貼薬剤
緑線は瘻孔から挿入した
ガッタパーチャポイント

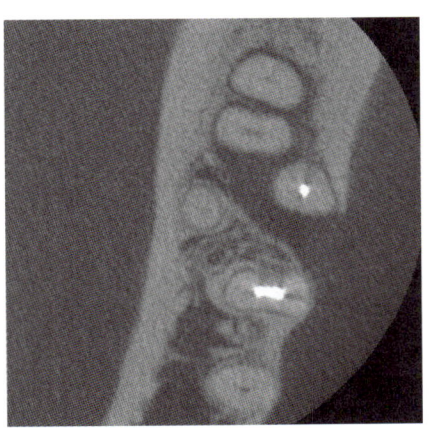

歯科用CT画像（水平断）

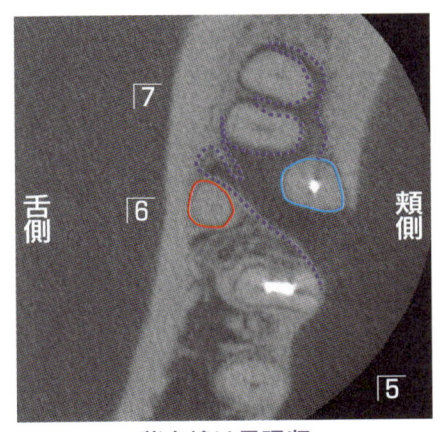

紫点線は骨吸収
遠心に2根あり、離れている。

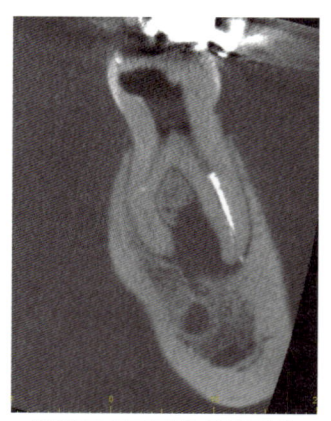

歯科用CT画像（前頭断）

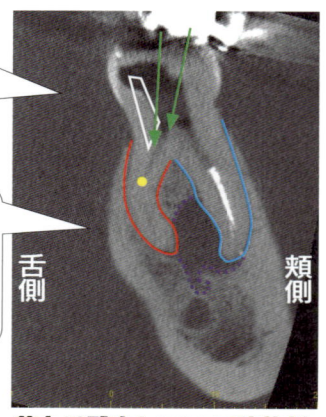

遠心舌側根は湾曲が強く、
依頼元の根管形成は、
湾曲部でステップを形成し、
そこで止まっています

根管を発見し、器具を挿入できても、
湾曲部を乗り越えるためには
根管口部の舌側を切削する
必要があります

舌側　頬側

黄丸は残存している貼薬剤
紫点線は骨吸収

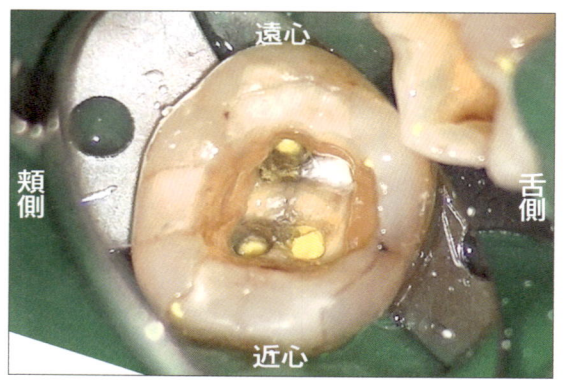

初診時仮封除去後

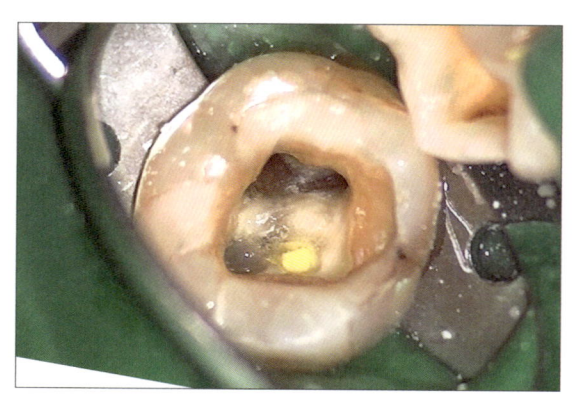

遠心根管の貼薬剤除去後

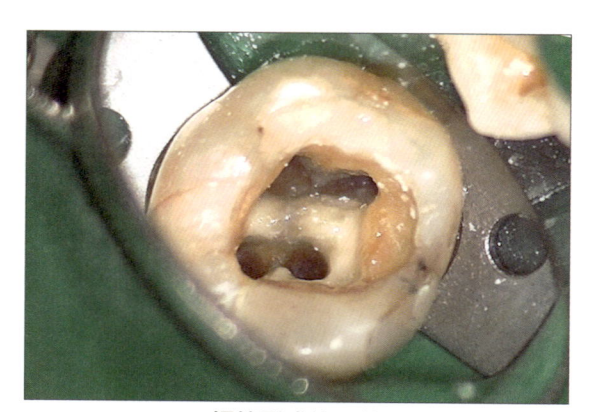

根管形成終了後

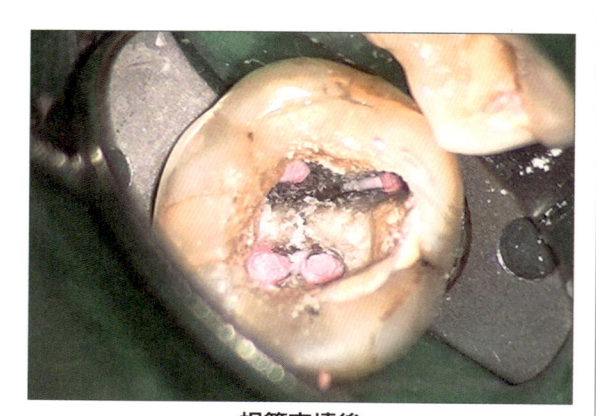

根管充填後
初診時と比較すると、舌側の歯質
を切削していることがわかる。

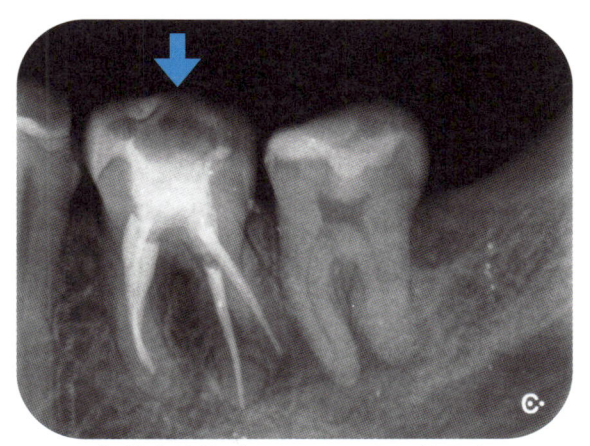

根管充填後デンタルエックス線写真

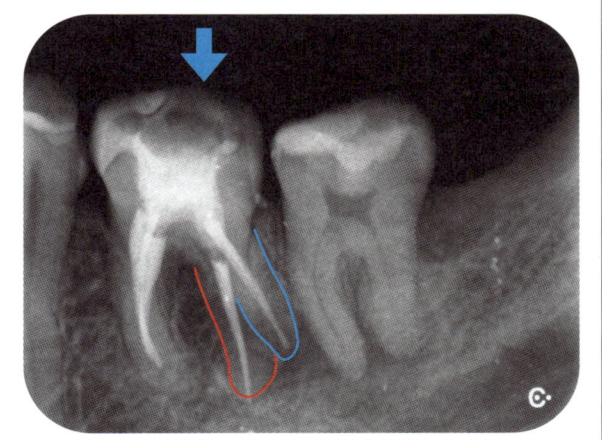

根尖まで処置ができて、歯科医師は大満足。
しかし、湾曲しているようには見えないため、
患者さんには難しさが伝わりにくい。

下顎第一大臼歯の遠心舌側根に限らず、難しい歯では、
十分気をつけていても、うまくいかないことがあります。

処置前に気付き、
その難しさを患者さんに伝え、
実感してもらうことは、
うまくいかなかったときの最高の"保険"になります。

とかく日本人は、
他人と同じであろうとする傾向があるといわれますが、
こと病気に関してはそうでもないように感じています。

他人と異なる点があると知ることは、
自分は特別な存在であると感じ
どこかうれしい気持ちにさせるようです。

病気というものは理不尽なものですから
"うれしい"という言葉は語弊があるかもしれませんが、
患者さんの疾患に対する深い理解と前向きな取り組みにつながると思っています。

オレって特別？
量産型下顎第一大臼歯より
いいかも！

赤いツノは3倍……
いや、3根の証

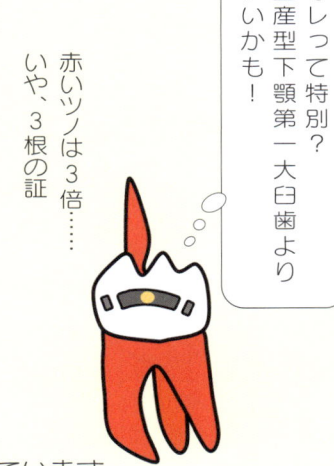

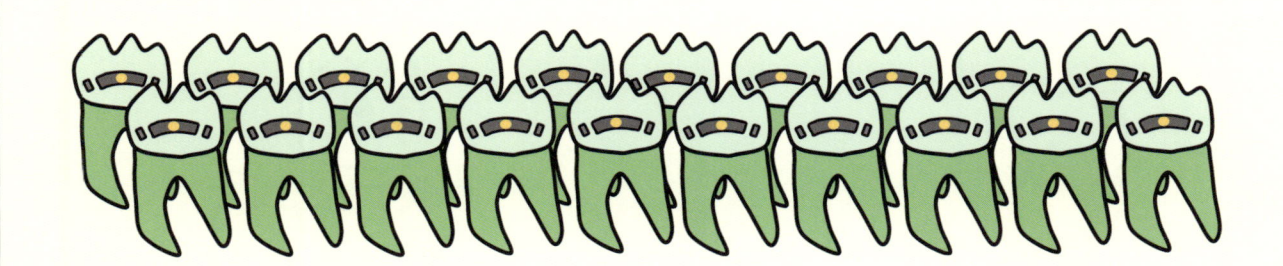

第10話

厚い骨、緻密な骨

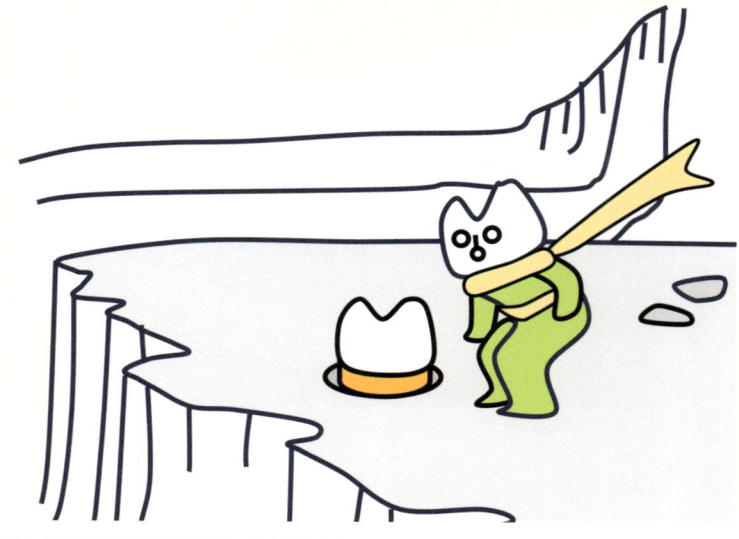

これまでのお話は
いずれも歯についてでしたが、
今回は骨に関するお話です。

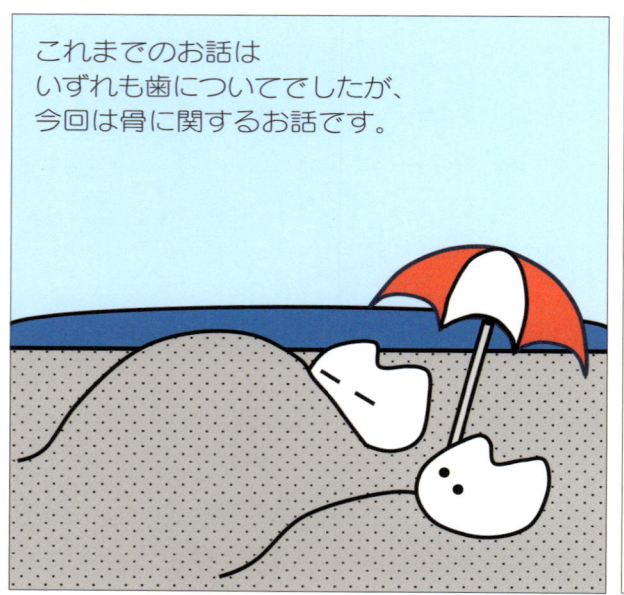

難症例の他に、
根管治療のストレスといえば、
急患ではないでしょうか？

診療の予定が狂い、
休憩時間も
なくなります。

サヨナラ、
わたしのお昼ご飯〜

ある日のことです。
25歳の女性が、
上顎左側第一大臼歯の
急性根尖性歯周炎で
急患にてお見えになりました。

ウルウル

あまりに痛くて
会社を早退して
来ました……

痛みで涙を浮かべているお嬢さんを
前にすると、
歯科医師としては
すぐに何とかしてあげたくなります。

かわいそうに！

アタシがやらずに
誰がやる！

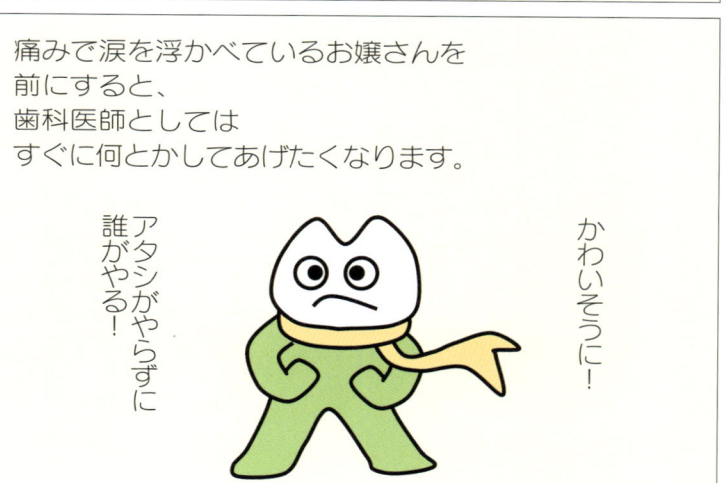

しかし、
時間が十分に取れない時の
急化PulやPerへの処置は、
投薬や咬合調整にとどめたほうが
よいことがあります。

慌ててやると
失敗するよ

とりあえず
僕らにまかせて！

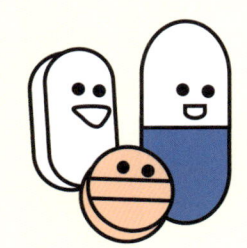

そうそう、
今の急性症状を薬で抑えれば、
いずれ瘻孔ができて落ち着くんですよ〜

この場合も時間が十分にとれず、
投薬と咬合調整にとどめました。

ところが、
数日たっても痛みが全然ひきません。

って、
まだ痛いの⁉

こんなに痛いなら
いっそ抜いてほしいです

しくしく

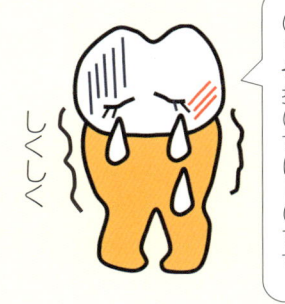

歯科用CTを撮影したところ、
骨の幅径が広くてビックリ！
頬側根の根尖がずいぶん中にいます。

言われてみれば、

視診でも
顎堤の幅が広い！

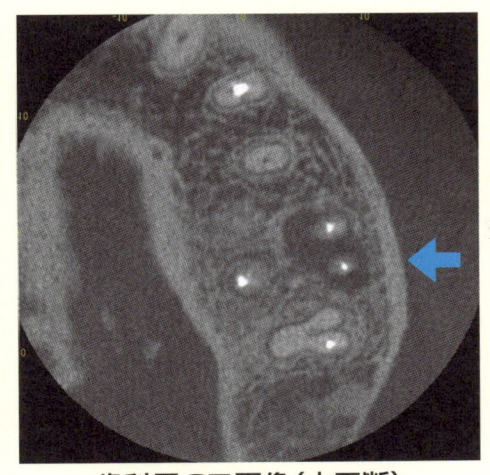

歯科用CT画像（水平断）

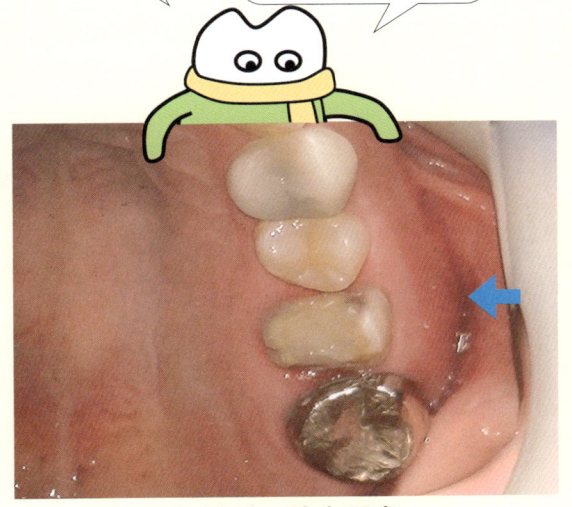

処置前口腔内写真

"厚い骨、緻密な骨"の症例では、
排膿路、すなわち瘻孔が形成されにくく、
経験的に急性症状が強く出るように感じます。

急患でいらしても、
その日はお薬を出すだけに
なると思います

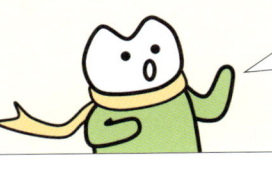

こういう顎堤の方を見たら、
一度お話ししておくと
急患でお見えの時の
ストレスが減ります

急発した時には
痛みが強くなる
可能性があります

本格的な治療は
後日になりますので
ご了承ください

79

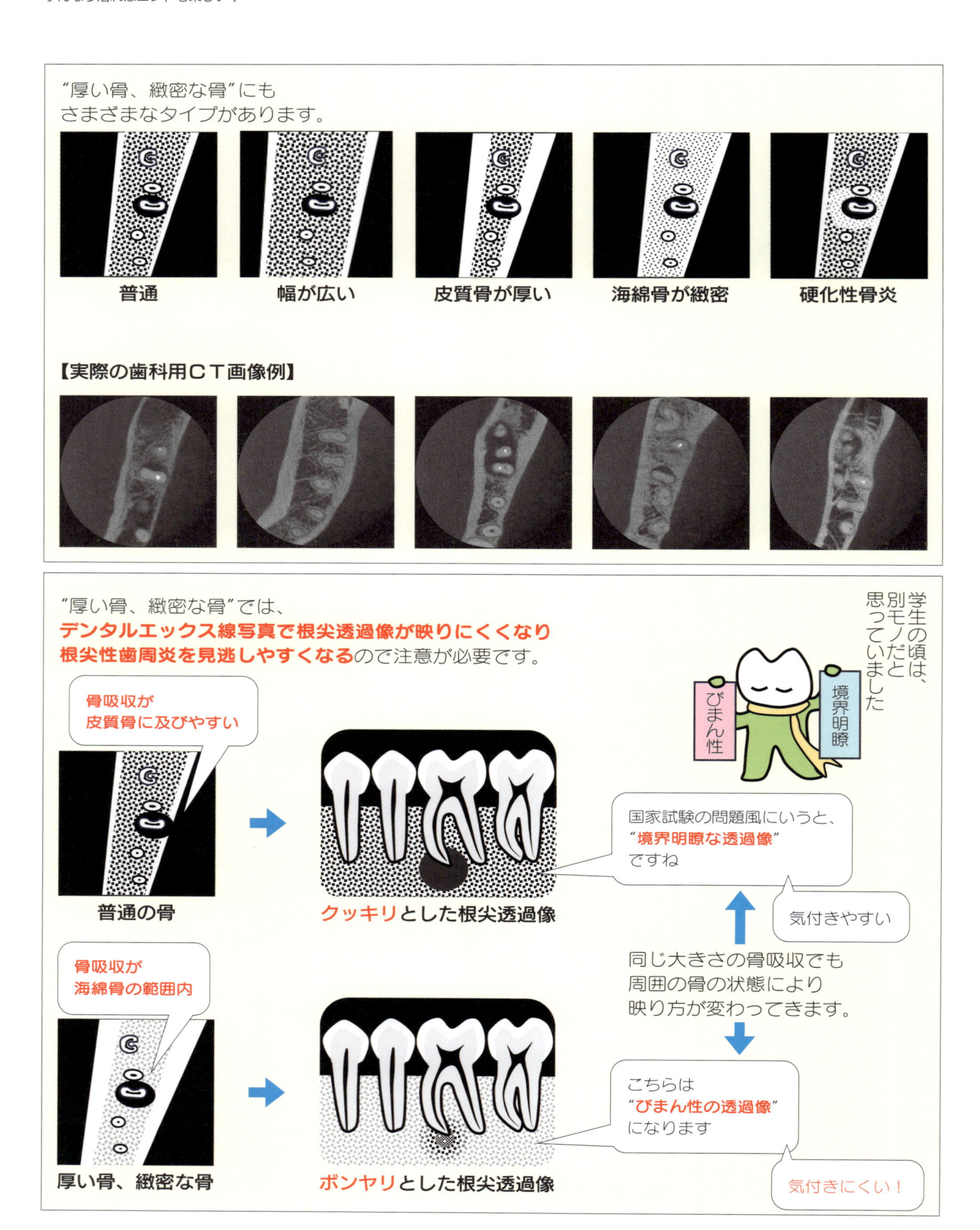

【硬化性骨炎で根尖透過像が見づらい症例】
33歳、女性の下顎右側第一大臼歯
痛みがあると訴えたが、「何も悪くない」と言われ転院した。
転院先では、根管治療をするも痛みが消失しないとのことで、
当院を紹介された。

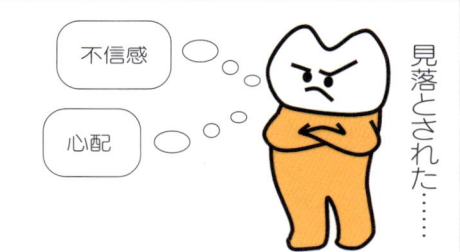

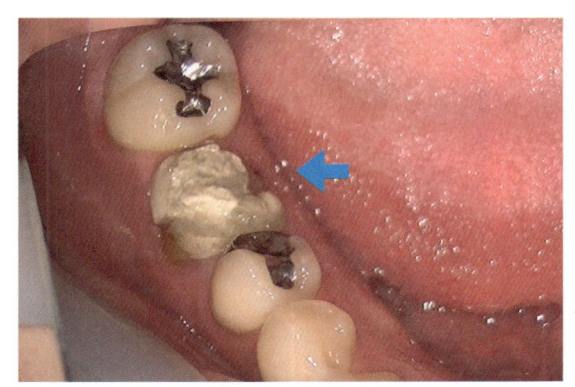

処置前口腔内写真

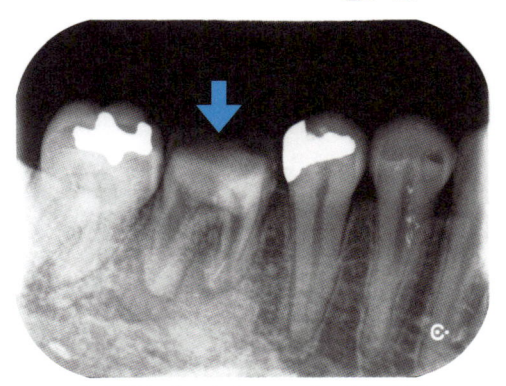

処置前デンタルエックス線写真
6⏌の根尖周囲はむしろ白く、
透過像はないように見える。

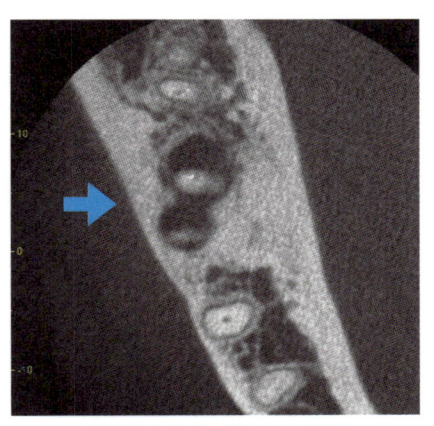

歯科用CT画像：水平断
6⏌根尖周囲のみ海綿骨が真っ白で、
硬化性骨炎があるのがわかる。

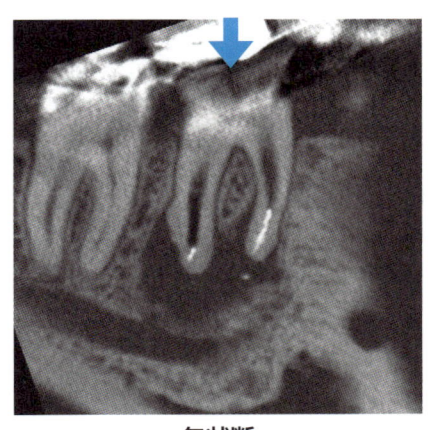

矢状断
デンタルエックス線写真では
見られなかった骨吸収が
明瞭に認められる。

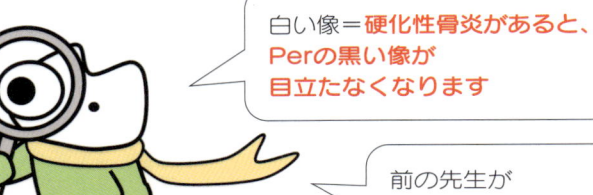

デンタルエックス線写真でも、
歯科用CT画像でも
ついつい透過像＝黒い像
ばかり探してしまいますが、

白い像だって
Perの炎症所見なんです

白い像＝硬化性骨炎があると、
Perの黒い像が
目立たなくなります

前の先生が
「何も悪くない」と言われたのは、
そのせいでしょう

根尖性歯周炎の診断は瘻孔があると簡単ですが、
"厚い骨、緻密な骨"では瘻孔があっても難しいことがあります。

【診断がやさしい症例】

ああ、7|7のPerね

皮質骨が薄いので、
炎症は手近な横へ横へと
進みます。

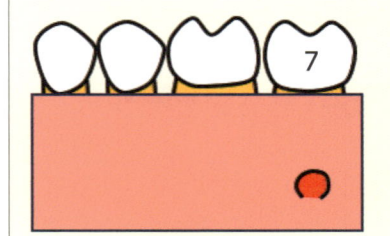
7|7に瘻孔

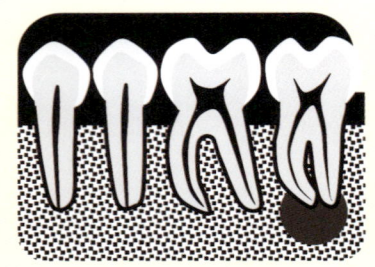
7|7に根尖透過像

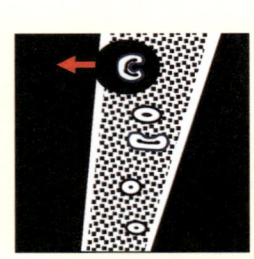
皮質骨まで吸収し瘻孔を形成

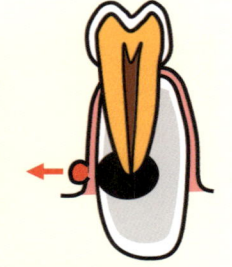

【歯根破折と誤りやすい症例】

ん？　歯根破折？

実は

皮質骨が厚くて頰舌的に進みにくく
柔らかい海綿骨内を上へ上へ……
前庭が浅い7|7は、
余計上に行きやすくなります。

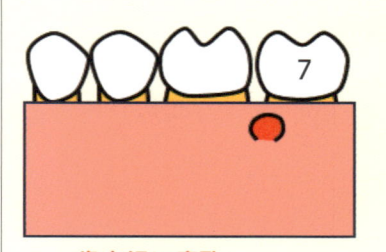
歯肉縁に瘻孔
同部に深いポケット

根側に透過像

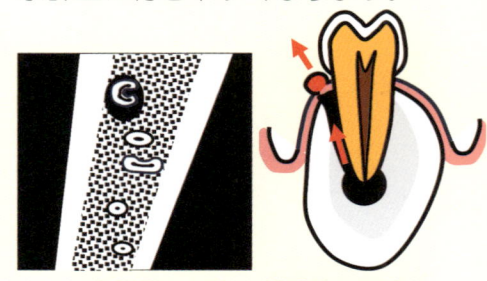
歯根膜を経由し排膿路を形成

【患歯を誤りやすい症例】

ああ、6|6のPerね

実は

原因は|7のPer
皮質骨が厚くて頰舌的に進みにくく
柔らかい海綿骨内を前へ前へ……

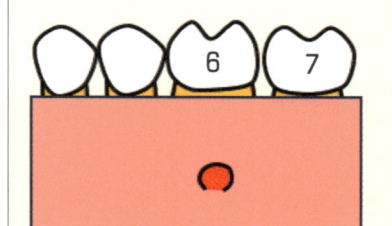
6|6に瘻孔

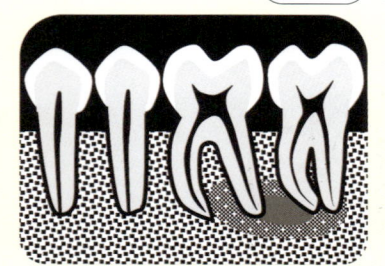
6|6（7|7）に
（びまん性の）透過像

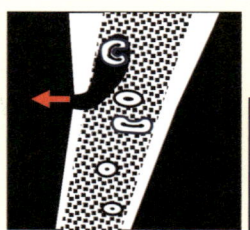
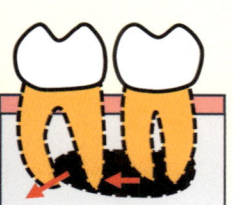
海綿骨内を前方に進展し、
皮質骨が薄い箇所に瘻孔を形成

【骨吸収が上方へ進展した症例】
49歳、女性の下顎右側第一大臼歯
頬側歯肉縁に瘻孔（＋）
ポケット5mm

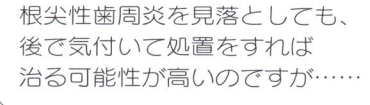

根尖性歯周炎を見落としても、
後で気付いて処置をすれば
治る可能性が高いのですが……

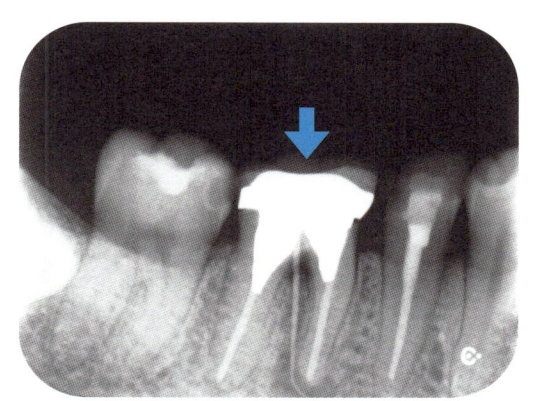

処置前デンタルエックス線写真
残存歯質が薄く、近心根の根側に
透過像が見られ、垂直性歯根破折
が疑われた。

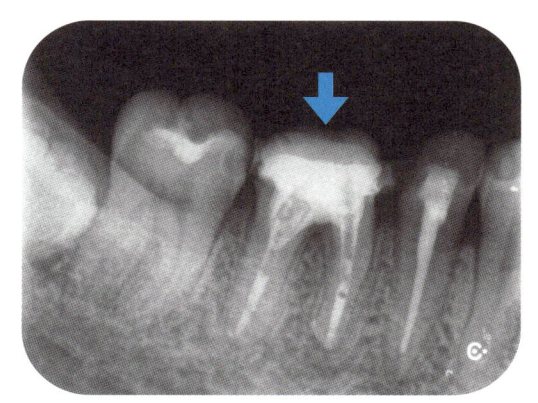

根管治療から1年後
根管治療中に、破折線は見られな
かった。根管治療後は、近心根の
根側の透過像は消失した。

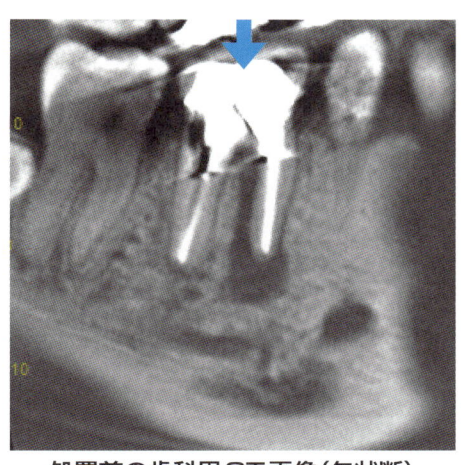

処置前の歯科用CT画像（矢状断）
近心根の骨吸収は、上下に
進展している。

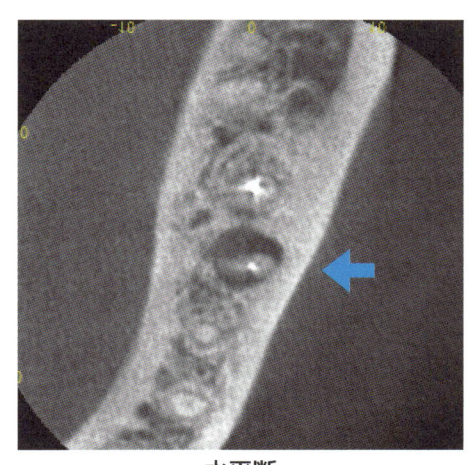

水平断
皮質骨が厚く、海綿骨も緻密で
真っ白に見える。

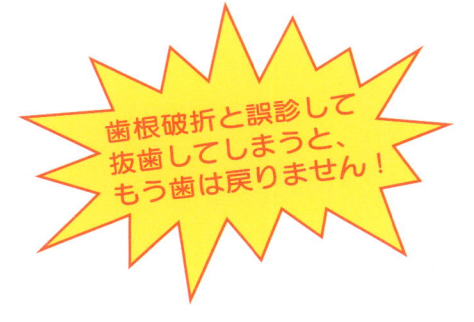

歯根破折と誤診して
抜歯してしまうと、
もう歯は戻りません！

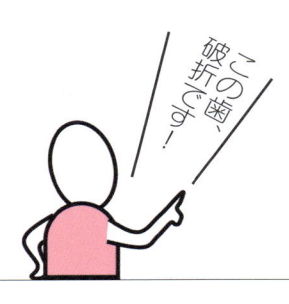

この歯、破折です…！

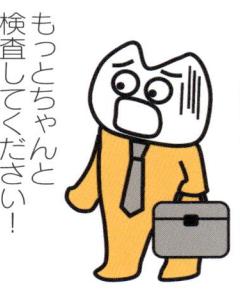

私は誓って
割れてません！
冤罪です！

もっとちゃんと
検査してください！

【類：骨吸収が下方へ進展した症例】

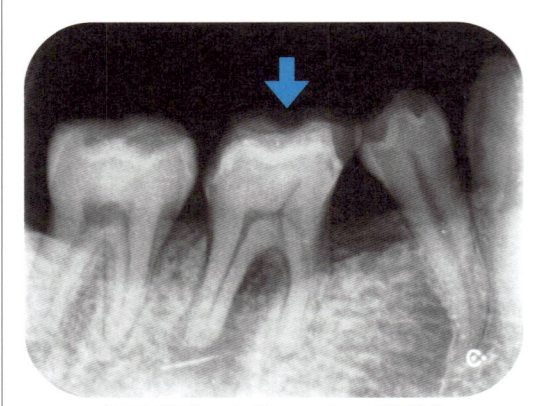

処置前デンタルエックス線写真

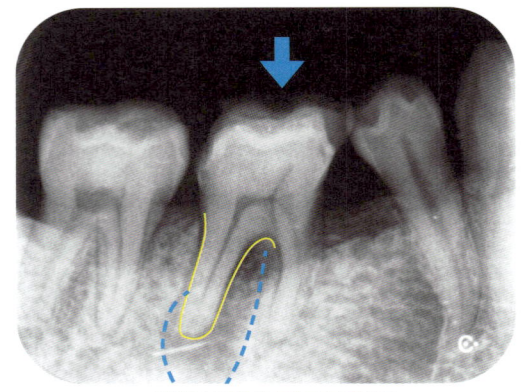

黄線は遠心根の外形線
青点線は透過像
典型的なPer透過像とは形が異なる。

> デンタルエックス線写真では透過像が映り切らず、Perの範囲を過小評価しがちです

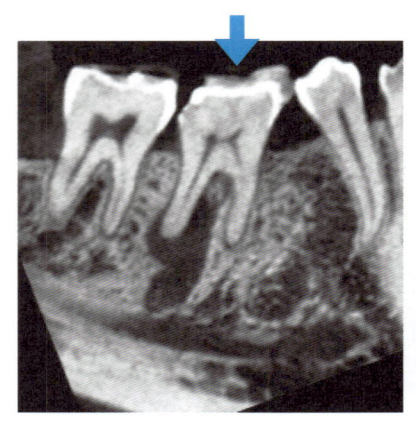

処置前の歯科用CT画像：
頬側根矢状断
皮質骨が厚く、海綿骨内を下へ下へと進展している。

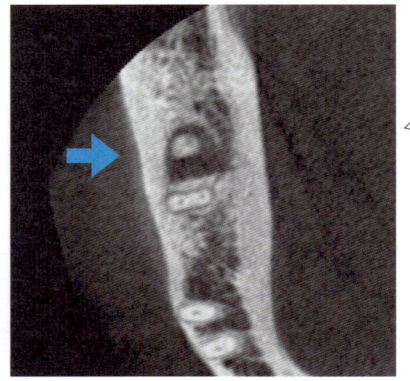

水平断

> 下顎管と交通していると根管洗浄剤や貼薬剤が根尖孔から溢出したら大変なことになるかも！

【患歯を誤った症例】

48歳、男性の下顎右側第一大臼歯
根管治療を続けるも、
腫脹や痛みが消失せず。
大学病院の口腔外科を紹介したところ、
下顎骨骨髄炎の診断で、
処置法は抗生剤の長期投与になるが、
重症ではないのでこのまま根管治療を
継続しても良いと言われた。
担当医は根管治療に限界を感じ、
当院を紹介。

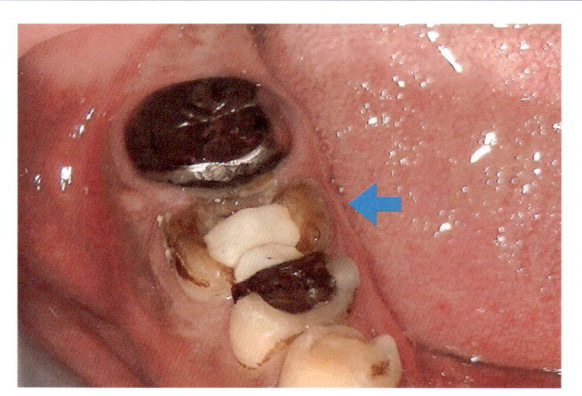

処置前口腔内写真

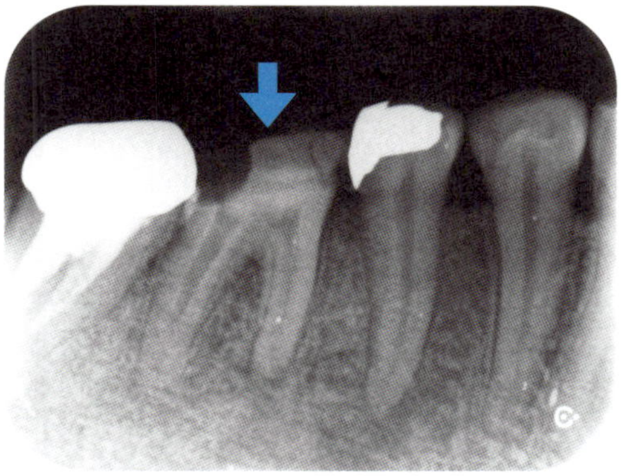

処置前デンタルエックス線写真
よく見ると、5|根尖にびまん性の透過像がある。

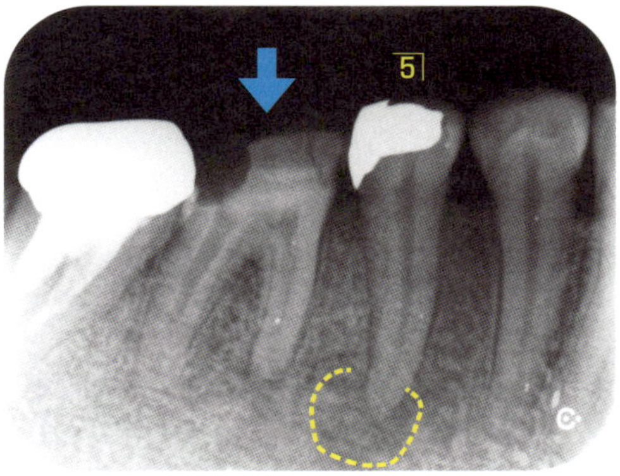

処置前デンタルエックス線写真
黄色点線は、5|根尖のびまん性の透過像の外形線。

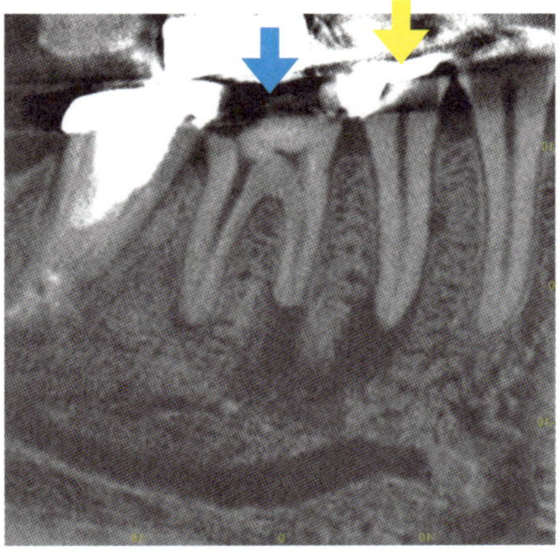

歯科用CT画像：矢状断
5|と6|の根尖部の骨吸収は下方に進展し、交通している。

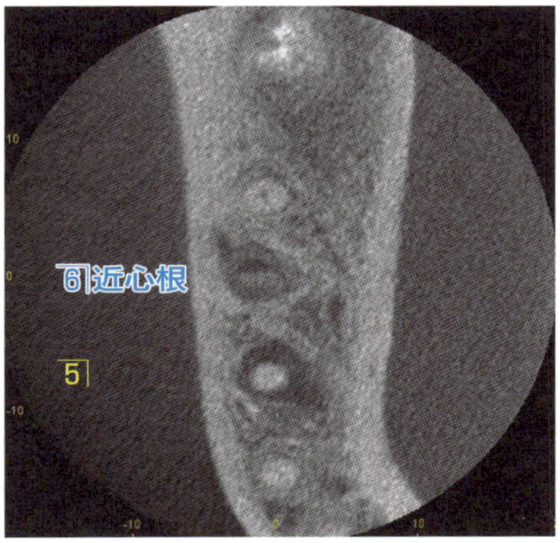

水平断
下顎骨は幅があり、海綿骨が緻密。5|の骨吸収は海綿骨内にとどまっている。

この他、
"厚い骨、緻密な骨"には、
局所麻酔が効きづらい
歯根端切除術がしづらい
といった問題点があります。

遠慮したい……

このぶ厚い骨で、
急化Pulの抜髄はしたくないなあ

根切だったら、
根尖が見づらいし、
器具が届きにくそうだなあ

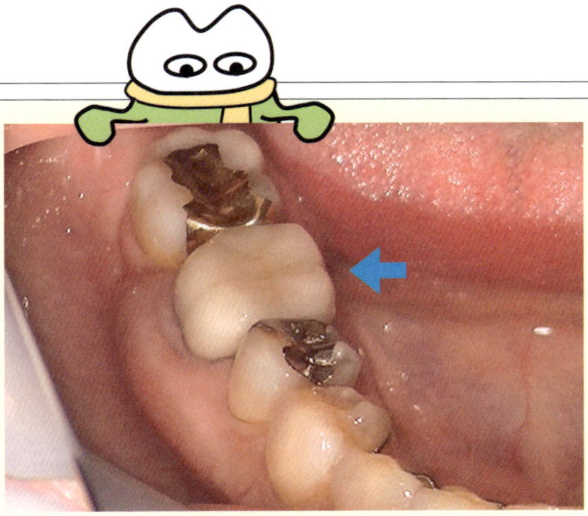

処置前口腔内写真
頬側の骨が突出している。

さらに、**上顎大臼歯部では、頬側に上顎洞が入り込み、歯根端切除術ができないことがあります。**

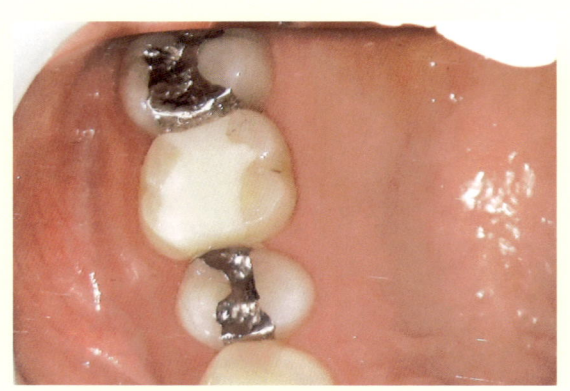

処置前口腔内写真
顎堤が幅広い。

頬側からアプローチしたら、根尖にたどり着く前にいきなり上顎洞に穿孔しちゃう！

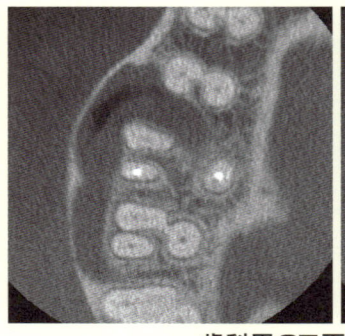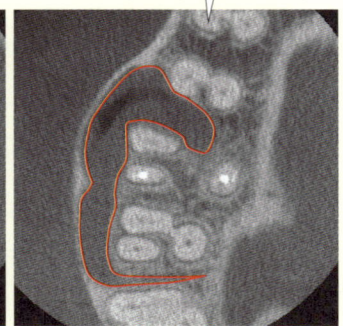

歯科用ＣＴ画像：水平断
赤線は上顎洞の外形線

"厚い骨、緻密な骨"の症例は、これまでの話のように、器具破折、穿孔といった失敗をして加害者になってしまうということはありません。

しかし、診断を誤りハマりやすいので要注意！

歯科用ＣＴ画像を見れば一発ですが、すべての症例で事前に撮影するわけにもいきません。それではどうしたらよいのでしょうか？

まずは、**顎骨の状態が歯内療法の診断に影響を及ぼすということを念頭において眺めることです。**

> ずいぶん幅広な顎堤だなあ

> デンタルエックス線写真が白っぽいなあ

> デンタルエックス線写真のフィルムが入れにくいなあ

治癒という終着駅を目指すとき、さまざまな経路（処置法）がありますが、最初に乗る駅（診断名、患歯）を間違うと、たどり着けません

最近は、歯根破折の増加で"この方は咬合力が強そうだな〜"と初診時に骨隆起に注目することもあるでしょう。

歯内療法も同じです。これからは、根管治療に着手する前に歯、歯根、根管、根尖透過像だけでなく、**顎堤やデンタルエックス線写真そのものにも目を向けてみてください。**

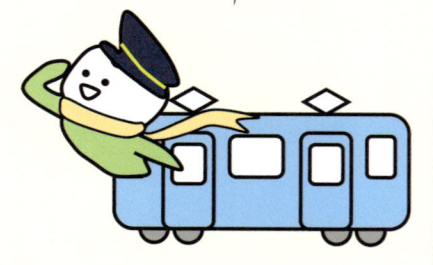

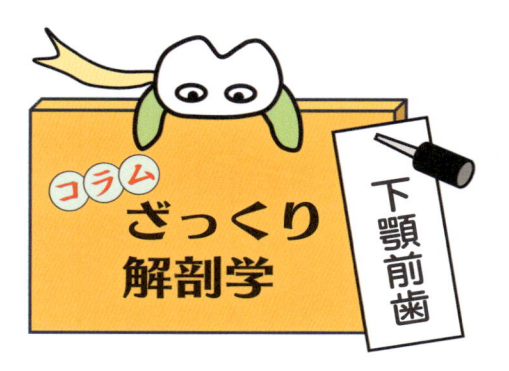

コラム ざっくり解剖学 下顎前歯

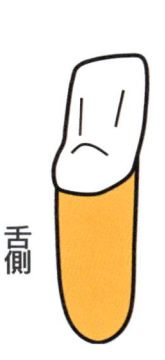

下顎前歯
- 3本に1本は2根管
- 舌側根管を見落としやすい

下顎前歯は、う蝕罹患率が低いので、根管治療をする機会は少ないですが、
歯が小さく薄いので、少しのミスが大きく響きやすい歯です。

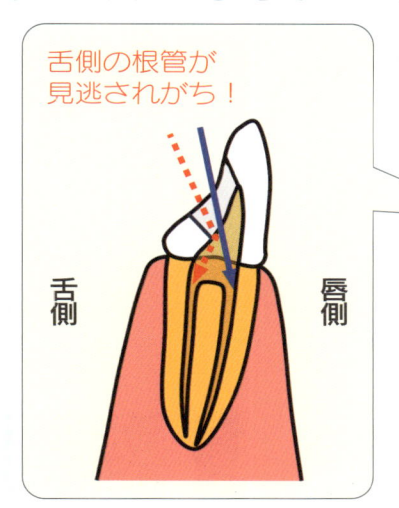

舌側の根管が
見逃されがち！

舌側　唇側

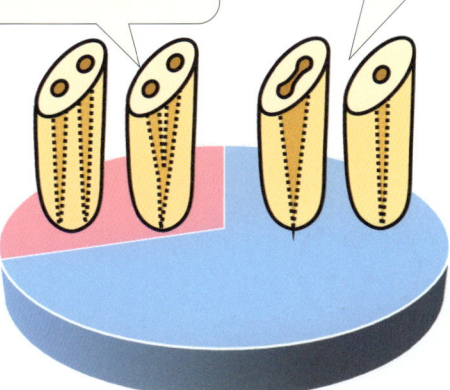

30%は
唇側と舌側の2根管

70%は単根管

唇側

舌側

唇舌的に扁平なので、
髄腔開拡の際に
近遠心に穿孔の危険あり！

真面目に通っているのに
こんなになるまで見落とされた！

下顎前歯部の根尖透過像は、
パノラマエックス線写真では
わかりにくい

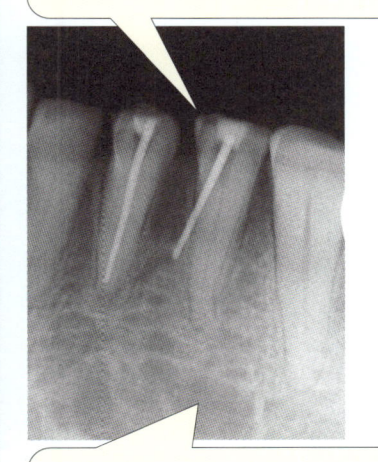

修復装置がないと区別がつき
づらく患歯を誤ることも！

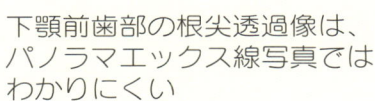
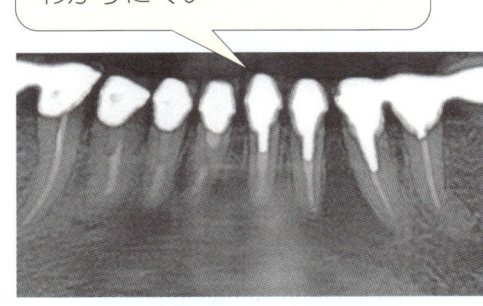

**定期検診で撮影したパノラマエックス線写真の一部（左）と
下顎前歯に症状が出てから撮影したデンタルエックス線写真（右）**

第11話
薄い骨

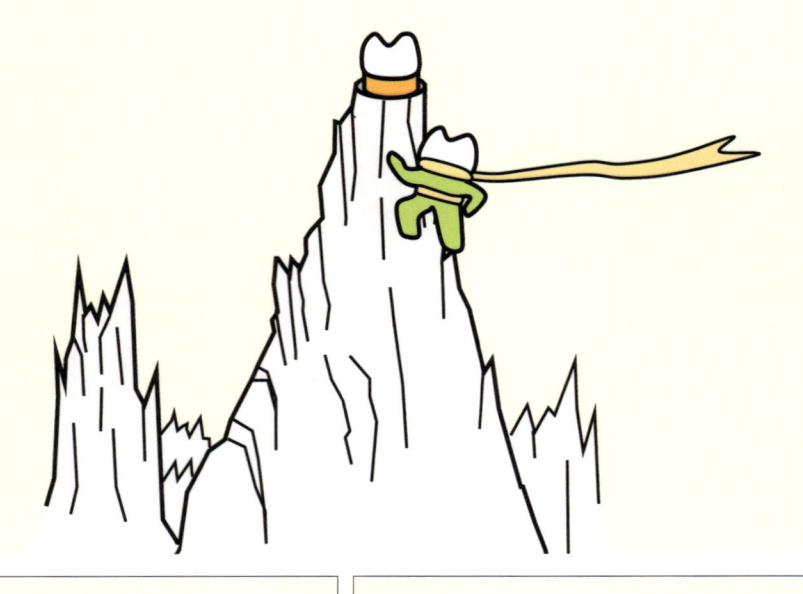

今回も、
歯ではなく骨に関するお話ですが、
前回とは逆に、"薄い骨"です。

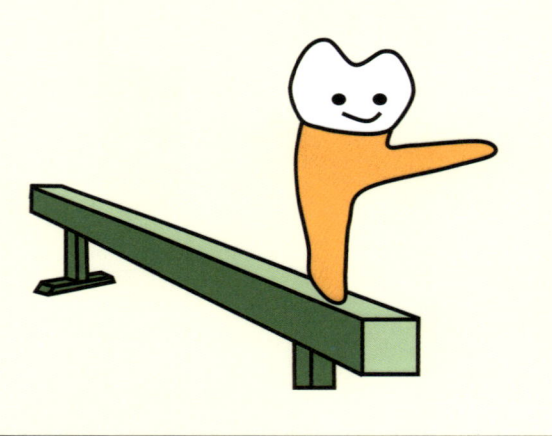

前回では
"厚い骨、緻密な骨"の
難しさについて述べましたが、

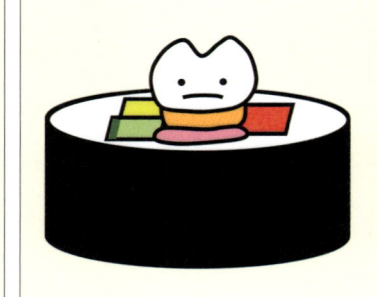

"薄い骨"は逆なので
根尖性歯周炎の診断や処置はラクになります。

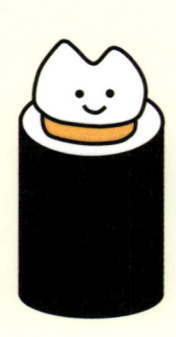

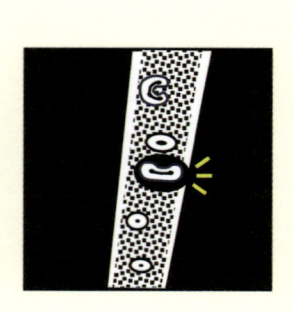

瘻孔ができやすい

デンタルエックス線写真で
根尖透過像が写りやすい

局所麻酔が効きやすい

歯根端切除術がやりやすい

それでも、
"薄い骨"がゆえに困った事態に陥ることがあるので
油断できません。
"薄い骨"というよりは、
"根尖を覆う骨が薄い"時に起こります。

透過像は、
骨が失われて
できるもの

もともと骨が乏しいと、
透過像も乏しくなります

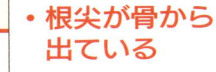

1．根尖透過像が見えづらい

	根尖が骨の中	根尖が片側に寄っている	・根尖が骨から出ている ・根尖を覆う骨が非常に薄い
根尖、歯槽骨、根尖性歯周炎の位置関係	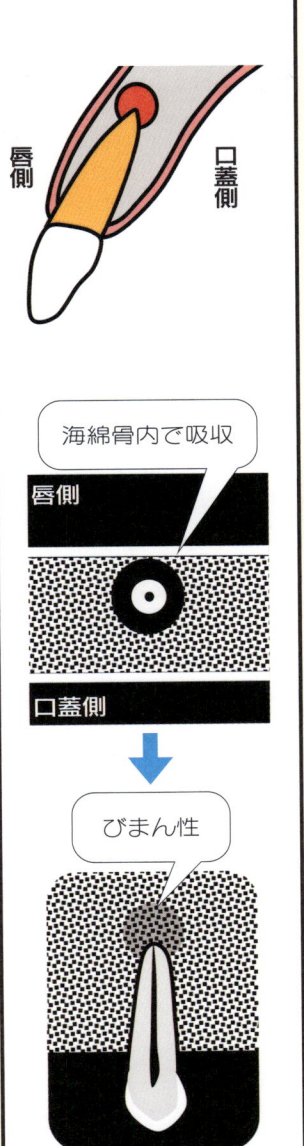 唇側　口蓋側	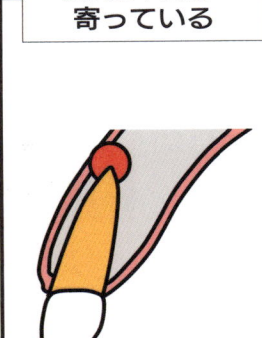	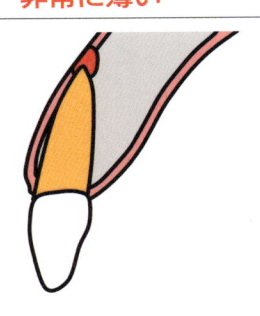
歯科用CT画像（水平断）	海綿骨内で吸収 唇側 口蓋側	皮質骨も吸収	根尖が骨から突出
デンタルエックス線写真の根尖透過像	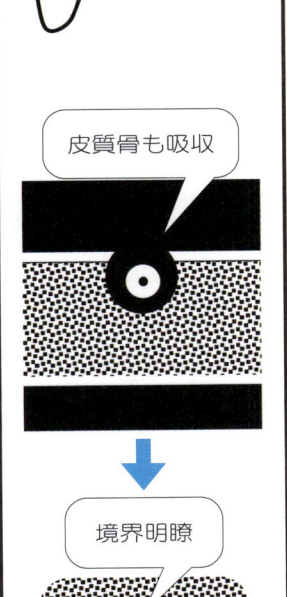 びまん性	境界明瞭	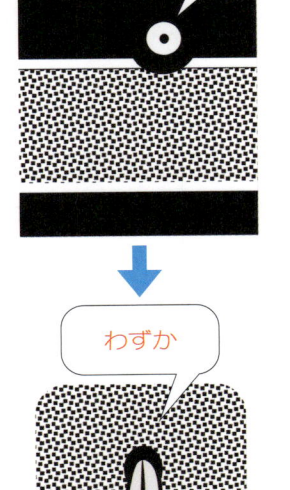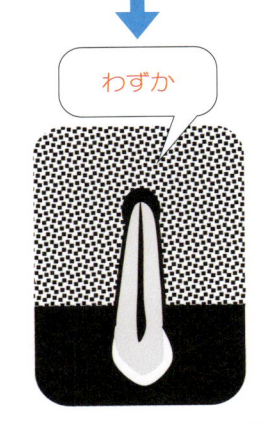 わずか

2．根尖部圧痛が消えづらい

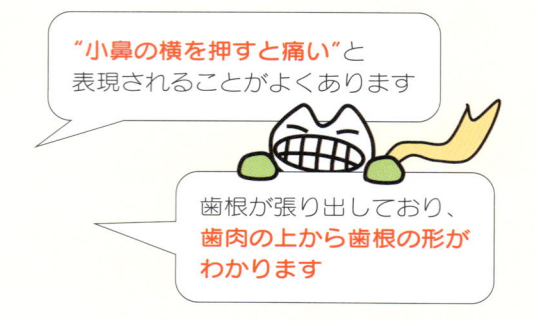

"小鼻の横を押すと痛い"と
表現されることがよくあります

とくに、<u>3|3</u>、<u>4|4</u>では
根尖が歯槽骨の縁に位置しており、
根尖を覆う骨がそもそもないか、薄いため、
根尖部圧痛を感じやすく、
かつ根管治療後も痛みが消えづらいことがあります。

歯根が張り出しており、
歯肉の上から歯根の形が
わかります

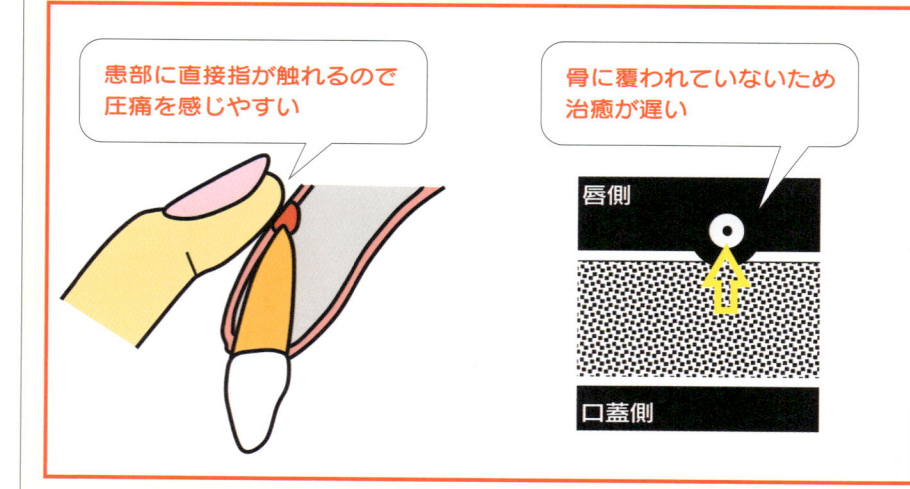

患部に直接指が触れるので
圧痛を感じやすい

骨に覆われていないため
治癒が遅い

唇側

口蓋側

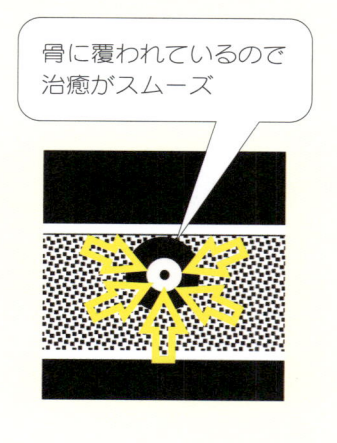

骨に覆われているので
治癒がスムーズ

【根尖部圧痛が消えない症例】
36歳、女性の上顎右側犬歯
<u>3|</u>の根尖部を押すと痛いとのこと。

経験的に、
根尖部圧痛の訴えは、
圧倒的に女性が多いです。

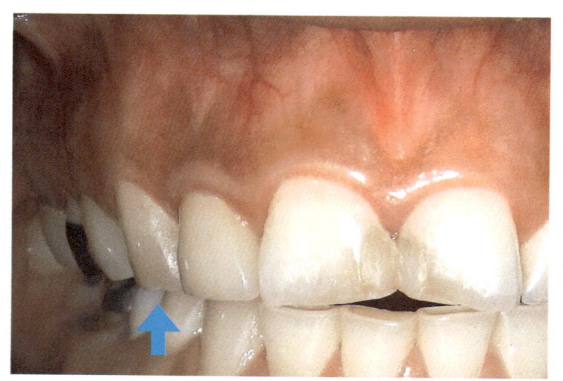

処置前口腔内写真
歯根が張り出しており、歯肉の
上から歯根のフォルムが触れる。

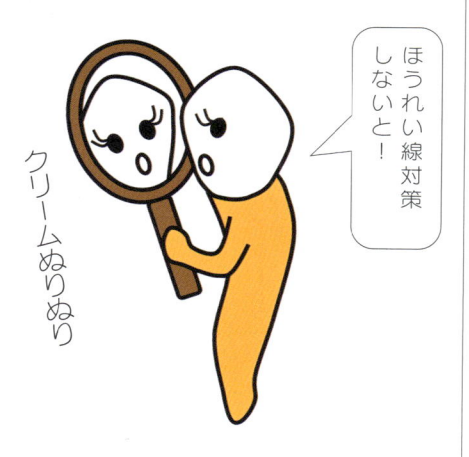

クリームぬりぬり

ほうれい線対策
しないと！

女性のほうが、
洗顔や化粧などで1日に何度も
顔を触り、押す機会があるためでしょう。

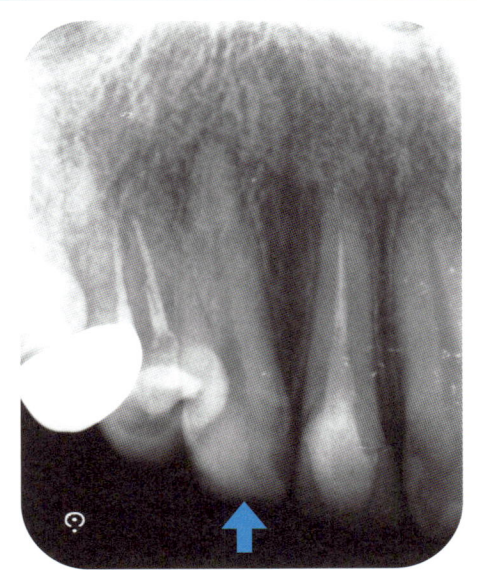

処置前デンタルエックス線写真
根尖の透過像は歯根膜腔の拡大程度で、
根尖性歯周炎に特徴的な円形の透過像は
見られない。

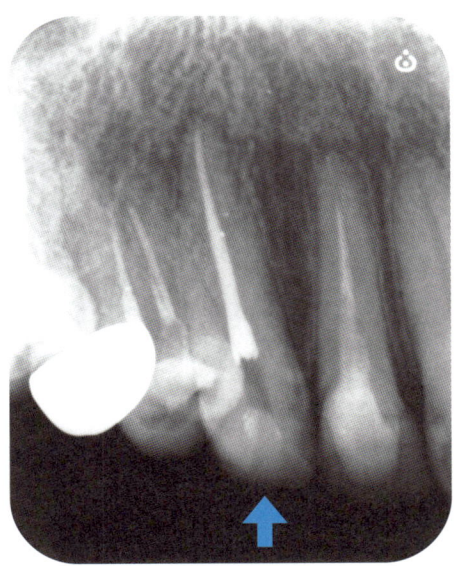

根管治療後
根管治療開始後も根尖部圧痛に変化
はなかったが、根管充填を行った。
1～2か月後から痛みは減少し、
半年後には強く押せば感じる程度
になった。

【根尖透過像が見えづらい症例】
52歳、女性
以前、根管治療を行った
上顎右側第一大臼歯が痛いとのこと。

最近、かかりつけ医で
再根管治療はせずに
私費のクラウンを再製作したとのこと

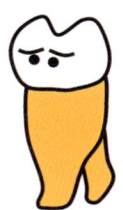

根の治療をしなくて
よかったのかしら？

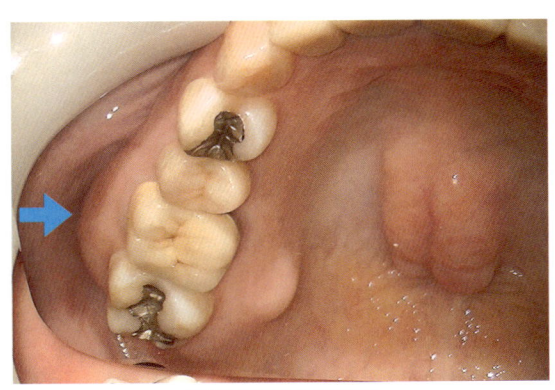

処置前口腔内写真
6⏌の状態は良好に見える。

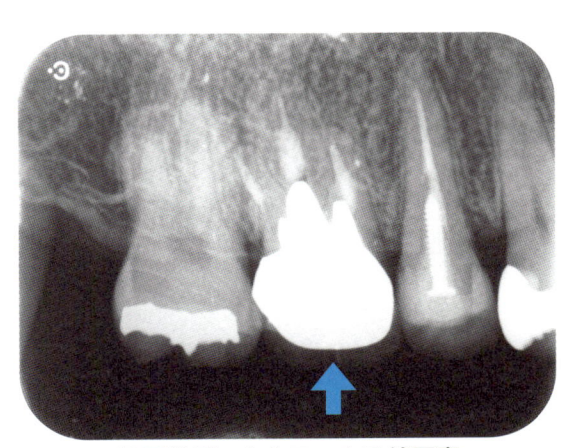

処置前デンタルエックス線写真
6⏌には、痛みの原因になる
ような所見は見られない。

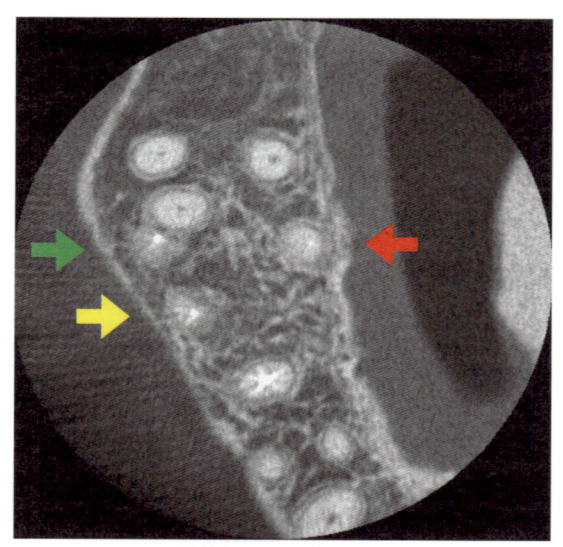

処置前の歯科用CT画像
念のため歯科用CTを撮像したが、
やはり⑥には痛みの原因になる
ような所見は見られなかった。
赤矢印：⑥口蓋根根尖
黄矢印：⑥近心頬側根根尖
緑矢印：⑥遠心頬側根根尖

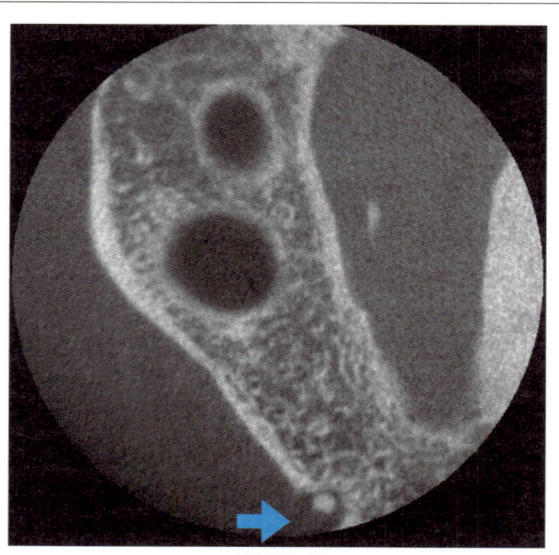

3|根尖部
他の歯についてもさまざまなスライス
で観察した。3|根尖は歯槽骨の
縁に位置し、骨吸収が認められる。
青矢印：3|根尖

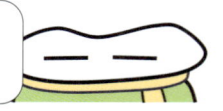
この方、
骨幅も相当ありますよね

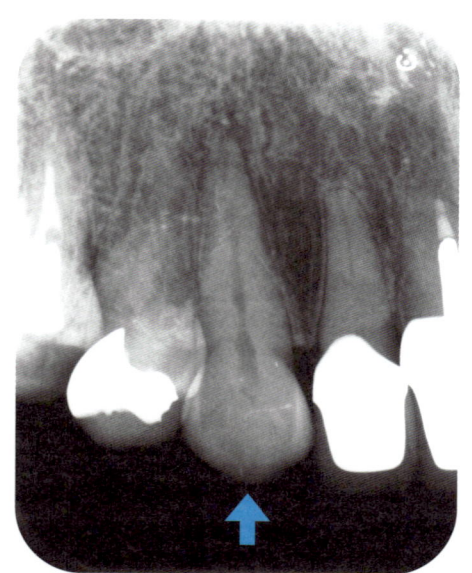

処置直前デンタルエックス線写真
骨の正常像の濃淡のなかで、
3|の根尖透過像は目立たない。

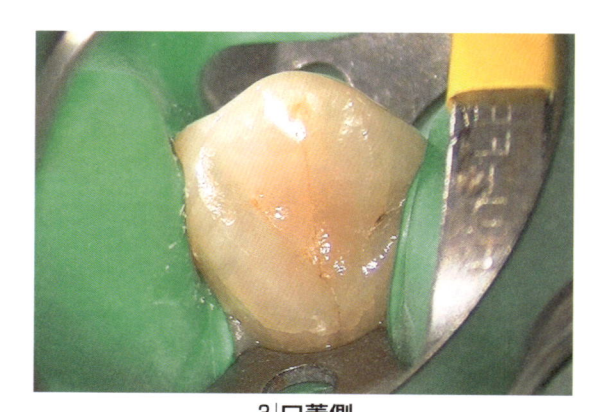

3|口蓋側
3|は電気歯髄検査で陰性を示した。
歯冠部には破折線が見られたことから、
破折線からの感染が疑われた。根管治療
後は、主訴の⑥の痛みは消失した。

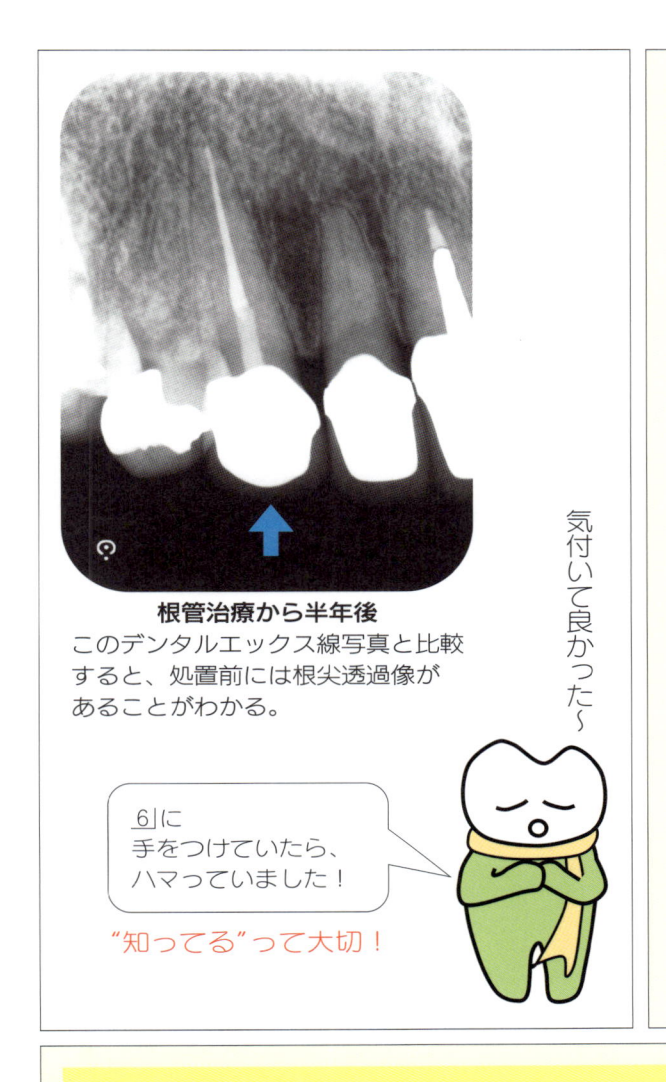

根管治療から半年後
このデンタルエックス線写真と比較すると、処置前には根尖透過像があることがわかる。

気付いて良かった〜

6|に
手をつけていたら、
ハマっていました！

"知ってる"って大切！

このような症例を診ると、
臨床の診断には、複数の知識が同時に
頭に浮かぶことが求められるのだと痛感します。

関連痛！
患歯でなく、
近隣の歯、対合の歯が
痛むことがある
↓
他の歯が原因かも……

画像は、
患歯でない部分も目をとおす
↓
他の歯の画像もチェックしよう

根尖を覆う骨が薄いと、
根尖透過像が目立たない

骨が厚い、緻密だと
根尖透過像が目立たない
↓
だからこの歯に
気付かなかったんだ

3．口腔内と交通しやすい

根尖のみならず、根が一面、歯槽骨から突出している場合は、
歯肉の裂開、退縮、ポケットにより口腔内との交通が生じ、
根面が汚染し治癒が難しくなりやすいです。

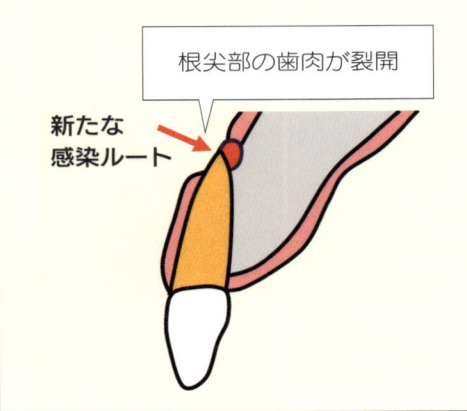

根尖部の歯肉が裂開

新たな
感染ルート

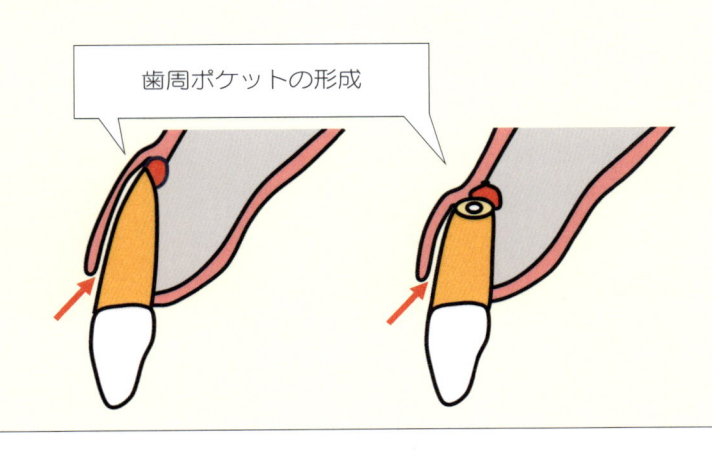

歯周ポケットの形成

【口腔内と交通した症例】
54歳、女性の上顎左側第一大臼歯
自覚症状はないが、かかりつけ医が
歯肉から根尖が露出していることに気付き、
当院を紹介。

根管治療の際に、
患者さんに質問された
ことはないですか？

「そのままにしたら
どうなりますか？」

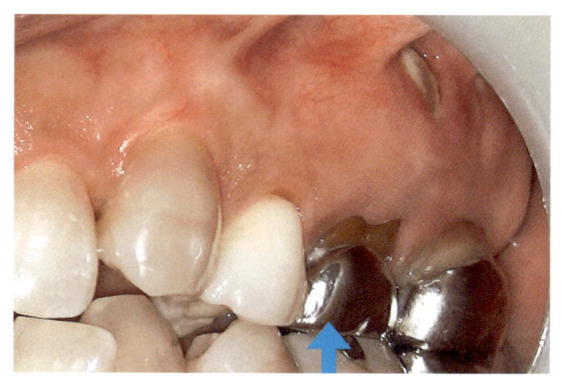

処置前口腔内写真
遠心頬側根の根尖部が、
歯肉から露出している。

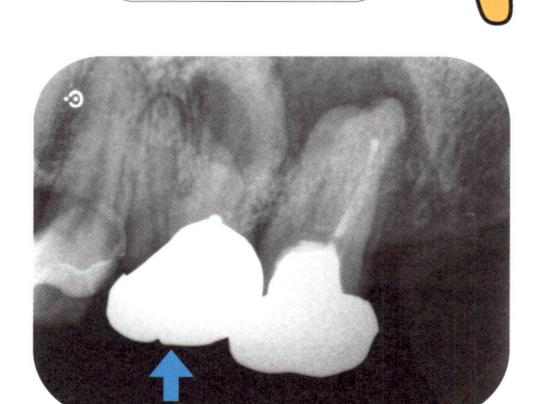

初診時デンタルエックス線写真

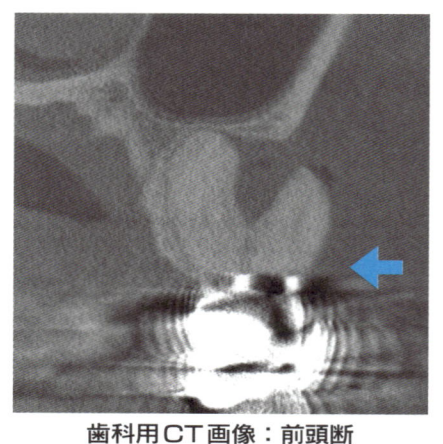

歯科用CT画像：前頭断
青矢印：⌐6の遠心頬側根
⌐7は、保存適応ではない歯根破折
が認められたため、抜歯した。
⌐6の遠心頬側根は、まったく骨に
被覆されていない。再根管治療を
行ったが、歯肉の裂開や骨吸収は
改善しなかった。

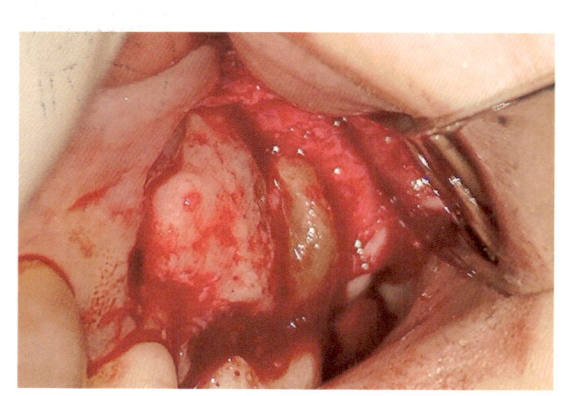

フラップを開けたところ
歯根端切除術を試みたが、結局
遠心頬側根は保存できなかった。

歯周疾患なら
「グラグラになって
抜けます」
で納得ですが、

根尖性歯周炎の場合は
説明しづらいですよね。
これは、その1形態です。

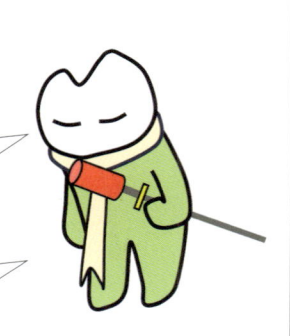

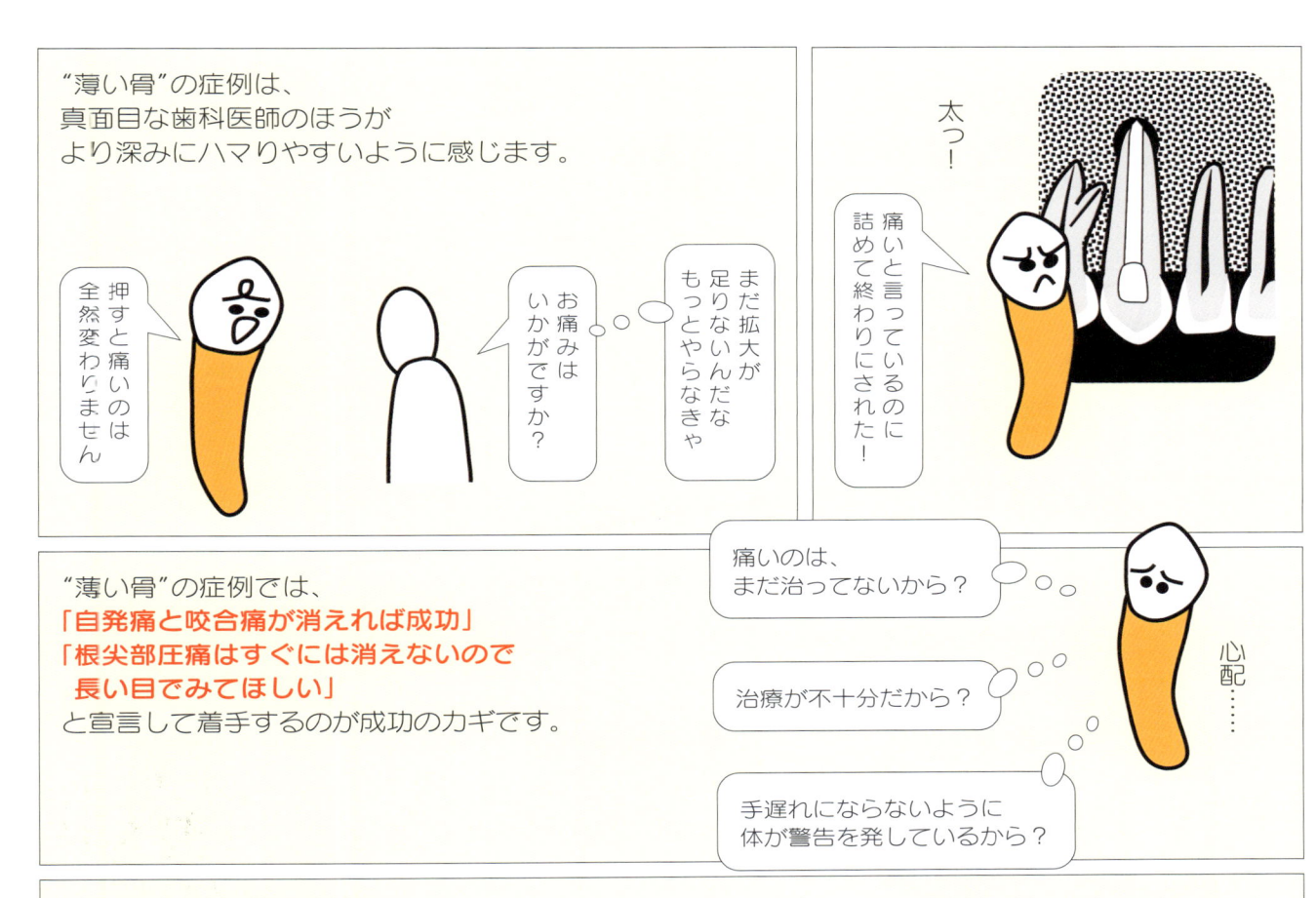

"薄い骨"の症例は、
真面目な歯科医師のほうが
より深みにハマりやすいように感じます。

押すと痛いのは
全然変わりません

お痛みは
いかがですか？

まだ拡大が
足りないんだな
もっとやらなきゃ

痛いと言っているのに
詰めて終わりにされた！

太っ！

"薄い骨"の症例では、
「自発痛と咬合痛が消えれば成功」
「根尖部圧痛はすぐには消えないので
　長い目でみてほしい」
と宣言して着手するのが成功のカギです。

痛いのは、
まだ治ってないから？

治療が不十分だから？

手遅れにならないように
体が警告を発しているから？

心配……

"思うように治療が進まない"
"思ったような結果が得られない"
そのお悩みはもしかしたら
"治療のゴール"の設定が適切でないのかもしれません。

根管治療は、機械の修理ではありません。
相手は生き物です。
思うようにいかなくてあたりまえです。
治療という名のもとに歯を削り続ければ減る一方ですから、
頑張り続ければよいというものでもありません。

"100％元に戻る"
"痛みがゼロになる"
"以前と同じように噛める"
そんな目標に縛られているのは、歯科医師のほうかもしれません。

教科書のような100点満点の結果を出すことはできなくても、
１日でも長く日常生活が支障なく送れる地点をゴールに設定し、
患者さんに理由を説明して、理解を得てから着手する。

はじめから患者さんとゴールを共有することができれば、
エンドのストレスはずっと減るのではないかと思っています。

小学生の時の
"夏休みの計画"が
達成できなかった理由が
今はわかるなあ〜

計画自体に無理がある

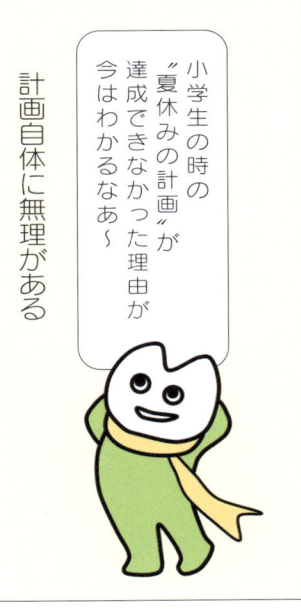

第12話
伸びしろがない歯

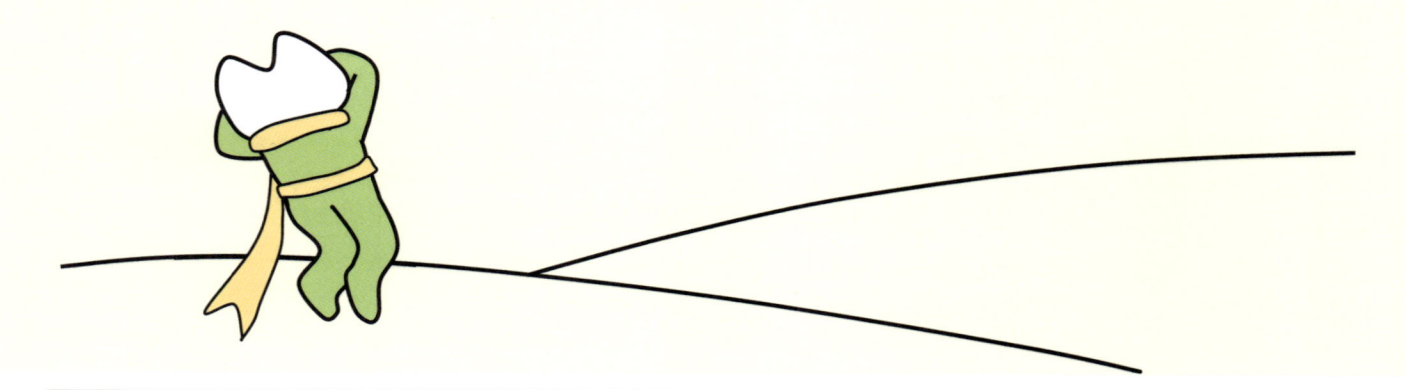

今回は、
"伸びしろがない歯"です。

45 ✓✓✓
95 ○○○

かつて、
成績が悪い学生を
有名大学に合格
させた塾の本が
話題になりました。

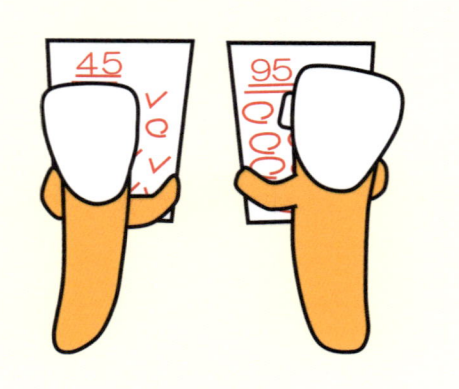

ミラクル！

アンビリーバボー！

学年ビリのギャルが
1年で偏差値40あげて
K大に現役合格した話

でも、
自分はこう考えてしまいます。

成績が悪いコは
"伸びしろ"のあるコ、
勉強の仕方や習慣がつけば
うんと伸びそうですよね

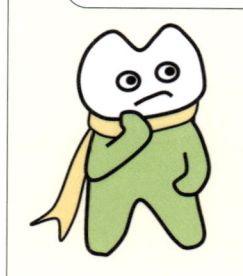

偏差値70を
72にするほうが
難しくない？

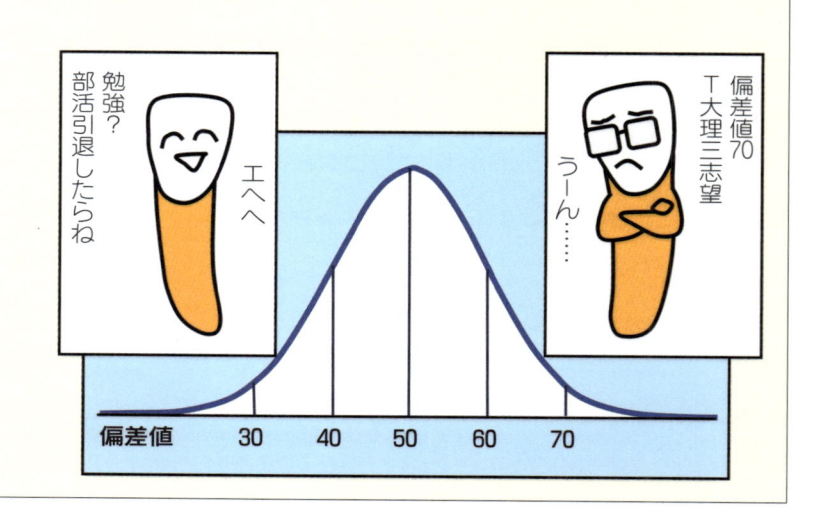

勉強？
部活引退したらね

エヘへ

偏差値70
T大理三志望

うーん……

偏差値　30　40　50　60　70

根管治療も同じではないでしょうか？

根管充填が良さそうな歯よりも、
見るからにダメな歯のほうが、
再根管治療で改善することが多い
ものです。

・未処置の根管がある
・根管充填が
　アンダー、疎

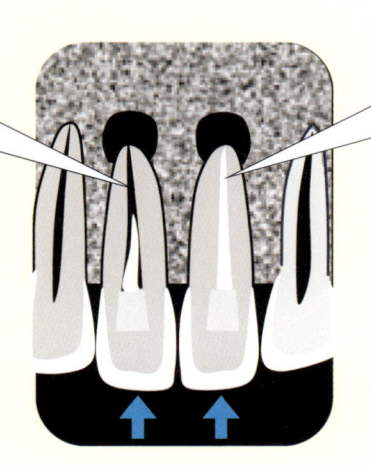

根管充填の
到達度、緊密度が良好

・細菌が生息するスペースが
　タップリありそう
・根管治療で清掃できる余地が
　まだまだありそう

・細菌が生息するスペースが
　少なそう
・根管治療で届くところは
　前の治療ですでに
　清掃されてそう

根管治療で治りそう

根管治療では治らなそう

【根管治療未処置の症例】
29歳、女性の上顎左側側切歯
鼻の横を押すと痛い
唇側に瘻孔あり、ポケットは浅い、動揺度1

未処置の根管は
伸びしろいっぱい！

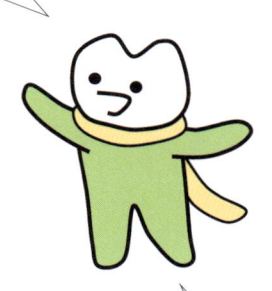

まさに
偏差値40からの
V字回復！

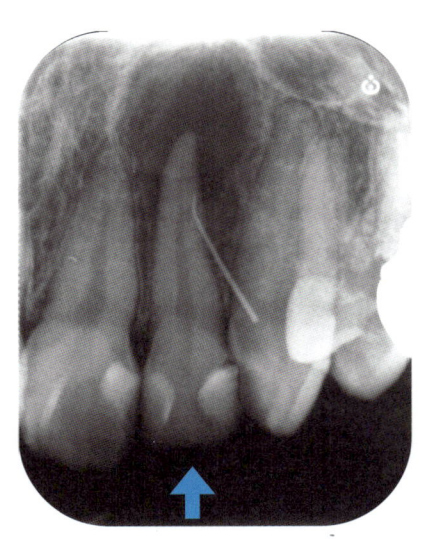

初診時デンタルエックス線写真
根尖透過像は非常に大きく、
口蓋側に抜けている。

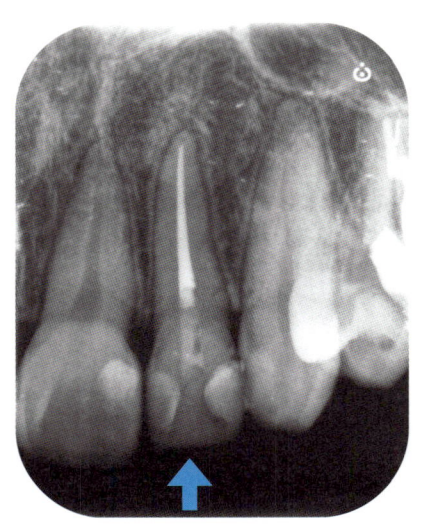

根管充填4年半後
根尖透過像は改善している。

根管充填の到達度、緊密度が
比較的良好なのに
根尖透過像がある場合は、
治癒していない理由を考えてみます。

もちろん、特殊な可能性ばかりを考えてしまい、よくあるもっと単純な症例、たとえば二次う蝕で再汚染しているのを見逃すなんていうのはナンセンスですよ

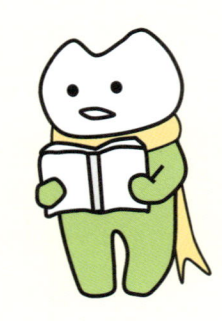

第3話「歯冠がない歯」を思い出して

治らない理由はしごく単純なのに、見落とされて難症例になることもあります

以下のような症例は、
再根管治療では治りにくいので、
着手前に気付くかどうかが
重要になります。

1．頬舌にある側枝
2．頬舌方向の根尖の屈曲
3．根表面の感染
4．歯根嚢胞
5．垂直性歯根破折
6．セメント質剥離
7．セメント質異形成症

気付かないとハマります！

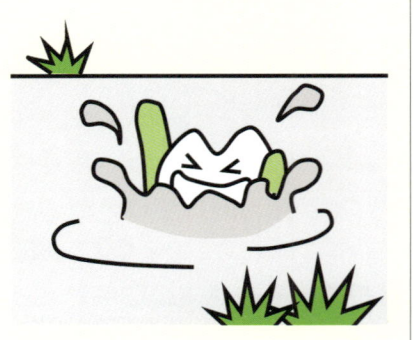

1．頬舌にある側枝

デンタルエックス線写真で
透過像が根側に広がりにくいので
側枝に気付きにくい

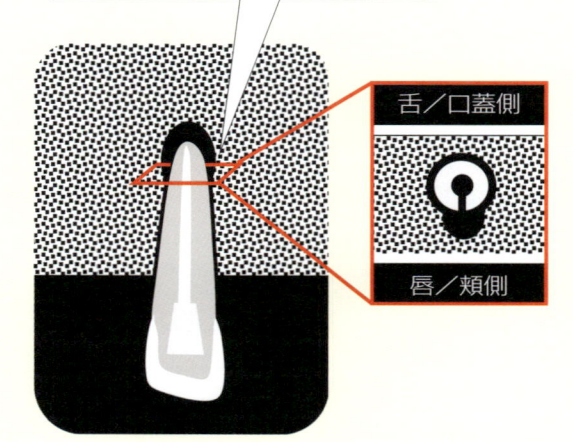

舌／口蓋側

唇／頬側

頬舌にある側枝

透過像が根側に広がるので、
側枝に気付きやすい

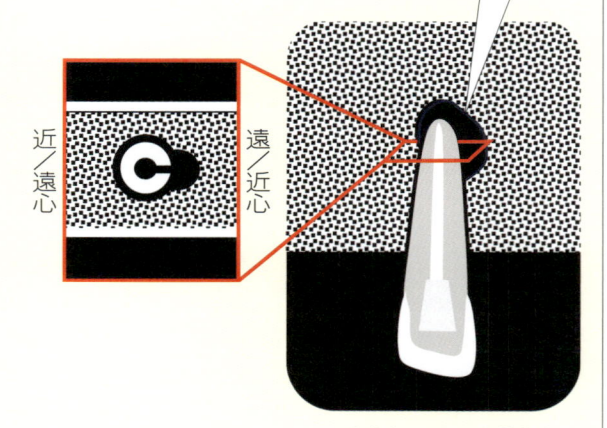

近／遠心

遠／近心

近遠心にある側枝

【頬舌にある側枝の症例】
53歳、女性の上顎左側中切歯
1年近く根管治療を続けているが、
治療後1か月程すると違和感が再発する
とのことで当院を紹介された。
①2③に仮封冠が仮着されている。

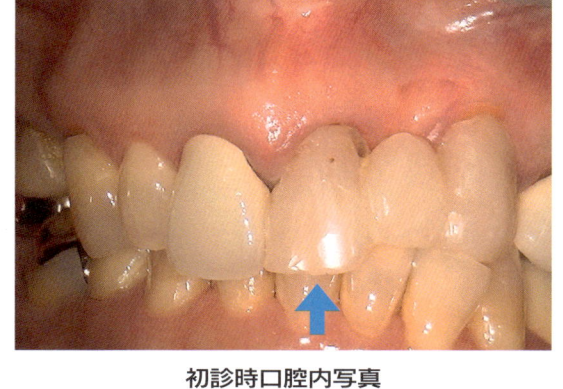

初診時口腔内写真

> 違和感が再発する原因としては、
> 仮封冠からの漏洩も疑われます
> （第3話25ページ参照）

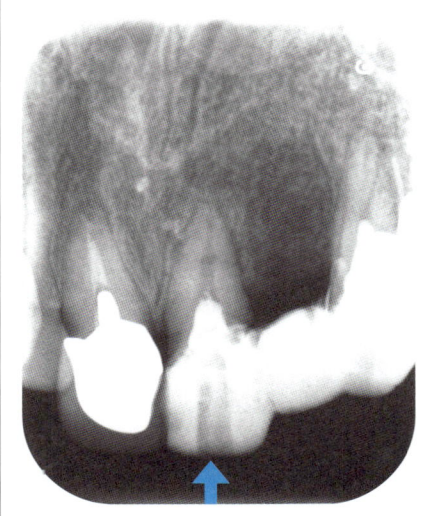

初診時デンタルエックス線写真

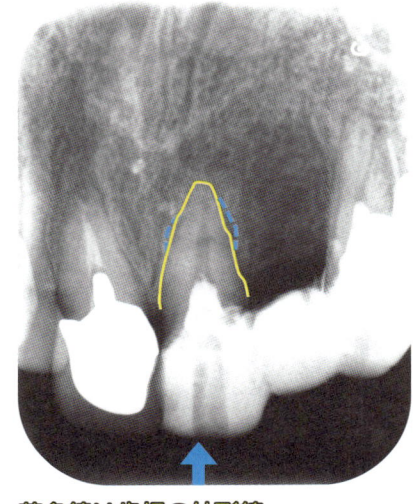

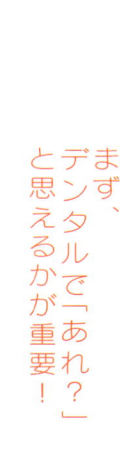

黄色線は歯根の外形線
水色点線は透過像
明かな根尖透過像は見られない。
一方で、根中央部には歯根膜腔の
拡大が見られる。

> 一般的な根尖性歯周炎とは
> 異なるものを感じ、
> 歯科用CTを撮影する
> ことにしました

まず、デンタルで「あれ？」と思えるかが重要！

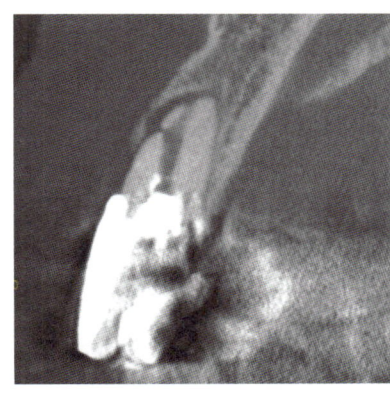

初診時歯科用CT画像（矢状断）

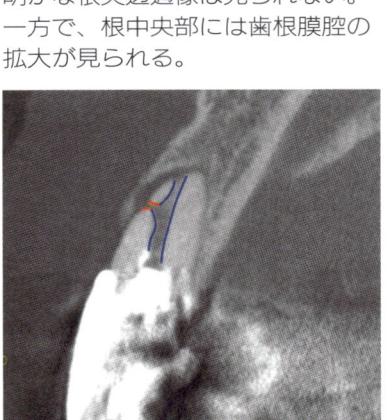

青線は主根管
赤線は側枝
唇側に側枝が開口している。

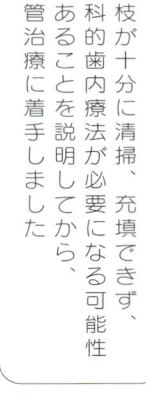

> 側枝が十分に清掃、充填できず、
> 外科的歯内療法が必要になる可能性
> があることを説明してから、
> 根管治療に着手しました

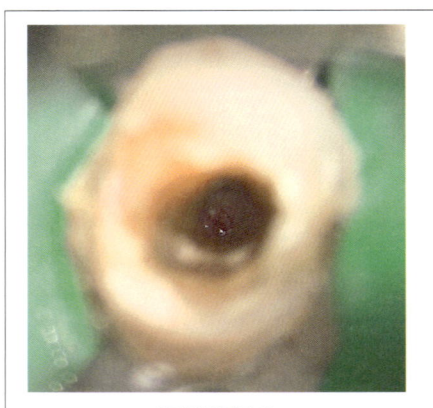

根管清掃後

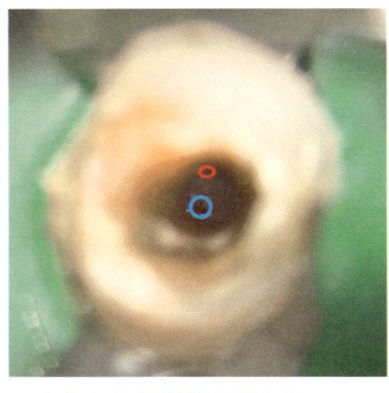

水色丸は主根管の根尖孔
赤丸は側枝
太い側枝なので、顕微鏡下で
確認することができた。

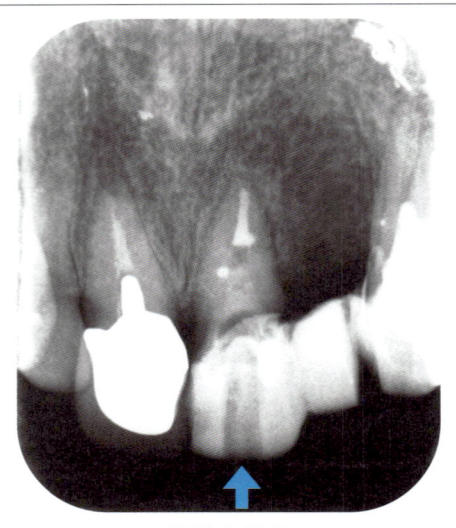

根管充填後
側枝に充填されていても映らない。

【参考：近遠心にある側枝】

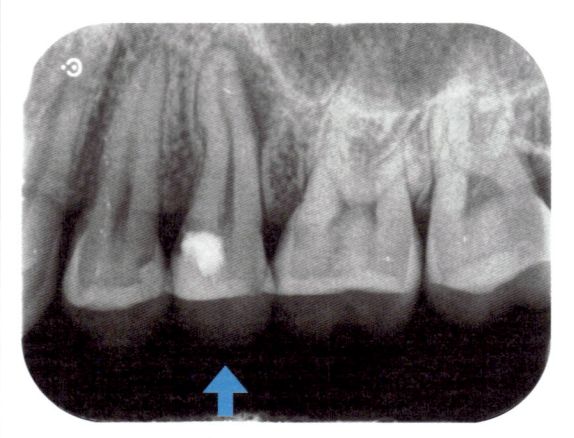

処置前デンタルエックス線写真

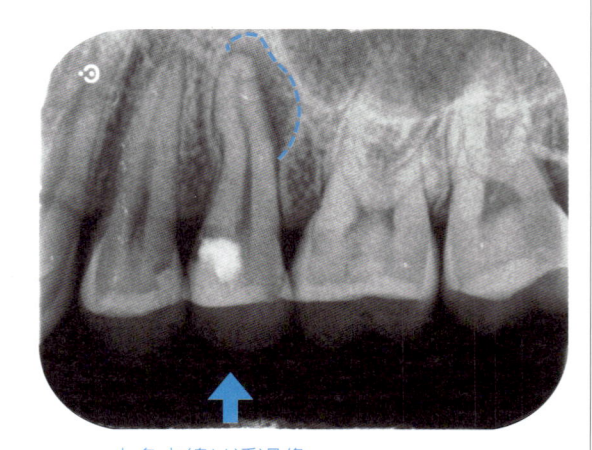

水色点線は透過像
根側に透過像が明瞭に認められる。

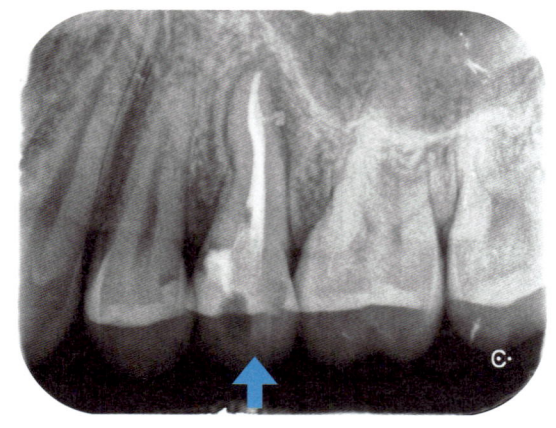

根管充填後

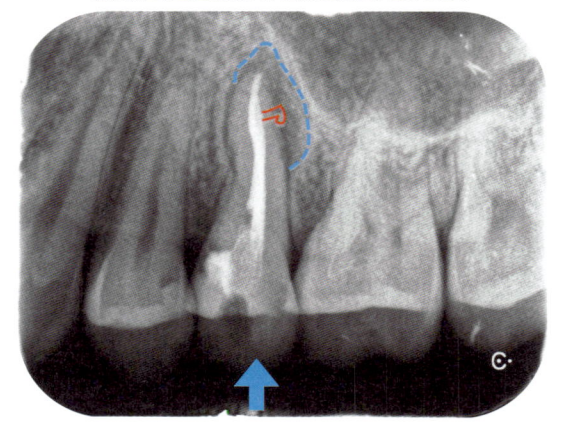

赤線は、側枝に充填され、
さらに根外に溢出した根管充填材

2．頬舌方向の根尖の屈曲

頬舌方向の屈曲やそれによる透過像は、
デンタルエックス線写真に映りにくいので、
術前に気付くのが難しいです。

このわかりにくさについては、
第9話「下顎第一大臼歯の遠心舌側根」
を参照ください。

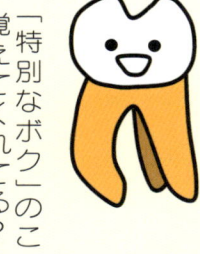
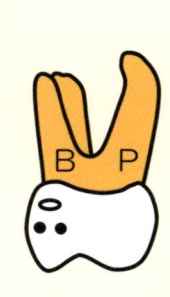

真っすぐなイメージの
上顎第一大臼歯の口蓋根も
結構、根尖で屈曲してますよ

「特別なボク」のこと
覚えてくれてる？

・本来の根管からそれて
　ステップや穿孔を起こしていても
　ピッタリ根充に見えがち
・Perの初期には透過像に気付きにくい

デンタルエックス線写真に映るので
気付きやすい

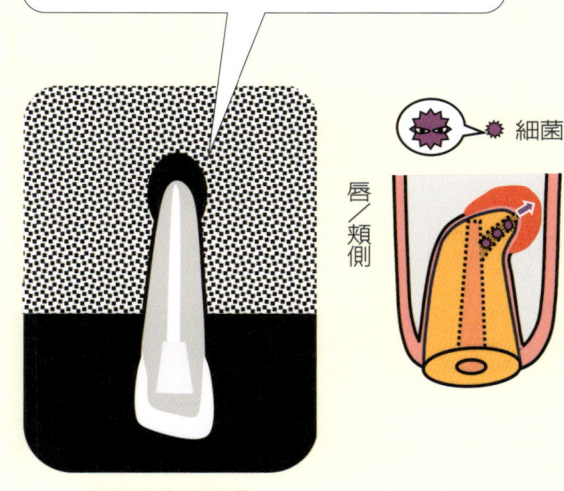

唇／頬側　　舌／口蓋側　　細菌

頬舌方向の屈曲

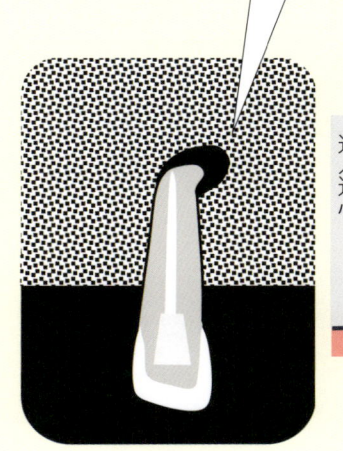
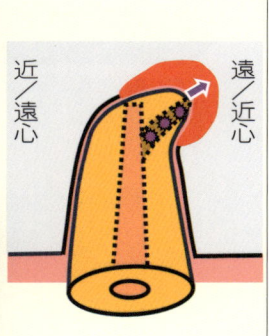

近／遠心　　遠／近心

近遠心方向の屈曲

頬舌方向の屈曲はどの歯根にも起こりえますが、
とくに上顎側切歯には要注意です！

上顎側切歯は単根前歯で簡単そうですが、
案外、歯根端切除術を行う場合が多いのを
不思議に思われたことはないですか？
その理由として、
・他の前歯と歯軸の傾斜が異なること
・根管断面が円でなく扁平なこと
もありますが、
・頬舌方向の屈曲
もおおいに関与しています。
単根だからって油断しないように！

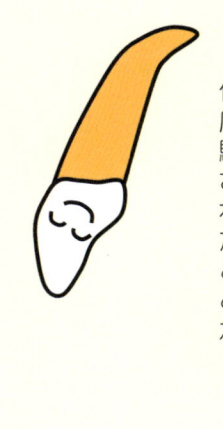

良さそうに見えるけど
お前には
何度騙されたことか！

３．根表面の感染

根尖の形に凹凸があるときは、
根表面の感染を疑います。

ただし、
外部吸収やセメント質の添加があっても、
根管治療で治る症例もたくさんあります

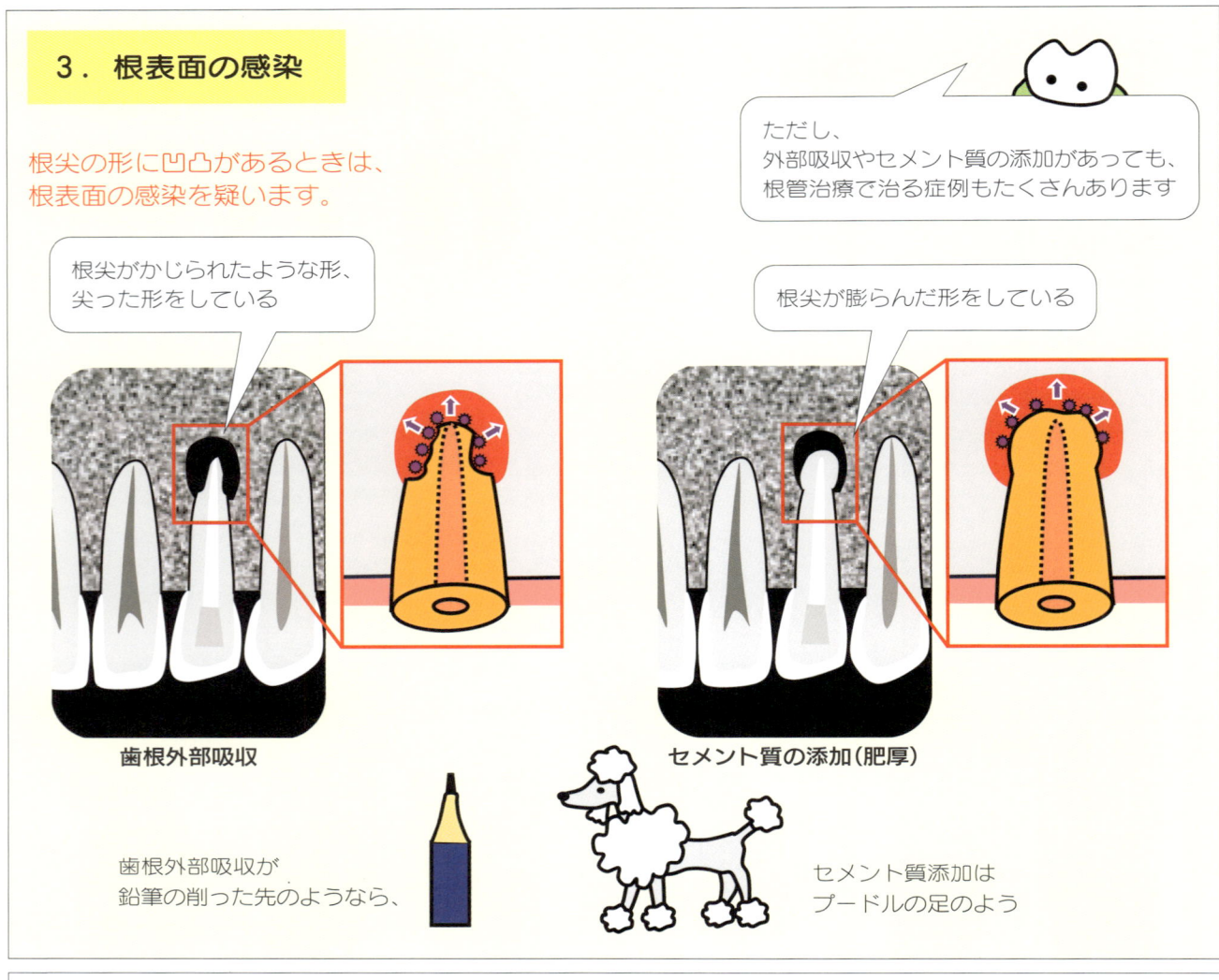

根尖がかじられたような形、
尖った形をしている

根尖が膨らんだ形をしている

歯根外部吸収

セメント質の添加（肥厚）

歯根外部吸収が
鉛筆の削った先のようなら、

セメント質添加は
プードルの足のよう

【歯根外部吸収の例】

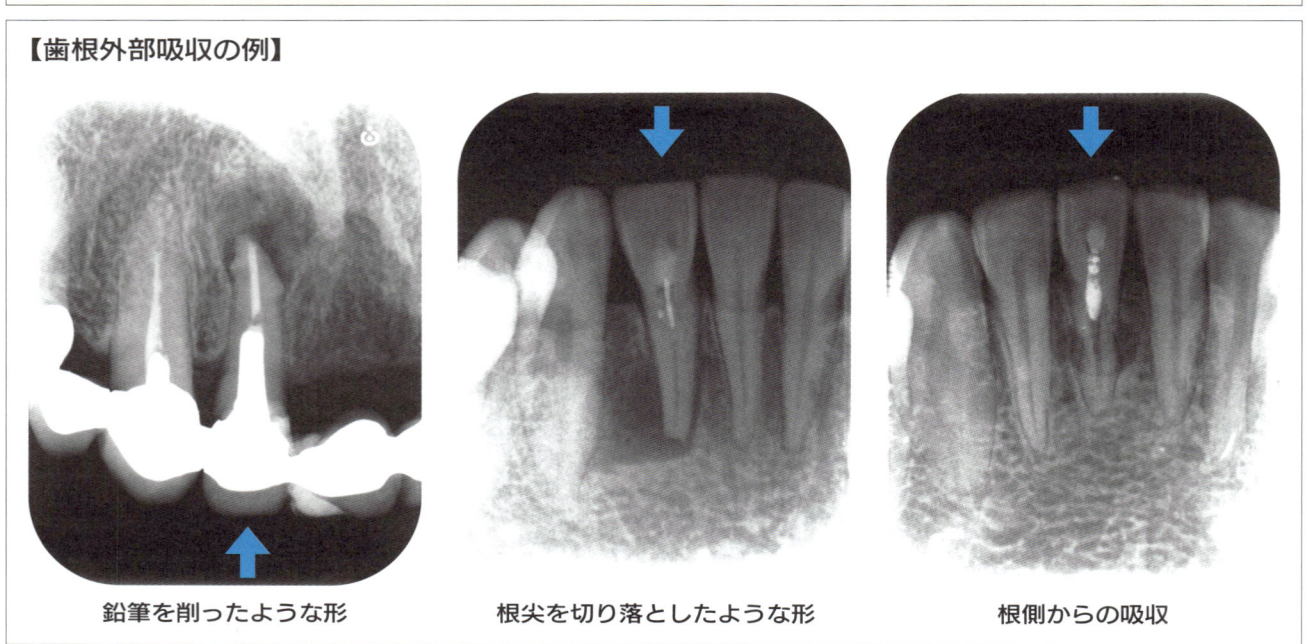

鉛筆を削ったような形

根尖を切り落としたような形

根側からの吸収

【セメント質の添加の症例】
49歳、女性の下顎右側第一大臼歯
両側の下顎第一大臼歯に瘻孔があり、
再根管治療を目的に紹介された。

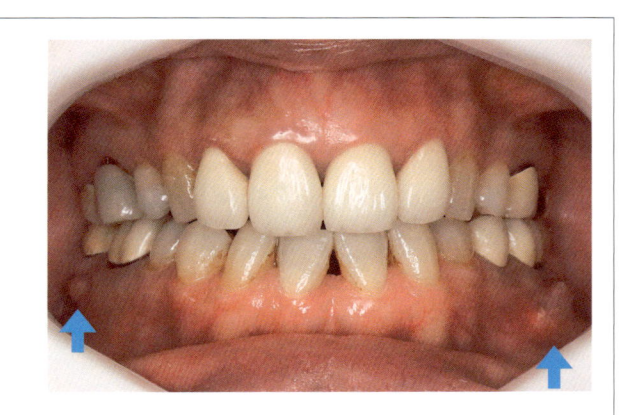

〈下顎左側第一大臼歯〉

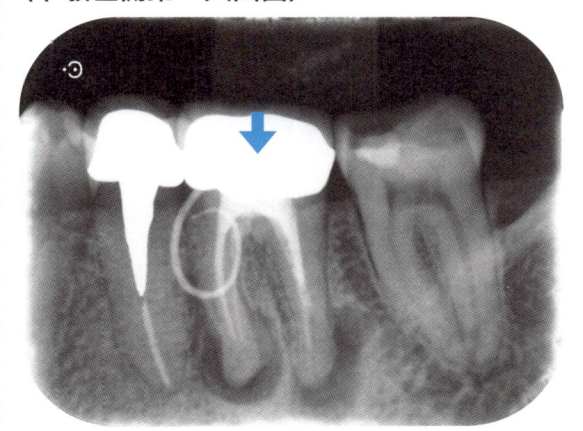

初診時デンタルエックス線写真
根尖部の形はスラリとしている。

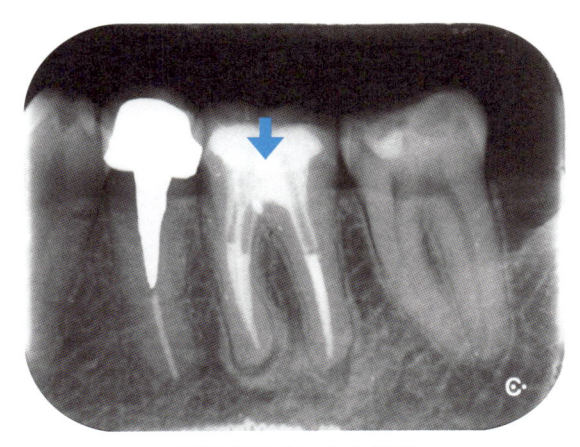

根管充填4年8か月後
根尖透過像は改善している。

〈下顎右側第一大臼歯〉

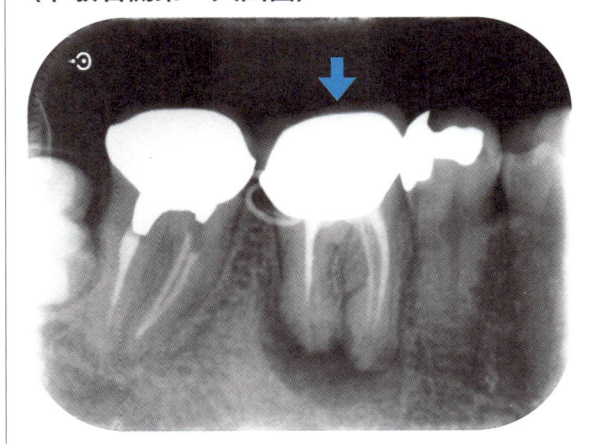

初診時デンタルエックス線写真

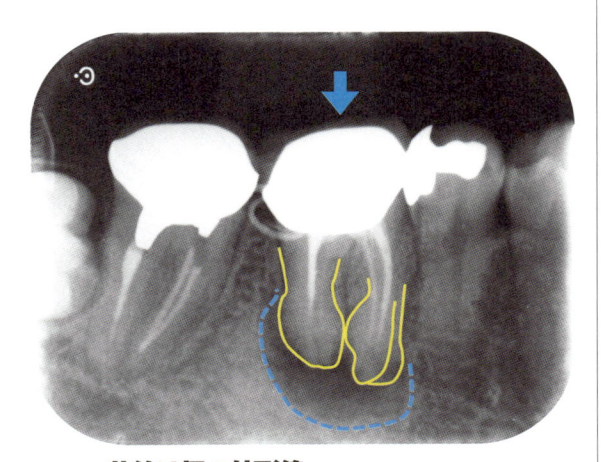

黄線は根の外形線
水色点線は透過像
根尖部が膨らんだ形をしており、
根表面の感染の可能性が示唆される。

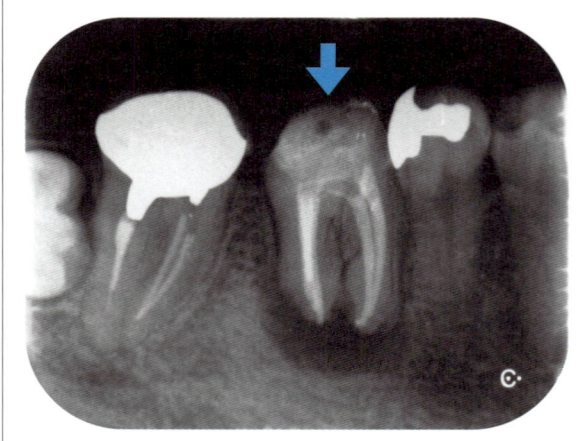

根管充填後（正放撮影）

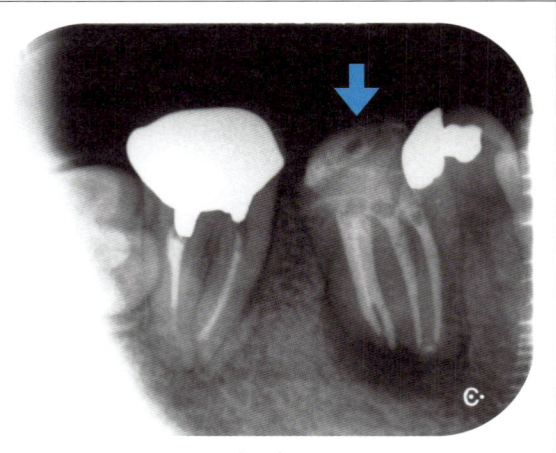

偏遠心撮影
4根管とも根尖まで充填できている。

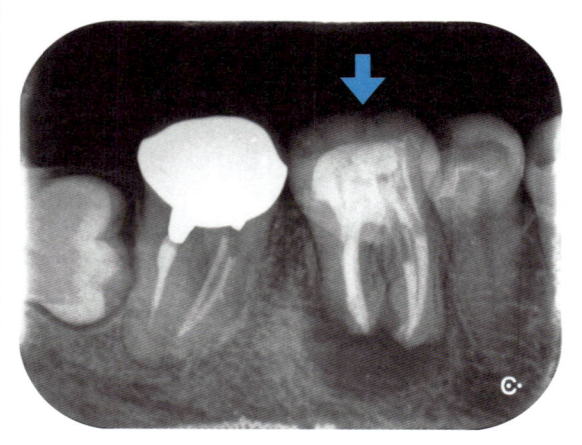

根管充填3年10か月後
急性症状が生じ、再受診された。
根尖透過像が拡大している。

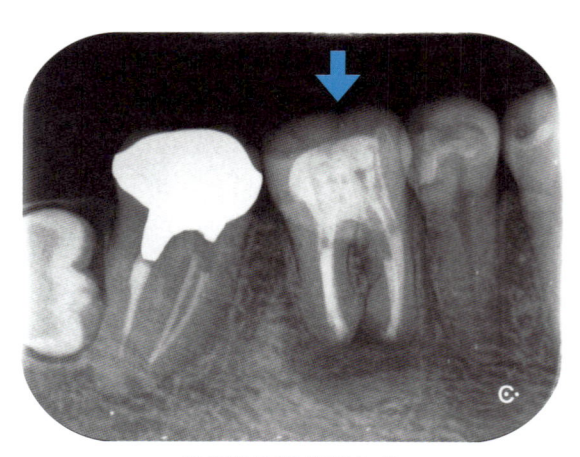

歯根端切除術半年後
根管治療で改善しなかったのは
根表面の感染が原因と考え、
歯根端切除術を実施した。

この症例、
たまたま左右側両方を治療しましたが、
もし|6は他院で根管治療を受けて
治癒していたとしたら……

|6の着手前に、
根管治療では治らず歯根端切除術や抜歯が
必要になるかもしれないことを
言っていなかったら……

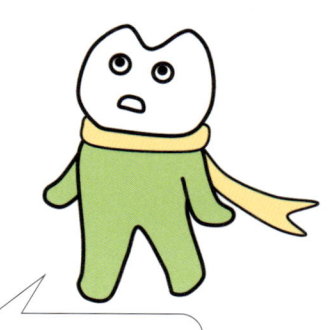

そりゃあ、下手だと
思われますよね

4．歯根嚢胞

歯根嚢胞は根管治療では治りません。
嚢胞を摘出しなければ消えてくれません。

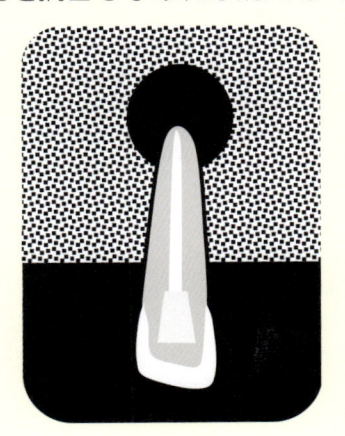

Perと区別がつきにくいですが、
歯根嚢胞は一般的に
根尖透過像が
・大きい
・境界明瞭
・まん丸
・長期間無症状
という特徴があります。

水風船のような"膿の袋"なので
Perよりもクッキリまん丸

感染症ではないので
体調による症状の変化がなく、
気付かず大きくなりやすい

【歯根嚢胞の症例】
45歳、女性の上顎左側側切歯
デンタルエックス線写真で根尖透過像が
円形境界明瞭なことから
歯根嚢胞の可能性がある。
外科処置は希望されなかったため、
予後不良なら歯根端切除術を行うと
説明してから再根管治療を着手した。

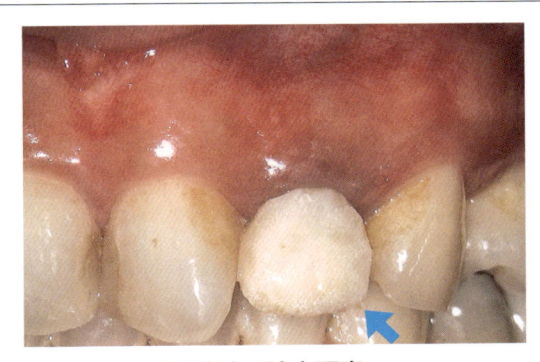

初診時口腔内写真

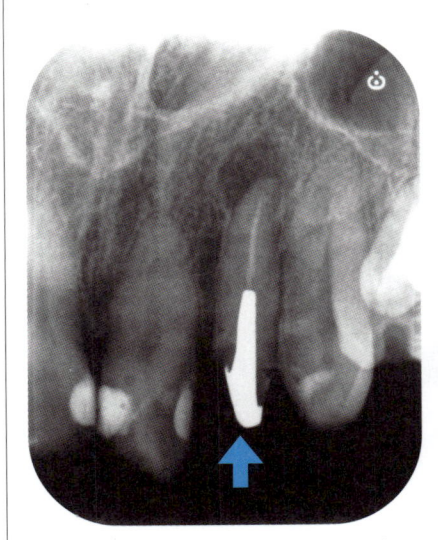

初診時デンタルエックス線写真

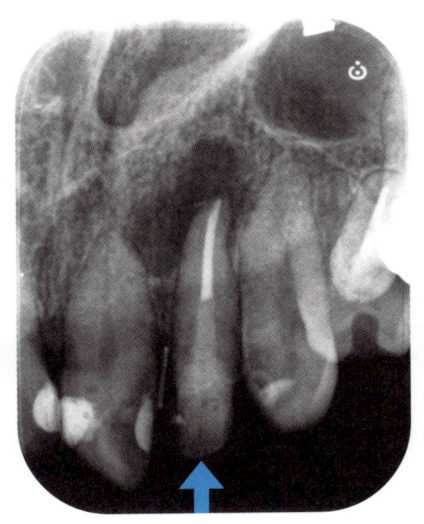

根管充填7か月後
根尖透過像は拡大している。

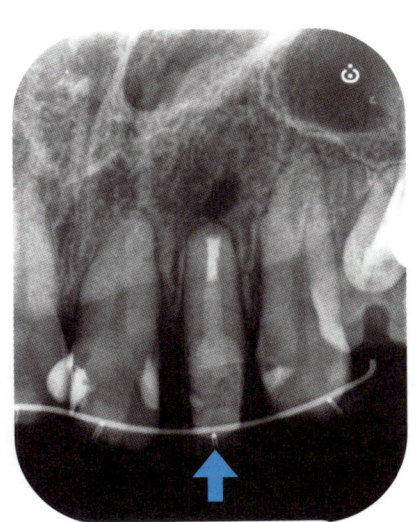

歯根端切除術9か月後
根尖透過像は縮小している。

5．垂直性歯根破折

根管治療された歯は、
垂直性歯根破折が起こりやすくなります。
破折線から漏洩するので、
根管治療を繰り返しても治りにくくなります。

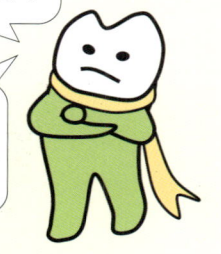

ただし、
破折が進行しないと
所見ははっきりしません

破折が進行しても、
これらの所見すべてが
現れるとは限りません

〈垂直性歯根破折の特徴的所見〉

①歯根を取り囲むような透過像
②根側の歯根膜腔の拡大
③歯肉縁に近い瘻孔
④複数の瘻孔
⑤破折線に一致して
　　1〜2か所で深い歯周ポケット

この他によくある特徴としては

・残存歯質が少ない
・太くて長いポスト
・好発年齢50歳〜
・長期間無症状で経過していた

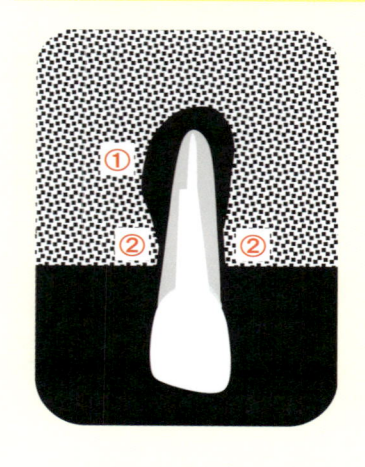

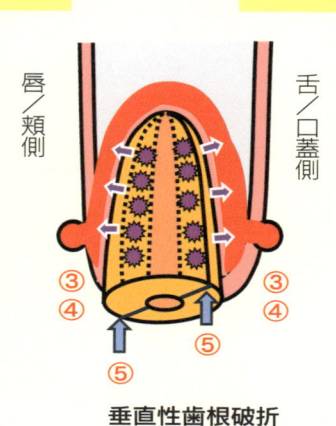

垂直性歯根破折

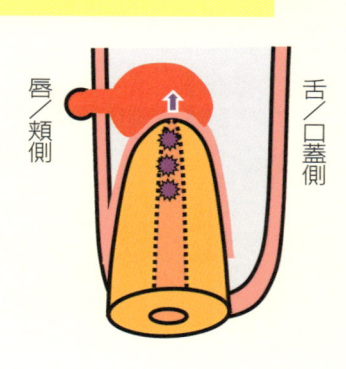

根尖性歯周炎

とくに頬舌方向の破折は
かなり進行するまで気付きにくくハマりやすいです。

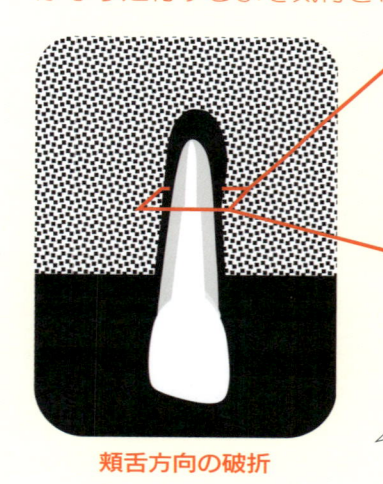

頬舌方向の破折

"側枝""根尖の屈曲"と同じで、
近遠心の破折はデンタルエックス線
写真で目立ちますが、
頬舌の破折は現れにくい

近遠心方向の破折

【垂直性歯根破折の症例】
60歳、女性の下顎左側第一大臼歯
20代の頃に、米国で歯内療法専門医による
根管治療を受け、以後、無症状で経過。
1か月前に歯肉が腫脹し、当院を紹介される。
頬側歯肉縁に瘻孔あり。
舌側のみポケット6mm。

歯根破折の可能性が非常に高いこと、
保存しても予後不良になる可能性が
高いことを説明し、了承を得てから
再根管治療に着手した。

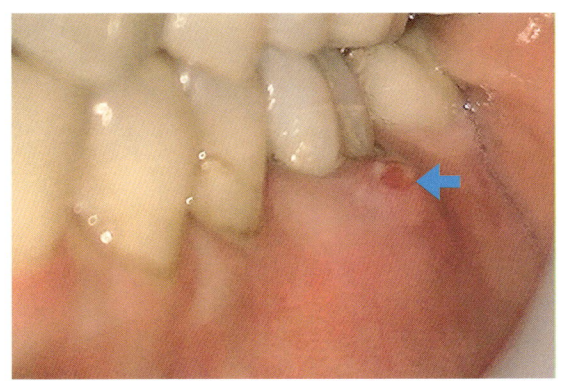

処置前口腔内写真
水色矢印は、頬側歯肉縁の瘻孔
歯冠修復装置の状態は良好に見える。

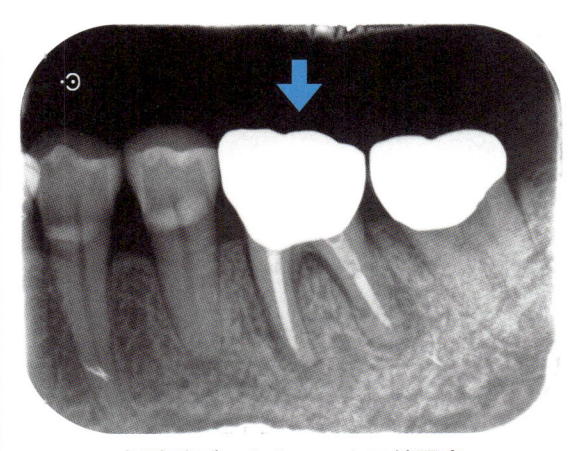

初診時デンタルエックス線写真

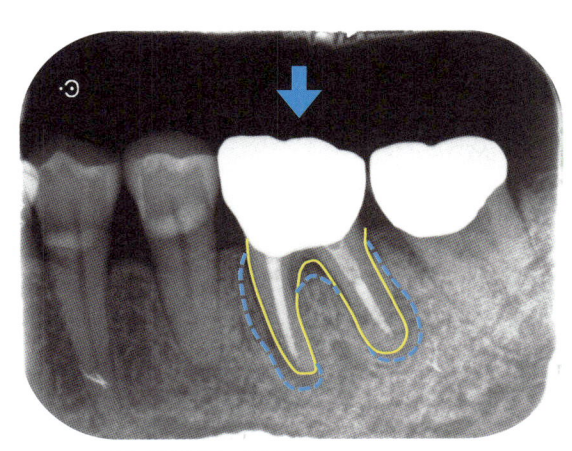

黄色線は根の外形線
水色点線は透過像
根管充填は良好に見える。
歯根を囲むように透過像が見られる。

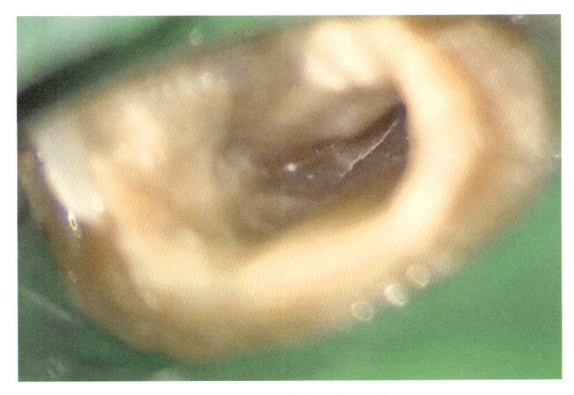

初診時口腔内写真

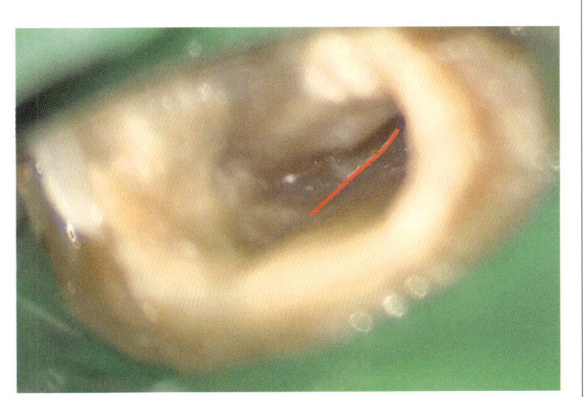

赤線は近心根管側壁の破折線
破折線は、近遠心根の両方に認められた。

６．セメント質剥離

セメント質剥離は、
根尖部に生じれば根尖性歯周炎に、
根中央部に生じれば歯根破折に、
見誤ることがあります。
原因としては、感染や力が挙げられますが、
不明なこともあります。
処置方法の基本は、剥離片の除去です。
高齢者にしばしば見られるので、
今後、遭遇する頻度が増す
のではないでしょうか。

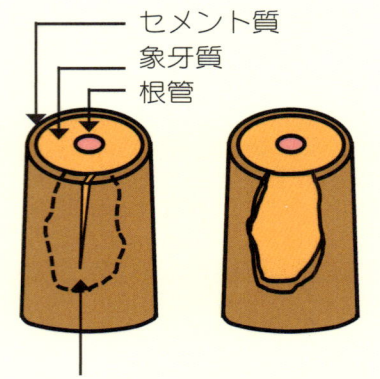

セメント質
象牙質
根管

剥離したセメント質の下の象牙質に
破折線が見られることもあります

【セメント質剥離の症例】
70歳、女性の上顎左側中切歯
20年以上前に他院にてクラウンを装着。
４か月前から違和感、唇側歯肉の腫脹、
圧痛が生じ、歯根破折の疑いもある
とのことで当院に紹介された。
ポケットは唇側は全周５mm前後、
近心唇側は７mm。
顕微鏡下の観察では、根面に破折線は
認められなかった。
ポスト先端部での水平性（斜め）歯根破折、
あるいはセメント質剥離の可能性が
高いことを説明し、
フラップを開けることにした。

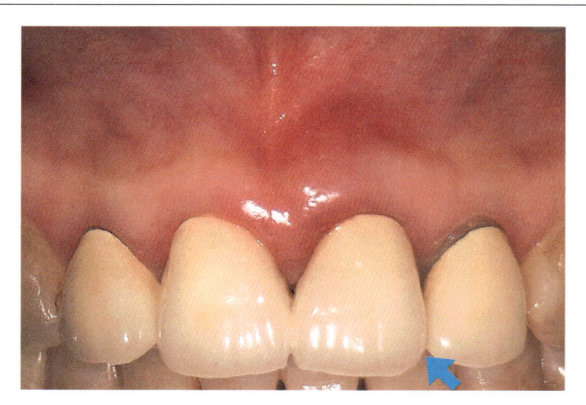

処置前口腔内写真
唇側歯肉に発赤、腫脹が見られる。

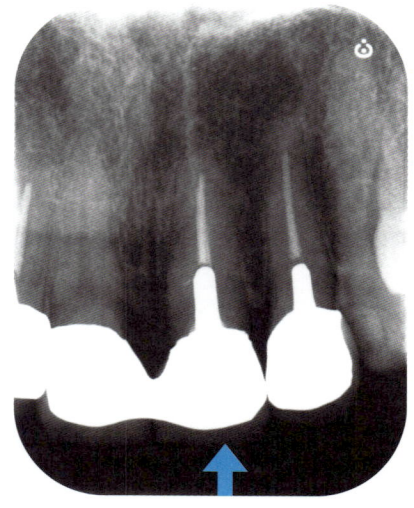

初診時デンタルエックス線写真
根尖透過像は見られない。

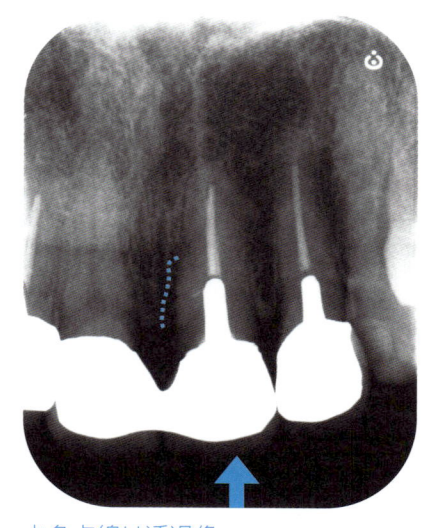

水色点線は透過像
近心歯頸部の歯根膜腔と歯槽硬線が、
遠心と比較し不明瞭に見える。

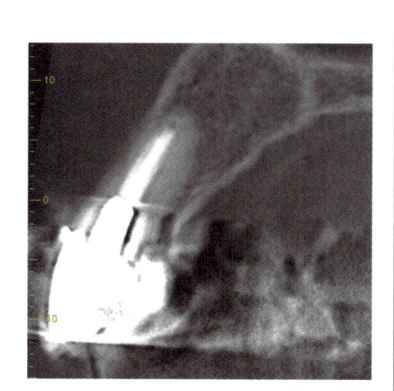

歯科用CT画像（矢状断）
金属のアーチファクトで
詳細がわからない。

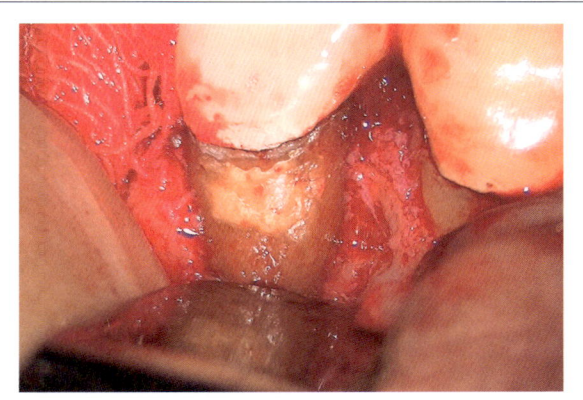

唇側のフラップを開けたところ、
歯冠側の根面は、骨の被覆がなく
露出している。白濁している部分が、
セメント質剥離が生じているところ。

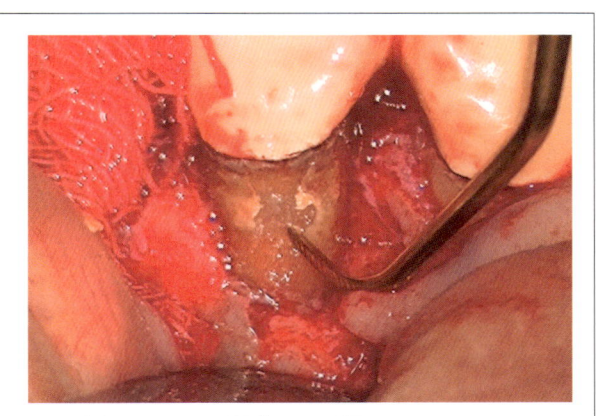

白濁している部分は、手用スケーラーで
パリパリと容易に剥がれた。

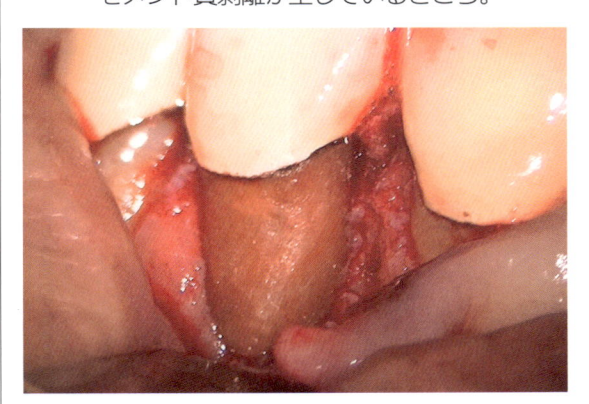

剥離したセメント質を除去し、
根面を滑沢にした。

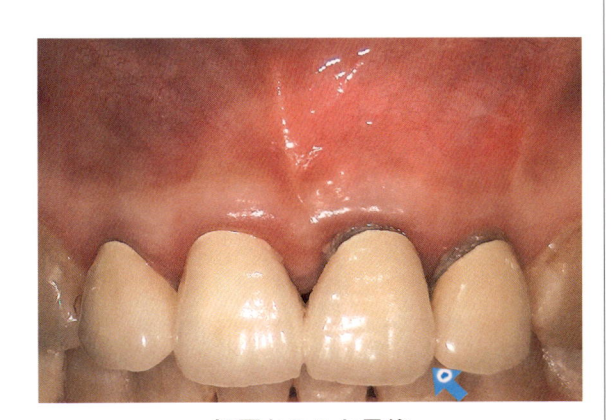

処置から1か月後
歯肉の発赤、腫脹が消退している。

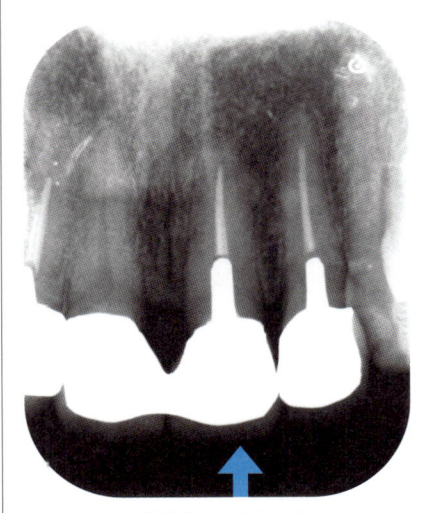

処置から1年後
近心歯頸部の透過像に改善が
見られる。

セメント質剥離を患者さんに理解していただくのは
容易ではありません。
なにしろ、
セメント質の存在すらご存じでないからです。

今後、口腔衛生状態が良好で残存歯数が多い
高齢者が増加することが予想されます。
歯根破折やセメント質剥離は、
珍しい現象ではなくなるでしょう。
歯根破折やセメント質剥離の国民への周知は、
歯科界の課題といえます。

バームクーヘンの外側の
白いお砂糖部分だけが
剥がれた感じですね

7．セメント質異形成症

セメント質異形成症は、いわゆる"セメント質腫"のことです。
根尖部に透過像を形成するので、
根尖性歯周炎と間違えられがちです。

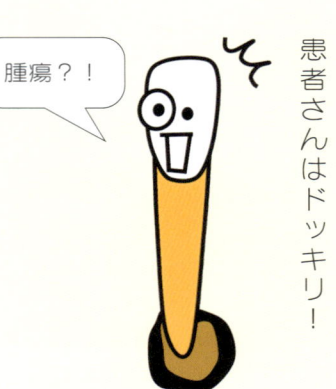

セメント質腫といっても真の腫瘍ではありませんし、
ある程度大きくなると止まることが多いので、
基本的には経過観察になります。

セメント質異形成症には、以下のような特徴があります。
・基本的に、エックス線透過像を呈する
・内部に形成されるセメント質様硬組織の量により、さまざまな像を呈する
　　透過期　：根尖性歯周炎そっくりに見える
　　混在期　：根尖透過像の中に、不透過像が見られる
　　不透過期：よく見ると周囲に透過像があるが、不透過像が目立つ
・下顎の歯に多い
・中高年の女性に多い（女性ホルモンが関係しているのでは、という説もある）

透過像と不透過像が混在する時期には、デンタルエックス線写真では
わかりにくくなります。歯科用CTが鑑別に有効です。

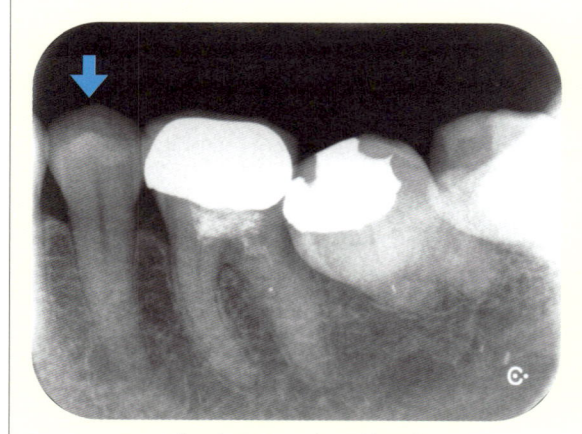

デンタルエックス線写真

6の根管治療の依頼で撮影したところ、5の根
尖部に輪郭は明確な円形だが、透過像は下半分
が不明瞭な像を認めた。5には明らかなう蝕は
なく、電気歯髄検査で陽性を示した。

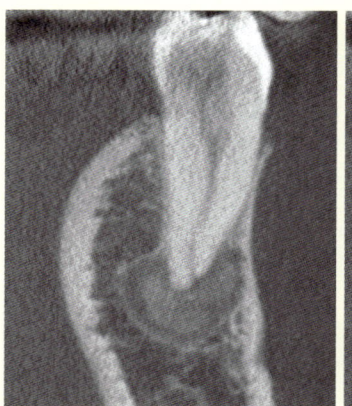 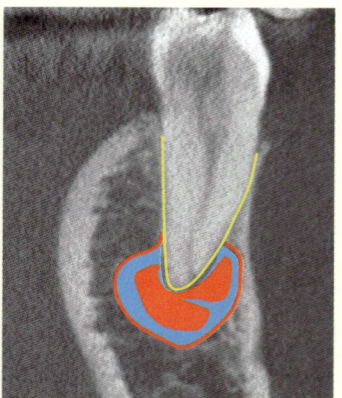

歯科用CT画像（前頭断）
黄線は歯根の外形線
赤色はセメント質異形成症による硬化像
水色は骨吸収像

【セメント質異形成症の症例】
48歳、女性（歯科医師）の下顎左側第一大臼歯
乳がんの既往があり、レトロゾール服用

20歳の頃、矯正歯科治療後に痛みが生じ、抜髄。
以来無症状で経過。
最近パノラマエックス線写真を撮影したところ、
根尖透過像を認めたため、
根管治療依頼で当院を受診。

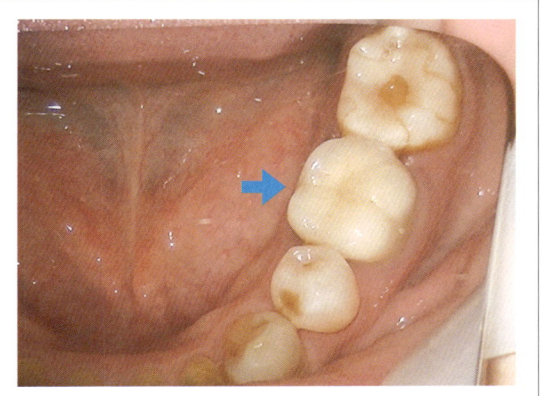

初診時口腔内写真
歯冠修復装置の状態は良好で、
周囲の歯にも、う蝕は見られない。

普通に考えたら、根尖性歯周炎

透過像と不透過像は、
感染による骨吸収とセメント質の肥厚
ですよねえ……

でも、
最初の写真を見た段階から、
セメント質異形成症を疑いました

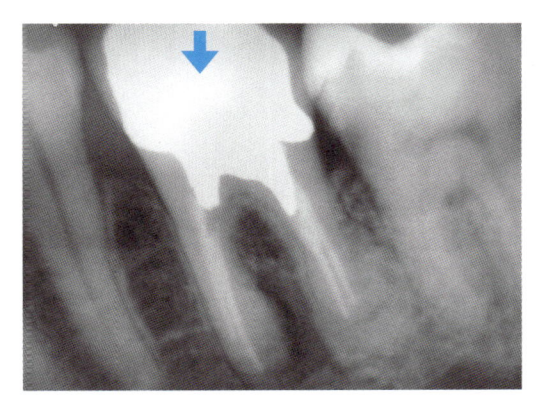

**事前に患者さんから送られてきた
デンタルエックス線写真**
自院で撮影した写真をスマートフォンの
カメラで撮影しているので画質は良くな
いが、近心根根尖部に透過像が、遠心根
には不透過像があるのがわかる。

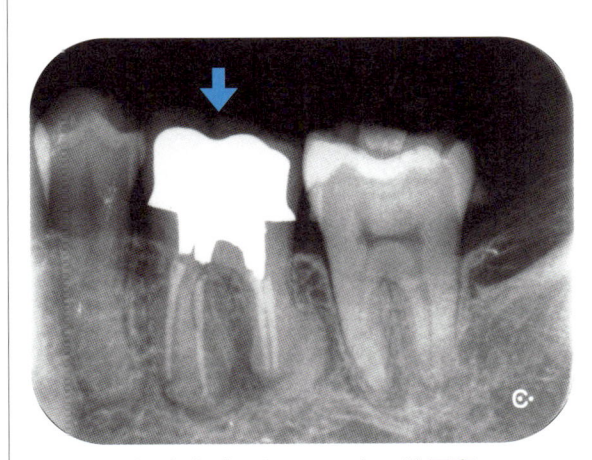

初診時デンタルエックス線写真

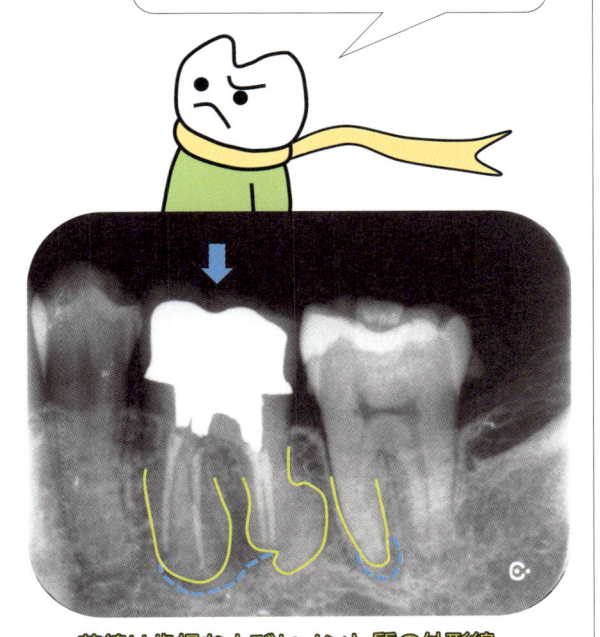

黄線は歯根およびセメント質の外形線
青点線は骨吸収像
「7にも根尖透過像があるように見える。

最初からセメント質異形成症を疑った根拠は、
・透過像と不透過像が混在している
・歯冠修復装置と根管治療が良好に見える
・長期間無症状で経過している
・好発年齢、性別が一致する
・エストロゲン分泌に影響を及ぼす薬剤を
　服用している

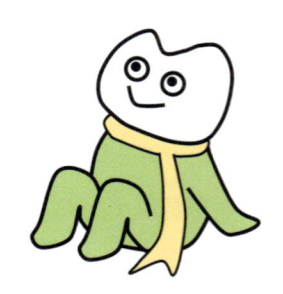

確定診断のために、歯科用CTを撮影しました。

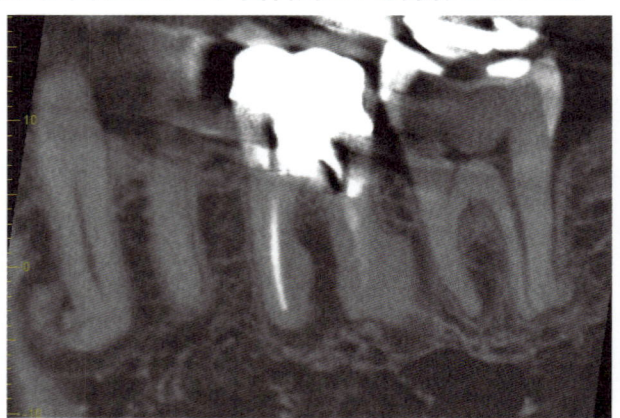

初診時歯科用CT画像（矢状断）

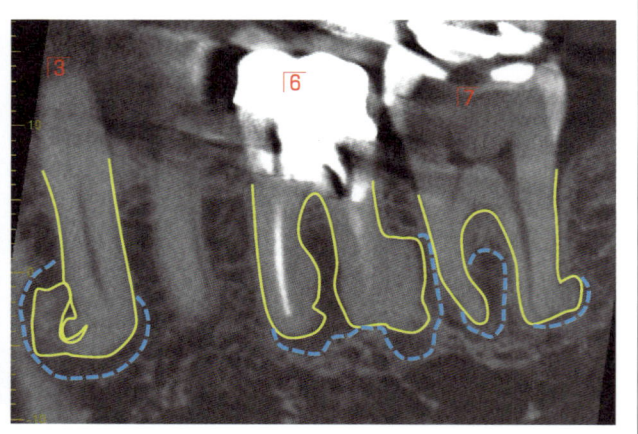

黄線は歯根およびセメント質の外形線
青点線は骨吸収像
⌐3 7⌐にも根尖に硬組織と骨吸収が
認められる。

⌐3 7⌐に電気歯髄検査を行うと、陽性の反応が得られました。
以上の所見から、セメント質異形成症と診断しました。
この後、口腔外科医にも確認をとり、
病名に間違いはなく、当面は経過観察でよいと言われました。

知ってるって大事～

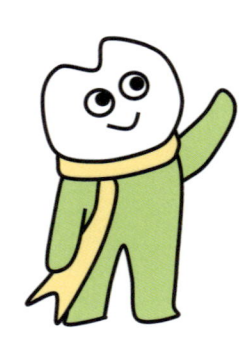

診断って、
画像や口腔内を見ればわかる、
というわけではないんですよね

これだろうな、という疑いを
あらかじめもって見るからこそ
気が付くんです

そして、
その疑いがパッと頭に浮かぶかどうかは、
経験はもちろんですが、
頭の引き出しの中に知識が入っているかどうか
にかかっています

ところで、
今回取り上げた垂直性歯根破折ですが、
悩まされている先生は多いのではないでしょうか？

垂直性歯根破折歯の困った点は、
診断がつきにくいことと、
保存処置の予後の確実性が乏しいことです。

でも、実際にやってみると、
再根管治療と接着性の築造で、
案外、骨吸収は改善していきます。

本当の問題は、
"良い時間"が長くもたず、ぬか喜びなることが多い
という点なのです。
１年くらいは良い感じだったのに、
２年目くらいで悪化してくることがよくあります。

このときに、
費用対効果にご不満な患者さんもいらっしゃれば、
少しでももたせられたことに喜ばれる患者さん、
できるだけのことをして納得し抜歯を受け入れる患者さん、
さまざまです。
確実性が乏しいのは予後だけではありません。
患者さんの反応もまた不確実なので、
二重に困るのです。

垂直性歯根破折歯の診断や処置法の精度という点では、
歯内療法の専門医は優れているかもしれません。
しかし、処置方法の選択や処置の結果に対し
患者さんの満足を本当に引き出せるのは、
長いお付き合いで患者さんのお人柄をよくご存じの
かかりつけ医の先生だと思っています。

いつでも最高の治療をしてあげたいと思っていても、
たとえば、私費のクラウンを15万円で入れて
数年で抜歯になったとしたら、
「15万円もかけて〇年しかもたなかった！」
と言われそうで心配になりますよねえ

"買取り"だと、
永遠に自分のものという
イメージだけど……

でも、１か月あたりで計算すると、

１年もてば、	12,500円
２年もてば、	6,250円
３年もてば、	4,167円
４年もてば、	3,125円
５年もてば、	2,500円

快適さや美しさを"リースした"と思えば
なんだか許せちゃう気がするのは
私だけでしょうか？

おわりに

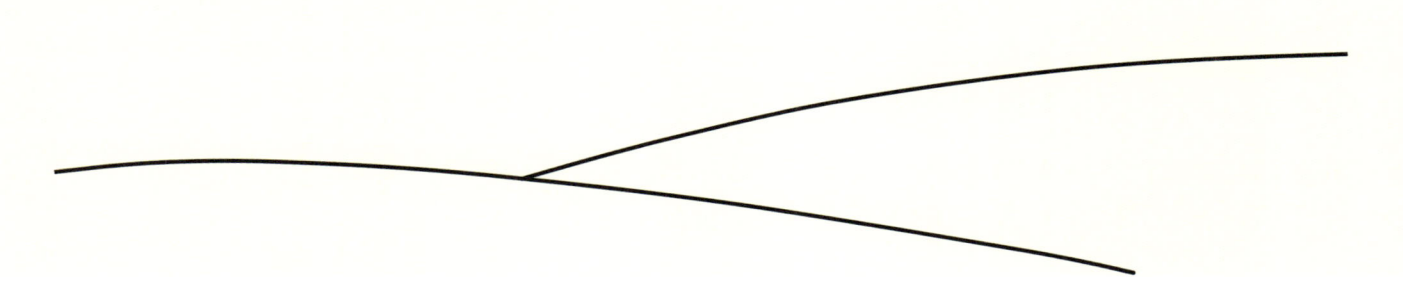

これでおしまい、
ここまでお読みいただき
ありがとうございました。

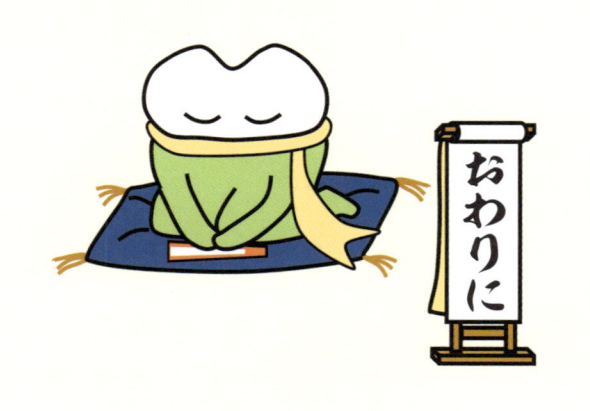

あたりまえな話ばかりで
物足りない先生もいらしたでしょう。

そんなこと
知ってるよー

でも、
簡単過ぎて誰も書かないので、
描いてみました。

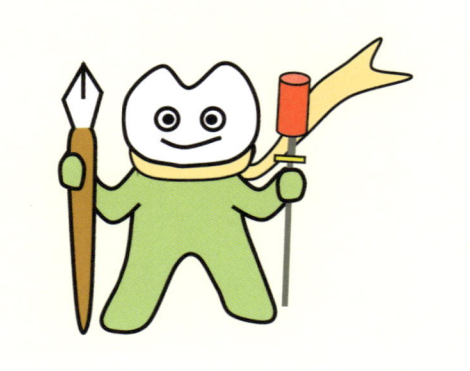

お見せした症例は、
どれもが共感するものばかりです。
なにしろ、
事前に気付かずハマるのは、
私自身がさんざん
経験済みですから！

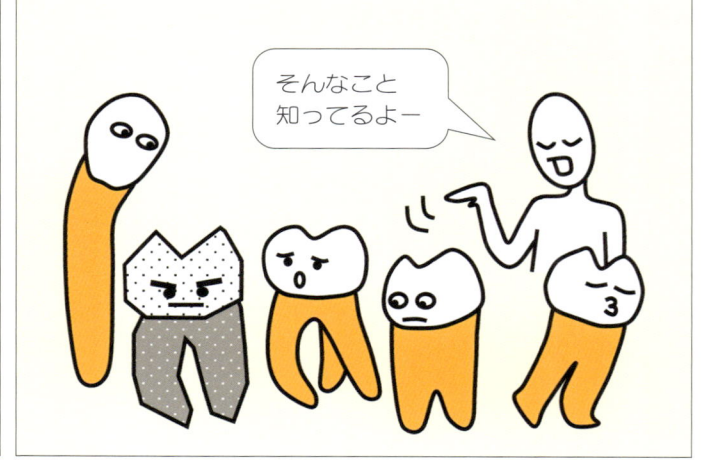

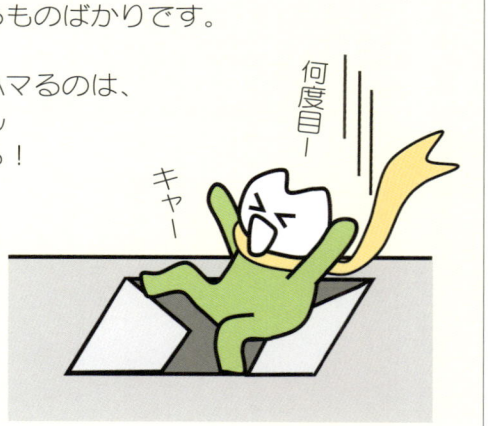

何度目ー

キャー

今でも
油断すると
すぐ落とし穴に
落ちます

執筆を終えるにあたり、
いくつか追記しておきたいことがあります。

1つ目は、
**「掲載症例よりも、ちょっと目立たない
症例にも気をつけて」**
です。

紙面では、
程よい口腔内写真やデンタルエックス線写真では
詳細や立体感が伝わりにくくなるので、
かなりわかりやすい症例を
セレクトしているからです。

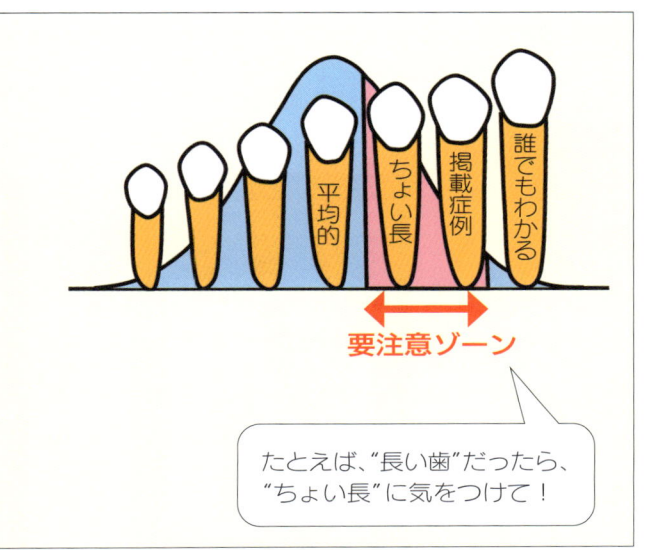

2つ目は、
実際の臨床では
「難症例の要素は1つとは限らない」
です。

臨床は国家試験とは違います。
むしろ、
1症例に問題が1つであることのほうが
珍しいです。

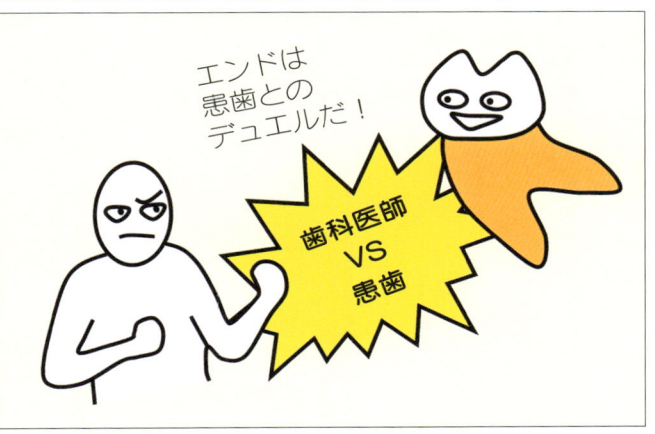

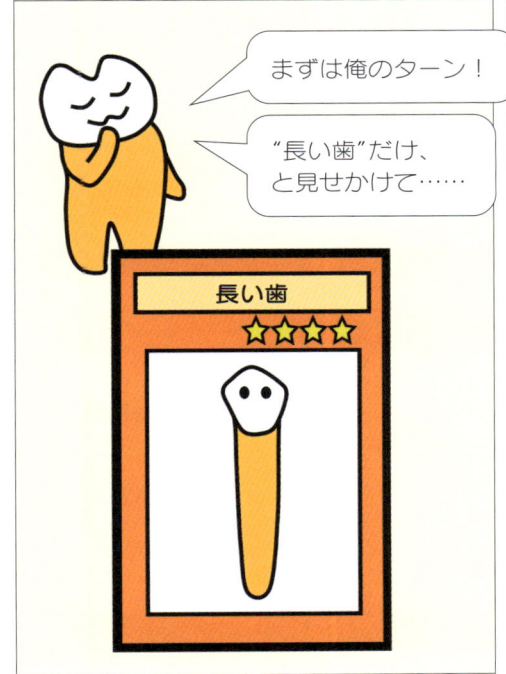

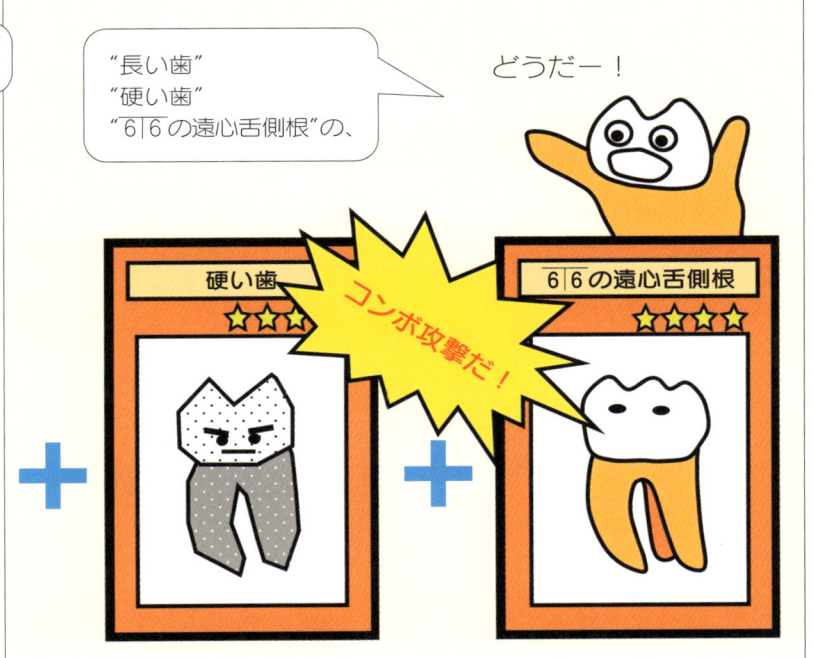

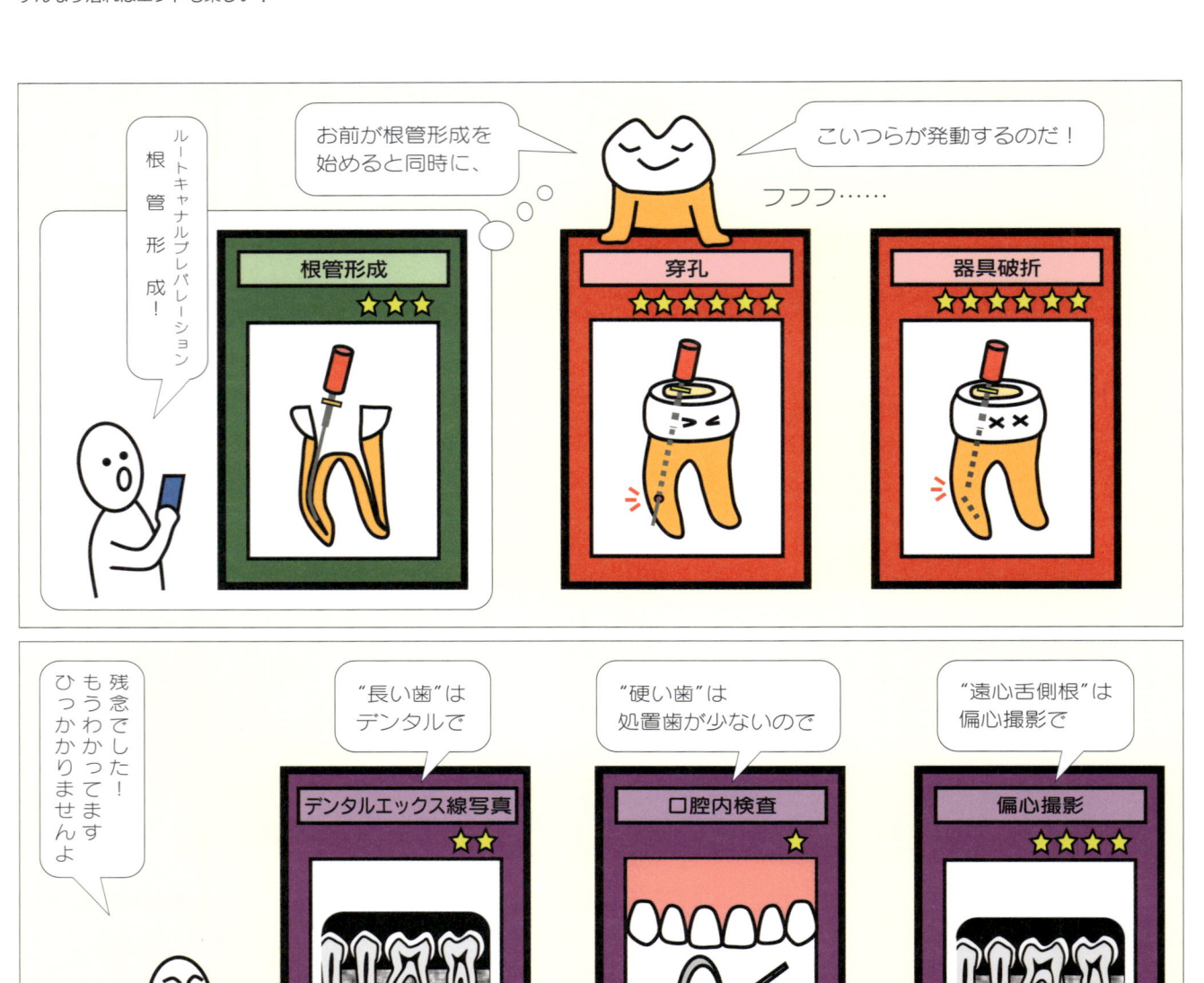

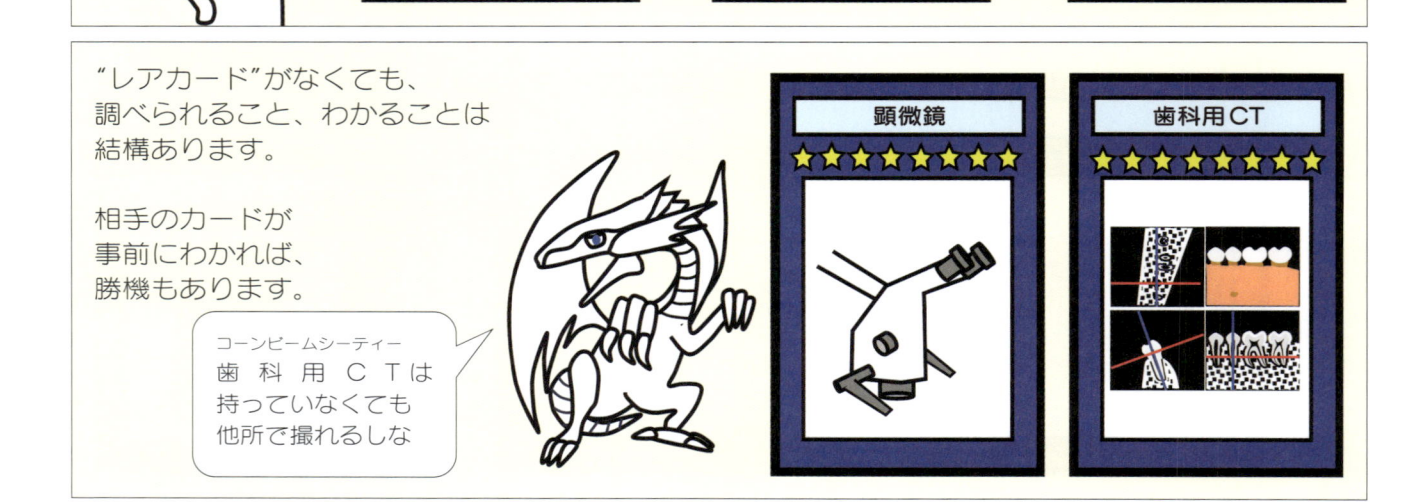

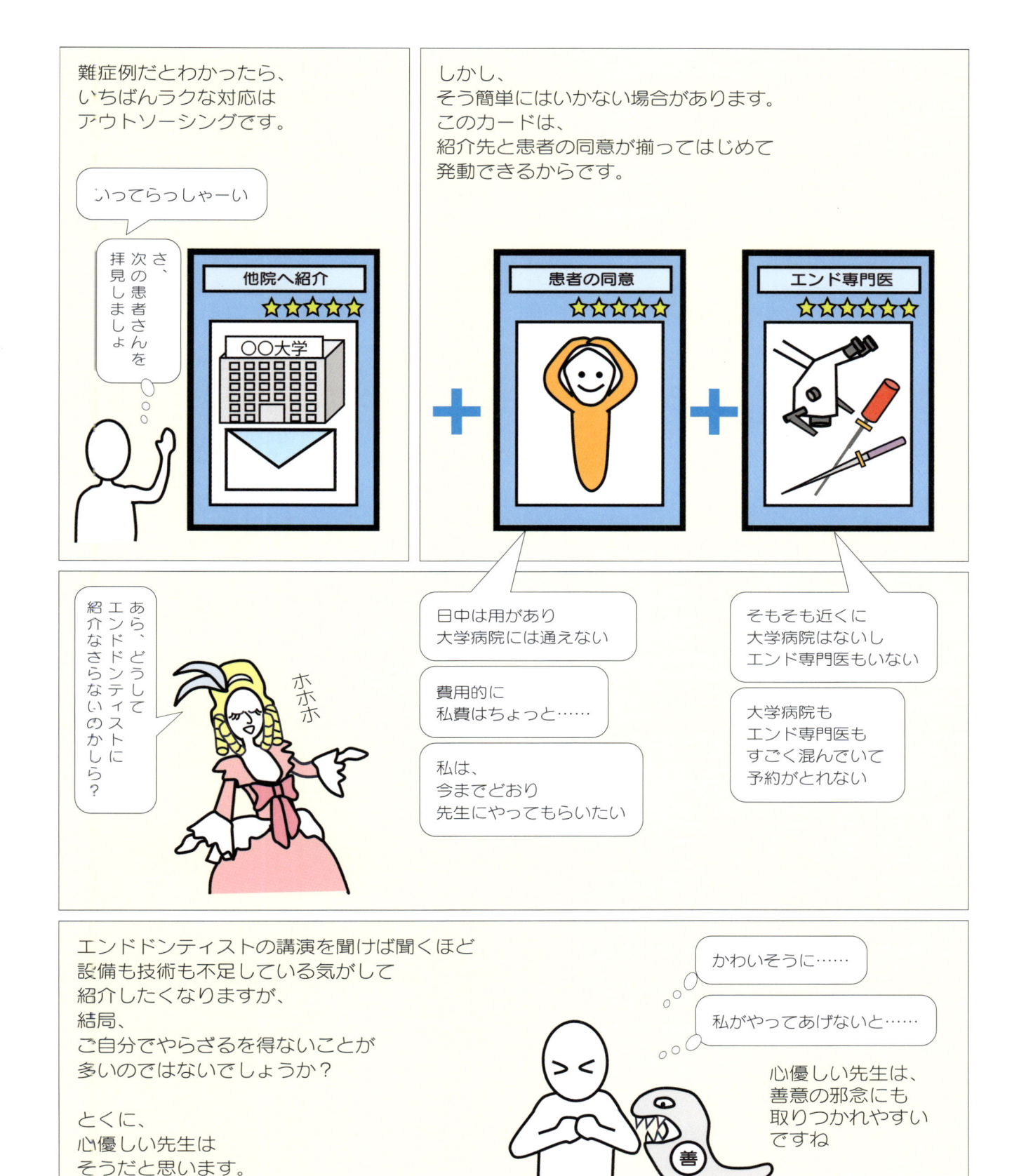

難症例だとわかったら、
いちばんラクな対応は
アウトソーシングです。

いってらっしゃーい

さ、次の患者さんを拝見しましょ……

他院へ紹介
★★★★★
○○大学

しかし、
そう簡単にはいかない場合があります。
このカードは、
紹介先と患者の同意が揃ってはじめて
発動できるからです。

患者の同意
★★★★★

エンド専門医
★★★★★

あら、どうしてエンドンティストに紹介なさらないのかしら？

ホホホ

日中は用があり
大学病院には通えない

そもそも近くに
大学病院はないし
エンド専門医もいない

費用的に
私費はちょっと……

大学病院も
エンド専門医も
すごく混んでいて
予約がとれない

私は、
今までどおり
先生にやってもらいたい

エンドドンティストの講演を聞けば聞くほど
設備も技術も不足している気がして
紹介したくなりますが、
結局、
ご自分でやらざるを得ないことが
多いのではないでしょうか？

とくに、
心優しい先生は
そうだと思います。

かわいそうに……

私がやってあげないと……

心優しい先生は、
善意の邪念にも
取りつかれやすい
ですね

善

ところで、
心優しい先生の根管治療で
気になることがあります。

心優しい先生は謙虚なので、
"自分は力不足だ"
　と思い込みがちです。

その代わりに、
技術の不足を補おうとして
「"優しさ"でカバーしなくては」
と思われているように感じます。

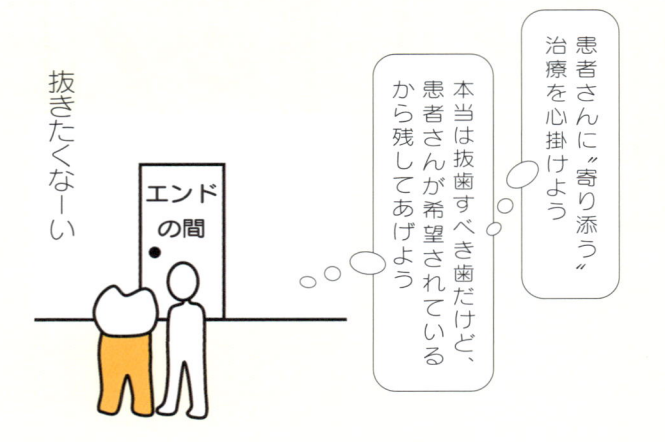

抜きたくなーい

エンド
の間

患者さんに"寄り添う"
治療を心掛けよう

本当は抜歯すべき歯だけど、
患者さんが希望されている
から残してあげよう

簡単な症例であれば、
真っすぐで短い道のり。

患者さんに共感しつつ
ともに歩みながら
治療を進めることは、
造作なくできます。

完了

スタスタ
スイスイ
ラクラク

次回には
根を詰めて終わりですよ

根管治療
着手前

ところが、
難症例はラビリンスです。

真っすぐと思いきや
行き止まりだったり
曲がりくねっていたり
いつまでも着かなかったり。

難症例だと気付かずに
優しさだけで
患者さんと一緒に入り込んでしまうと、
予期せぬ出来事のたびに
患者さんと一緒に驚き慌ててしまいます。

それは
"寄り添う"のとは違います。

先生の優しいお気持ちとは裏腹に、
患者さんに不信感も生まれてしまいます。

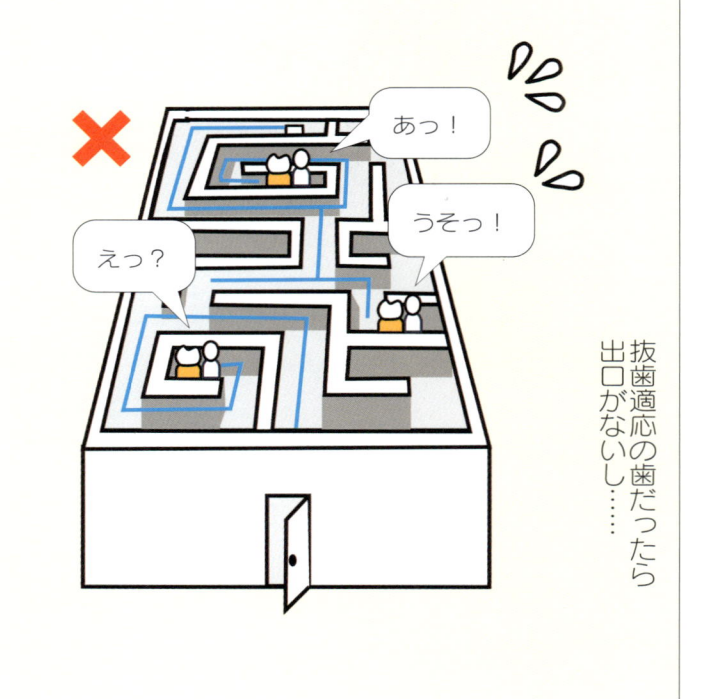

あっ！

うそっ！

えっ？

抜歯適応の歯だったら
出口がないし……

追記しておきたい3つ目は、
「**根管治療で重要なことは、
寄り添うことよりも
イニシアチブをとること**」
です。

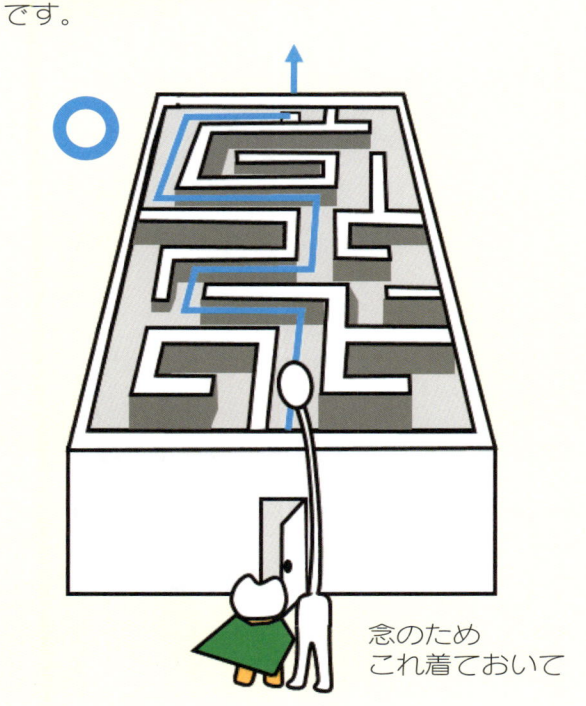

念のため
これ着ておいて

これは、
「オレ様の言うとおりにしろ」
ということではありません。

イメージとしては、
エンドの扉を開けて入る前に
首を伸ばして上からのぞき込んで俯瞰し、
"あ〜、ラビリンスになってるんだ〜"
と気付くこと。

そして、
患者さんにラビリンスだと伝え、
お互いに覚悟をもって進みます。

これは
かなり難しい歯ですねえ

根が長くて歯も硬そうだし、
治療用の器具が
折れてしまうかもしれません

根管治療だけでは治らず、
手術になるかもしれませんねえ

来るべき災いを指摘するだけでも
効果的なところは、
占い師に近い感じがします

そして、
万一トラブルが起きても、
事前の十分な説明と患者さんの納得があれば、
無効化までは無理でも、
相手の攻撃力と先生方のストレスを
1/3くらいに減じてくれるのではないでしょうか。

インシデント
医療過誤！

インフォームドコンセント
説明　と　納得！

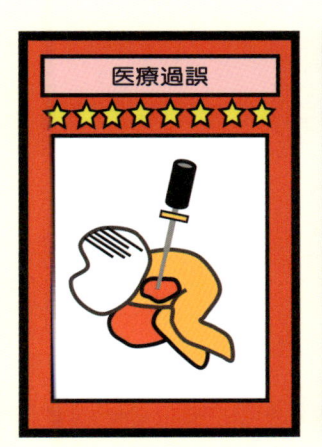

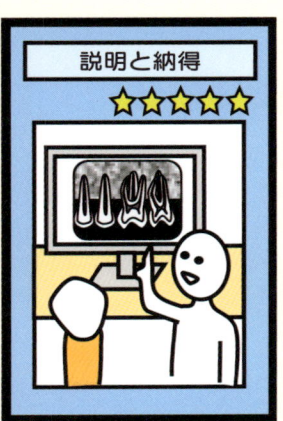

最後に、この本で治療がすんなり進み
先生方のエンドのストレスが
少しでも減ることを
祈っております。

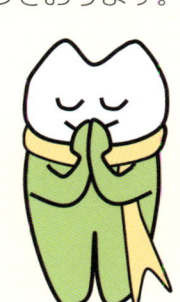

それでは皆様
さようなら

◆現職
　マンダリンデンタルオフィス　院長

◆プロフィール
　東京都出身
　1993年　　東京医科歯科大学（現・東京科学大学）歯学部卒業
　　　　　　東京医科歯科大学大学院歯学研究科入学
　1997年　　東京医科歯科大学大学院歯学研究科修了
　1997年〜　東京医科歯科大学歯学部附属病院　医員
　2001年　　東京医科歯科大学大学院医歯学総合研究科歯髄生物学分野　助教
　2003年〜2005年　文部省在外研究員として米国テキサス州立大学サンアントニオ校歯内治療学講座に派遣
　2016年　　東京医科歯科大学退職
　　　　　　マンダリンデンタルオフィス開院

◆所属、公職
　東京科学大学大学院医歯学総合研究科歯髄生物学分野　非常勤講師
　日本歯科保存学会　認定指導医
　日本歯内療法学会　学会誌編集委員
　関東歯内療法学会　常任理事
　日本顕微鏡歯科学会　評議員
　四谷牛込歯科医師会　学術理事

和達礼子

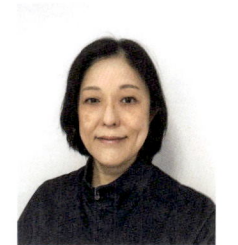

前例のない筆者の馬鹿げた思いつきを受け入れ、
忍耐強く最後までお付き合いくださった
クインテッセンス出版の方々に、
心より御礼申し上げます。

始まりから終わりまで
見守り、支えてくれた家族に、
「ありがとう」。

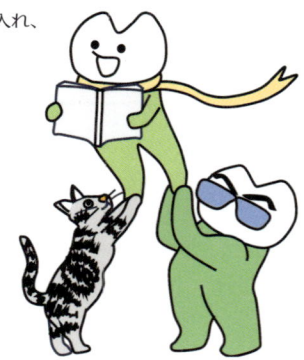

QUINTESSENCE PUBLISHING
日本

すんなり治ればエンドも楽しい！
ハマる前に知っておくべき"歯内療法の落とし穴12"

2025年1月10日　第1版第1刷発行

著・作画　和達礼子

発　行　人　北峯康充

発　行　所　クインテッセンス出版株式会社
　　　　　　東京都文京区本郷3丁目2番6号　〒113-0033
　　　　　　クイントハウスビル　電話(03)5842-2270(代表)
　　　　　　　　　　　　　　　　(03)5842-2272(営業部)
　　　　　　　　　　　　　　　　(03)5842-2275(編集部)
　　　　　　web page address　https://www.quint-j.co.jp

印刷・製本　サン美術印刷株式会社

Printed in Japan　　　　　　　　　　　　　禁無断転載・複写
ISBN978-4-7812-1109-1　C3047　　　　　落丁本・乱丁本はお取り替えします
　　　　　　　　　　　　　　　　　　　　定価はカバーに表示してあります